全国高职高专院校药学类专业核心教材

U0297213

中药化学实用技术

（供中药学、中药制药、中药材生产与加工专业用）

主　编　张雷红　张建海

副主编　罗　兰　张现涛　田仁君

编　者　（以姓氏笔画为序）

田仁君（四川中医药高等专科学校）

李　博（广东食品药品职业学院）

李子杰（广东茂名健康职业学院）

张现涛（南京海鲸药业有限公司）

张建海（重庆三峡医药高等专科学校）

张晓林（山东药品食品职业学院）

张雷红（广东食品药品职业学院）

张冀莎（长沙卫生职业学院）

罗　兰（福建卫生职业技术学院）

祖文宇（重庆三峡医药高等专科学校）

高　燕（乐山职业技术学院）

中国健康传媒集团
中国医药科技出版社

内容提要

  本教材是"全国高职高专院校药学类专业核心教材"之一，系根据本套教材的编写指导思想和原则要求，结合专业培养目标和本课程的教学目标、内容与任务要求编写而成。本教材专业针对性强、紧密结合新时代行业要求和社会用人需求、与职业技能鉴定相对接，内容主要包括中药化学成分的提取技术、常规分离技术以及色谱分离技术，中药中各类型化学成分包括糖苷类、黄酮类、醌类、苯丙素类、皂苷类、强心苷类、生物碱类、萜类和挥发油等的结构特点、结构类型、提取分离及检识方法与技术等。

  本教材为书网融合教材，即纸质教材有机融合电子教材、教学配套资源（PPT、微课、视频、图片等）、题库系统、数字化教学服务（在线教学、在线作业、在线考试），使数字资源更加多样化、立体化。

  本教材供高职高专院校中药学、中药制药、中药材生产与加工等专业使用，也可作为成人继续教育及社会从业人员参考使用。

图书在版编目（CIP）数据

中药化学实用技术/张雷红，张建海主编 . —北京：中国医药科技出版社，2021. 12

全国高职高专院校药学类专业核心教材

ISBN 978 – 7 – 5214 – 2888 – 9

Ⅰ.①中… Ⅱ.①张… ②张… Ⅲ.①中药化学 – 高等职业教育 – 教材 Ⅳ.①R284

中国版本图书馆 CIP 数据核字（2021）第 253585 号

美术编辑 陈君杞

版式设计 友全图文

出版 **中国健康传媒集团** | 中国医药科技出版社

地址 北京市海淀区文慧园北路甲 22 号

邮编 100082

电话 发行：010 – 62227427 邮购：010 – 62236938

网址 www. cmstp. com

规格 889mm × 1194mm $\frac{1}{16}$

印张 16 $\frac{1}{4}$

字数 452 千字

版次 2021 年 12 月第 1 版

印次 2024 年 6 月第 4 次印刷

印刷 北京印刷集团有限责任公司

经销 全国各地新华书店

书号 ISBN 978 – 7 – 5214 – 2888 – 9

定价 **45. 00 元**

获取新书信息、投稿、为图书纠错，请扫码联系我们。

为了贯彻党的十九大精神，落实国务院《国家职业教育改革实施方案》文件精神，将"落实立德树人根本任务，发展素质教育"的战略部署要求贯穿教材编写全过程，充分体现教材育人功能，深入推动教学教材改革，中国医药科技出版社在院校调研的基础上，于2020年启动"全国高职高专院校护理类、药学类专业核心教材"的编写工作。

党的二十大报告指出，要办好人民满意的教育，全面贯彻党的教育方针，落实立德树人根本任务，培养德智体美劳全面发展的社会主义建设者和接班人。教材是教学的载体，高质量教材在传播知识和技能的同时，对于践行社会主义核心价值观，深化爱国主义、集体主义、社会主义教育，着力培养担当民族复兴大任的时代新人发挥巨大作用。在教育部、国家药品监督管理局的领导和指导下，在本套教材建设指导委员会和评审委员会等专家的指导和顶层设计下，根据教育部《职业教育专业目录（2021年）》要求，中国医药科技出版社组织全国高职高专院校及其附属机构历时1年精心编撰，现该套教材即将付梓出版。

本套教材包括护理类专业教材共计32门，主要供全国高职高专院校护理、助产专业教学使用；药学类专业教材33门，主要供药学类、中药学类、药品与医疗器械类专业师生教学使用。其中，为适应教学改革需要，部分教材建设为活页式教材。本套教材定位清晰、特色鲜明，主要体现在以下几个方面。

1.体现职业核心能力培养，落实立德树人

教材应将价值塑造、知识传授和能力培养三者融为一体，融入思想道德教育、文化知识教育、社会实践教育，落实思想政治工作贯穿教育教学全过程。通过优化模块，精选内容，着力培养学生职业核心能力，同时融入企业忠诚度、责任心、执行力、积极适应、主动学习、创新能力、沟通交流、团队合作能力等方面的理念，培养具有职业核心能力的高素质技能型人才。

2.体现高职教育核心特点，明确教材定位

坚持"以就业为导向，以全面素质为基础，以能力为本位"的现代职业教育教学改革方向，体现高职教育的核心特点，根据《高等职业学校专业教学标准》要求，培养满足岗位需求、教学需求和社会需求的高素质技术技能型人才，同时做到有序衔接中职、高职、高职本科，对接产业体系，服务产业基础高级化、产业链现代化。

3. 体现核心课程核心内容，突出必需够用

教材编写应能促进职业教育教学的科学化、标准化、规范化，以满足经济社会发展、产业升级对职业人才培养的需求，做到科学规划教材标准体系、准确定位教材核心内容，精炼基础理论知识，内容适度；突出技术应用能力，体现岗位需求；紧密结合各类职业资格认证要求。

4. 体现数字资源核心价值，丰富教学资源

提倡校企"双元"合作开发教材，积极吸纳企业、行业人员加入编写团队，引入一些岗位微课或者视频，实现岗位情景再现；提升知识性内容数字资源的含金量，激发学生学习兴趣。免费配套的"医药大学堂"数字平台，可展现数字教材、教学课件、视频、动画及习题库等丰富多样、立体化的教学资源，帮助老师提升教学手段，促进师生互动，满足教学管理需要，为提高教育教学水平和质量提供支撑。

编写出版本套高质量教材，得到了全国知名专家的精心指导和各有关院校领导与编者的大力支持，在此一并表示衷心感谢。出版发行本套教材，希望得到广大师生的欢迎，对促进我国高等职业教育护理类和药学类相关专业教学改革和人才培养做出积极贡献。希望广大师生在教学中积极使用本套教材并提出宝贵意见，以便修订完善，共同打造精品教材。

数字化教材编委会

主　编　张雷红　张建海
副主编　罗　兰　张现涛　田仁君
编　者　(以姓氏笔画为序)
　　　　田仁君 (四川中医药高等专科学校)
　　　　李　博 (广东食品药品职业学院)
　　　　李子杰 (广东茂名健康职业学院)
　　　　张现涛 (南京海鲸药业有限公司)
　　　　张建海 (重庆三峡医药高等专科学校)
　　　　张晓林 (山东药品食品职业学院)
　　　　张雷红 (广东食品药品职业学院)
　　　　张冀莎 (长沙卫生职业学院)
　　　　罗　兰 (福建卫生职业技术学院)
　　　　祖文宇 (重庆三峡医药高等专科学校)
　　　　高　燕 (乐山职业技术学院)

前 言

　　《中药化学实用技术》系高职高专中药学、中药制药、中药材生产与加工等专业的专业基础课教材，主要为后续中药制剂检测技术、中药制药技术课程的学习及从事中药提取分离及研发岗位奠定理论和技能基础。本教材按照职业岗位所需的知识与技能构建教材内容，在介绍中药中各类型化学成分时，以实例中的活性成分为主，强化中药化学基本操作技能的具体应用，将理论知识应用于实践中，做到理论与实践有机的结合。

　　本教材主要根据高等职业教育药学类专业培养目标和主要就业方向及职业能力要求，由全国11位来自全国高职院校及制药企业从事教学和生产一线的教师、企业技术骨干悉心编写而成，为校企合作教材。内容重点突出中药中化学成分提取分离及检识的方法与技术，基本操作技能的培养贯穿于教材的始终，同时融入高职本科部分内容、课程思政元素及国家执业药师职业资格考试中药学专业相关知识，增加教材的实用性。

　　本教材编写分工如下：张雷红（广东食品药品职业学院，第一章、第二章、第五章），李子杰（广东茂名健康职业学院，第二章），田仁君（四川中医药高等专科学校，第三章），张建海（重庆三峡医药高等专科学校，第四章），张冀莎（长沙卫生职业学院，第六章），罗兰（福建卫生职业技术学院，第七章），张晓林（山东药品食品职业学院，第八章），高燕（乐山职业技术学院，第九章），李博（广东食品药品职业学院，第十章），祖文宇（重庆三峡医药高等专科学校，第十一章），张现涛（南京海鲸药业有限公司，第十二章），实训项目分属于各章节。

　　本教材供高职高专中药学、中药制药、中药材生产与加工及相关专业教学使用，也可以作为成人继续教育、自学考试以及社会从业人员的参考及培训用书。

　　在本教材编写过程中，得到编者所在院校的大力支持，在此一并表示诚挚谢意！

　　为使本教材体现高职高专药学类专业的教育理念，我们做了种种不懈的努力，但鉴于学术水平及编写能力有限，难免有不当和疏漏之处，敬请广大师生和读者予以指正。

编　者

2021 年 9 月

目 录

第一章　绪　论

PPT

学习目标

知识目标：
1. **掌握**　中药化学的概念、研究内容；中药中各类化学成分的基本知识。
2. **熟悉**　研究中药化学的目的和意义。
3. **了解**　中药化学成分的生物合成途径；中药化学的发展概况。

技能要求：
能阐述中药化学研究的内容及学习的目的意义。

素质目标：
具备科学严谨的作风；独立思考的能力；树立药品质量安全意识及开拓创新的精神。

📖 导学情景

情景描述： 石斛是我国传统名贵的中药，在《神农本草经》《道藏》《本草纲目》《备急千金药方》等诸多古典医书中均有记载，并将其列为"上品"。石斛为《中国药典》收载品种，主要包括霍山石斛、铁皮石斛、铜皮石斛等。其中霍山石斛最为稀少珍贵，被称为"救命仙草""软黄金""植物黄金"，是石斛中的极品，享誉东南亚地区。

情景分析： 石斛的活性成分主要有生物碱、氨基酸及多糖类等。药理研究表明，石斛在提高人体免疫力、抗衰老、抗肿瘤、改善糖尿病症状、治疗萎缩性胃炎等方面有显著疗效，特别是近年来用于消除癌症放疗、化疗后的副作用和恢复功能方面，效果十分明显。

讨论： 中药石斛中活性成分的结构是怎样的？分别有什么样的作用？

学前导语： 很多中药都具有多种生物活性，如人参、三七、丹参等。那么如何从中药中提取分离得到活性成分，并确定活性成分的结构呢？

一、中药化学的研究内容 📱 微课1

中药化学（Chemistry of Chinese Medicines）是以中医中药基本理论为指导，结合临床用药经验，运用现代科学的理论与方法研究中药中化学成分的一门学科。其研究内容包括中药中有效成分或药效物质基础的化学结构、理化性质、提取分离、结构鉴定、检识与分析等方法，以及有效成分的生物转化及代谢、化学结构修饰与改造等，同时也涉及活性成分的构效关系，以及外界环境对有效成分影响的规律等内容。中药中有效成分的阐述为中药药效物质基础的进一步研究提供科学依据。

中药包括中药材、饮片和中成药（成方制剂）。在中医辨证理论指导下应用，是中药最基本特点。除中药外，还有"草药"这一概念，是地域性习惯使用的药材，在本草中未记载的天然药物，一般以植物为主且其应用无中医药理论指导。中药除了少数品种（青黛、冰片、阿胶等）外，大都来自于植物、动物、矿物等，其中的药效物质是药物的一个重要组成部分。中草药防病治病已有数千年的历史，它与中医形成了具有一定特色的中医药理论体系，对人类的繁衍昌盛起着重要作用，是中华民族的瑰宝。

👁 看一看

民族药

民族药是我国少数民族聚集地区使用的民间药物。民族地区有着独特的自然条件和生活习俗，长期实践形成了对某些疾病独特的治疗经验并形成自己的独特体系，如藏药、蒙药、维药、苗药等。有些民族药物，随着人们医疗实践的深化，通过研究、归纳和总结，确定其重要的基本特性又遵循中医理论来使用，也可以称其为中药。例如，穿心莲在民间作为一种治疗痢疾和疮疡肿毒的经典民间药，通过多年的临床实践及科学研究，归纳总结了它的中药特性，并被《中国药典》收载。

我国幅员辽阔，自然条件优越，蕴藏着丰富的药材资源，中药防病治病的物质基础在于其中所含的活性成分。一种中药往往含有结构、性质不尽相同的多种有效成分，有多种临床用途。中药中的化学成分常分为有效成分、无效成分及毒性成分或有毒成分。所谓有效成分，是指存在于中药中具有一定的生物活性、能起到防病治病作用的单体化合物，能用分子式、结构式表示，具有一定的物理常数，如沸点、熔点、溶解度、旋光度等。毒性成分是指具有毒副作用的成分。既不产生防病治病作用、又无毒副作用的成分称为无效成分。如中药阿片含有多种生物碱类化合物，是一种混合物，其中的吗啡具有镇痛作用，可待因具有止咳作用，罂粟碱具有解痉作用，这三种均为有效成分，具有不同临床用途。应当指出的是，有效成分、无效成分以及毒性成分的划分是相对的，有时甚至会发生相互转变，不能机械的加以理解。随着现代科学技术发展及对中药中活性成分研究的不断深入，以前被认为的无效成分，现在有些被作为有效成分应用。以多糖为例，以前在提取分离时常被作为无效成分而除去，随着科学技术的进步，猪苓多糖、香菇多糖等多糖类成分已被证明是抗肿瘤的有效成分。鞣质类成分在中药提取分离过程中大多被视为无效成分除去，但五倍子中的鞣质具有收敛止血的功效。根据临床需要，有效成分也会被视为无效成分除去，如大黄中的蒽醌苷具有致泻作用，鞣质具有收敛作用，均为大黄中的有效成分，当临床用于致泻时，鞣质被作为无效成分除去。某些毒性成分，在一定剂量范围内或对一定疾病来说，可能又会成为有效成分，如砒霜（三氧化二砷）是毒药，但却是治疗白血病的良药。随着对中药研究的不断深入，中药防病治病往往具有多成分、多靶点的特点，故当中药提取物中的一类或几类化学成分被认为是有效成分时，该一类或几类成分的混合体即被认为是有效部位，或有效部分，如银杏叶总黄酮、人参总皂苷等。

❓ 想一想

何为有效部位？请举例说明。

答案解析

二、中药化学研究的目的和意义

中药化学的研究对象是中药中防治疾病的物质基础——有效成分。通过对中药及复方有效成分的研究，不仅能够阐明中药防病治病的物质基础，寻找或发现可供创制新药的有效物质或先导化合物，而且对建立中药及复方的质量评价体系，提高中药质量，开发新的天然药物资源，推动中医药整体水平的提高具有重要意义。

（一）探索中药防病治病的作用机理

在明确了中药有效成分的基础上，才可进一步研究其化学结构与疗效、毒性等的关系，并能运用现代科学技术了解该成分在体内的吸收、分布、代谢和排泄过程，进一步阐明中药防病的机理。例如麻黄是具有发汗散寒、宣肺平喘、利水消肿等功效的常用中药。现代研究证明，麻黄中挥发油 α-松油醇能降低小鼠体温，是其发汗散寒的有效成分；其平喘的生物活性成分是麻黄碱和去甲麻黄碱，前者具有拟肾上腺素作用，能收缩血管、兴奋中枢，后者具有松弛支气管平滑肌的作用；而利水的有效成分则是伪麻黄碱，具有升压、利尿的作用。

（二）完善中药及其制剂的质量评价体系

中药防病治病的作用，与其有效成分的存在和含量的多少有关，而有效成分又受中药的品种、产地、采收季节、加工方法、贮存条件的影响而变化。为了更好地评价和控制中药的质量，常以中药材及其制剂中的有效成分或标志性成分作为评价指标，采用不同方法进行定性或定量测定。如麻黄中的麻黄碱在春季含量较低，从夏季到八、九月含量逐渐增高至顶峰，随后含量又逐渐降低。若要保证麻黄在临床上的合理应用，就必须研究麻黄中有效成分含量随季节变化的规律。因此，只有研究了中药的有效成分，才能通过含量测定的方法控制中药及其制剂的质量。如中药银黄注射液是由金银花、黄芩两味中药中提取的有效成分配制而成。实验证明，绿原酸为金银花中的主要有效成分之一，黄芩苷为黄芩的主要有效成分，故可用高效液相色谱法测定黄芩苷和绿原酸的含量，以控制银黄注射液的质量。

建立中药生物活性成分质量标准，还可以规范中药同物异名、同名异物现象。例如曾经用含肾毒性成分（马兜铃酸）的马兜铃科植物关木通（*Aristolochia manshuriensis* Kom.）替代木通科植物木通 [*Akebia quinata*（Thunb.）Decne.]，导致临床尿毒症病例上升，现行版《中国药典》已不再收载关木通。

近年来，中药质量控制的整体性和均一性更加受到关注，采用以多种（类）成分为指标，多模式、多分析方法组合评价目标中药质量，建立更加符合中医药理论和实践要求，更能准确、全面反映自身质量的评价方法和体系，如特征图谱、指纹图谱等方法与以多指标成分定量分析相结合的中药质量评价新模式。

👁 看一看

中药指纹图谱

中药指纹图谱是运用高效液相色谱、紫外光谱、红外光谱、质谱、核磁共振光谱、气相色谱等现代分析技术与计算机联用，进行化学成分指纹图谱定性和有效成分或有效部位的定量，用量化来控制中药材及其制剂的质量，这是实现中药质量标准规范化、国际化的重要手段。

（三）改进中药剂型，提高临床疗效

中药制剂的有效性、安全性、合理性，决定了医药水平和用药效果。传统的丸、散、膏、丹、汤剂等剂型已不能满足现代医学防病治病的需要。为了提高疗效，降低毒、副作用，便于携带和服用，在对中药中有效成分研究的基础上，采用现代化的技术和手段对中药中的有效成分进行提取分离，即根据有效成分或有效部位的理化性质，如溶解性、酸碱性、挥发性、稳定性等，研制出合理可行的工艺，进而制成现代药物剂型，同时深入研究其在体内的吸收、分布、代谢、排泄等规律，以提高药物剂型的临床疗效。中药制剂的稳定性是保证中药制剂安全有效的重要因素，中药有效成分是否稳定对中药制剂稳定性的影响很大，因此应针对中药有效成分的理化性质，采用适当的方法，选择合适的剂型提高中药制剂稳定性。

（四）扩大药源，研制开发新药

从经过数千年实践证明临床疗效可靠的传统中药中寻找有效成分并研制开发成新药，是一条行之

有效、事半功倍的研制新药的途径，其成功率较高。如临床上常用的麻黄碱、黄连素、利血平等。针对疗效确切、毒副作用小能满足开发新药条件的中药有效成分，即可从药材中提取分离后制备成药物供临床应用。但对于有效成分含量低或药材匮乏的中药，可根据有效成分的化学结构及性质，利用亲缘关系寻找替代品，从而开辟和扩大药物资源。如具有抗菌消炎作用的小檗碱最早是从毛茛科植物黄连中提取分离出来的，因黄连生长缓慢，供不应求。根据其性质，经寻找发现小檗属的三颗针、芸香科的黄柏等植物中也含有此成分，从而扩大了提取小檗碱的药源。具有抗癌作用的秋水仙碱，原植物秋水仙产于欧洲和非洲，而国内出产的山慈菇和嘉兰均含有此成分，可作为提取秋水仙碱的原料。

根据中药有效成分的化学结构特点进行改造，寻找理想的药物，是现代合成新药的方法之一。如青蒿素（artemisinine）是从中药黄花蒿中分离出来的抗疟疾有效成分，是一个具有过氧化结构的倍半萜类化合物，水溶性和油溶性较差，体内半衰期短，影响了疗效。通过对青蒿素进行了一系列的化学结构修饰，制备得到水溶性的青蒿琥珀单酯钠和油溶性的蒿甲醚，这两个青蒿素的衍生物都有速效、低毒、溶解性好、生物利用度高的特点，均已实现了工业化生产，应用于临床。

（五）为中药炮制提供科学依据

中药炮制是根据中医辨证施治用药需要所采用的一项传统独特的制药技术。很多中药在用于临床前都要经过炮制，以达到提高疗效、降低毒副作用、改变药物药性或功效、便于贮藏和服用等目的。研究中药炮制前后化学成分或有效成分的变化，将有助于阐明中药炮制的原理、改进传统的炮制方法、制定控制炮制品的质量标准等。一种药物经过不同炮制方法后可以发挥不同的疗效。

如延胡索的有效成分为生物碱类化合物，用水煎煮溶出量少，醋炒后延胡索中的生物碱与醋酸结合成易溶于水的醋酸盐，使水煎液中溶出的总生物碱含量增加，从而增强了延胡索的镇痛作用。又如乌头和附子均为剧毒药，其毒性成分主要为乌头碱等双酯型生物碱，将乌头用蒸、煮等方法进行炮制，使乌头碱等化合物的酯键水解，生成毒性较低的醇胺型生物碱乌头原碱，制乌头仍保留镇痛作用，但毒性大大降低。传统的炮制方法没有评判的依据，没有统一的标准，在炮制过程中只是根据操作者的经验来判断结果。只有在明确中药有效成分的基础上，用现代实验技术和方法对其进行定性定量分析，才能有效地控制炮制品的规格质量。

研究中药炮制前后化学成分的变化，有助于阐明炮制原理，改进和完善传统中药炮制方法和技术。如何首乌生品有润肠、解疮毒作用，而制品则有补肝肾作用。对何首乌炮制前后的化学成分进行分析，结果表明：制首乌中具有致泻作用的蒽醌苷水解为游离蒽醌衍生物；生首乌的含糖量为5.80%，而制首乌的含糖量为10.84%，化学成分分析阐明了何首乌的炮制原理。

三、中药化学的发展概况

我国古代在中医药的实践中，在中药化学的领域出现了很多领先于世界同时代的研究方法和成果。如在炼丹的过程中制备了汞、锌等制剂，开创了无机化学制备药物的先河。南朝宋时药学家雷敩所著的《雷公炮炙论》，已经运用了丰富的中药化学知识。明朝李时珍的《本草纲目》中记述五倍子有"看药上长起长霜，药则已成矣"的记载，而"长霜"即生成的没食子酸结晶，这是世界上最早采用发酵法从中药中分离得到的有机酸结晶。此后约两百年，瑞典药剂师、化学家舍勒（K. W. Schelle）才于1769年将酒石（酒石酸氢钾）转化为钙盐，再用硫酸法分解制得酒石酸。《本草纲目》中详尽记载了用升华法制备樟脑的过程，而欧洲直至20世纪下半叶才提取得到樟脑的纯品。

练一练

世界上最早应用升华法制取有效成分是《本草纲目》中记载的（　　）

A. 香豆素　　　　　　　B. 咖啡因　　　　　　　C. 樟脑

D. 吗啡　　　　　　　　E. 麻黄碱

答案解析

　　从中药中提取活性成分始于 19 世纪，1806 年由德国药师 Sertürner 从阿片中分离得到的吗啡，但由于当时技术条件的限制，从发现吗啡到确定其结构，历时 150 年。此后数十年从中药中发掘了大量的活性成分，如吐根碱、奎宁、马钱子碱、咖啡因、阿托品、洋地黄毒苷、毒毛花苷 K 等，以生物碱居多，均具有显著的生物活性，多数至今仍作为药物使用，生物碱的研究可谓是中药化学发展的里程碑。

　　我国中药化学的近代研究基本是从在 20 世纪 20 年代从中药中发现麻黄碱开始，30 年代分离出了延胡索乙素、延胡索丁素、延胡索戊素等止痛成分，但受当时国家经济实力及科学技术综合水平的限制，发展缓慢，甚至连临床应用的麻黄碱还依赖进口。直到 20 世纪 80 年代，我国中医药事业有了蓬勃的发展，中医药学又引起了世人的高度重视。尤其在经过数千年同疾病作斗争的过程中筛选证实确有疗效而保留下来的中药，进一步从中发现新的有效成分进而开发成新药的概率很高，这些引起了国内外科学家的高度重视。近年来随着国家的重视和综合实力的增强，中医药事业得到了迅猛发展，研究成果不断涌现。通过对中药进行较系统的化学及药理的研究，发现了众多有生物活性的单体化合物，其中有很多化学成分已开发成为新药，广泛应用于临床。如抗肿瘤的有效成分斑蝥素、羟基喜树碱、高三尖杉酯碱、莪术醇等；作用于心脑血管系统的有效成分丹参酮 II_A、丹酚酸 A、芹菜甲素、蝙蝠葛碱等；作用于中枢神经系统的有效成分山莨菪碱、樟柳碱、罗通定等；作用于免疫系统的有效成分灵芝多糖、雷公藤甲素等。进入 21 世纪以来，在国家经济发展需求及民族医药产业发展大背景下，大力发展中医药已经成为国家发展战略，中医药产业迎来了千载难逢的发展机遇。

　　中药化学的发展与现代科学技术进步息息相关。近年来，现代分离分析技术、基于结构鉴定的光谱技术及活性检测技术取得了飞速发展，许多结构复杂、微量的成分可以获得纯品并能够确定其化学结构，极大丰富了中药的来源。如用于分离不同化合物的凝胶，离子交换树脂，大孔吸附树脂，正相、反相色谱用的载体等，中压快速色谱、液滴逆流色谱（DCCC）和高效液相色谱（HPLC）等不同的色谱技术，使微量新化合物的分离纯化简便易行。各种现代新技术的应用，不仅使非极性化合物、小分子化合物分离速度和分离质量有了大幅度提高，而且对分离纯化难度较大的水溶性大分子化合物也得到较好的分离。在结构鉴定方面，紫外光谱（UV）、红外光谱（IR）、核磁共振光谱（NMR）、质谱（MS）等光谱技术的问世，使结构研究工作趋向微量、准确和快速。新技术的兴起使研究中药中活性成分的周期大大缩短。

药爱生命

　　中医药的发展历史可以追溯到 5000 多年前的炎帝神农氏，由于中药和天然药物中草类占大多数，故记载药物的书籍称为"本草"。据考证，最早本草著作为《神农本草经》。《神农本草经》将药物分为上、中、下三品，共 365 种，每味药载有性味、功能和主治。南北朝梁代陶弘景（公元 452 ~ 536）著有《神农本草经集注》，每药项下又增加了产地、采集时间和加工方法等。《新修本草》或《唐本草》于公元 659 年由唐朝政府颁布，为我国和世界上最早的具有药典性质的本草，载药 844 种，其中包括不少外国输入药物，如安息香、血竭等，并附有图谱，开创了我国本草著作图文对照的先例，对我国药物学的发展影响很大，而且流传国外。明代伟大医药学家李时珍编著的《本草纲目》，记载药物 1892 种，收集药方 11096 个，包括动物、植物、矿物药，被译成多国文字，对世界医药学做出了巨大贡献。

四、中药化学成分的生物合成途径

在植物体内物质在代谢过程中发生着不同的生物合成反应，不同的生物合成途径可产生结构各异的代谢产物，这些代谢产物按照生物合成途径不同分为一次代谢产物和二次代谢产物。一次代谢过程是指对维持植物的生命活动来说是不可缺少的过程，且几乎存在于所有绿色植物中。糖、蛋白质、脂质、核酸等这些对植物机体的生命活动来说不可缺少的物质，则称之为一次代谢产物（primary metabolites）。二次代谢过程并非在所有植物中都能发生，对维持植物的生命活动来说不是必需的。生物碱、萜类等化合物则称之为二次代谢产物（secondary metabolites）。植物中的二次代谢产物因为结构富于变化，很多具有明显的生理活性，是中药化学的主要研究对象。

中药中化学成分的主要生物合成途径包括：

1. 醋酸－丙二酸途径（acetate–malonate pathway，AA–MA 途径）　饱和、不饱和脂肪酸及聚酮类化合物均由此途径合成而来。

2. 甲戊二羟酸途径（mevalonic acid pathway，MVA 途径）和脱氧木酮糖磷酸酯途径（deoxyxylulose–5–P pathway，DXP 途径）　是萜类和甾类化合物的生物合成途径。

3. 莽草酸途径（shikimic acid pathway）　芳香氨基酸类、苯甲酸类和桂皮酸类化合物由莽草酸途径合成，并且通过此途径进一步转化可得到木脂素类、苯丙素类和香豆素类等 C_6-C_3 单位的化合物。

4. 氨基酸途径（amino acid pathway）　天然产物中的生物碱类成分均由此途径生成。已知作为生物碱前体的氨基酸，在脂肪族氨基酸中主要有鸟氨酸、赖氨酸；芳香族中则有苯丙氨酸、酪氨酸及色氨酸等。

5. 复合途径　来自两个以上不同的生物合成途径，即复合生物合成途径。如大麻二酚酸、查尔酮、二氢黄酮等天然化合物。常见的复合生物途径有以下几种：①醋酸－丙二酸－莽草酸途径；②醋酸－丙二酸－甲戊二羟酸途径；③氨基酸－甲戊二羟酸途径；④氨基酸－醋酸－丙二酸途径；⑤氨基酸－莽草酸途径。

五、中药中各类化学成分简介

中药种类繁多，每个药物在其生长过程中进行着一系列的新陈代谢生化过程，形成和积累了各种化学物质即中药中的化学成分。现将常见的具有明显生物活性的化学成分简述如下。

（一）糖和苷类化合物

糖类在自然界中分布广泛，常占植物干重的 80%～90%。糖类可分为单糖、低聚糖和多糖。单糖是分子中带有多个羟基的醛类或酮类。低聚糖又称寡糖，指含有 2～9 个单糖分子脱水缩合而成的化合物。多聚糖是由 10 个以上的单糖基通过苷键连接而成的，一般多聚糖常由几百甚至几千个单糖组成。苷类（glycosides）是由糖或糖的衍生物与另一非糖物质通过糖的端基碳原子连接而成的一类化合物，如黄酮苷、蒽醌苷等。

（二）黄酮类化合物

黄酮类（flavonoids）泛指两个具有酚羟基的苯环通过中央三碳原子相互连接而成的一系列化合物，即由 $C_6-C_3-C_6$ 单位组成的化合物。在植物体中常以游离态或与糖结合成苷的形式存在。黄酮类化合物在植物界分布广泛，具有多种的生物活性，含黄酮类较多的中药有槐米、葛根、陈皮、黄芩等。

（三）醌类化合物

天然醌类（quinones）化合物主要有苯醌、萘醌、菲醌和蒽醌等类型，是一类比较重要的活性成分。醌类化合物具有致泻、抗菌、利尿、抗癌和抗病毒等药理活性。中药大黄、虎杖、决明子、丹参、何首乌等中的有效成分多为醌类成分。蒽醌类化合物是醌类中的一类重要化合物。

（四）苯丙素类化合物

苯丙素类（phenypropanoids）是一类天然存在的含有一个或几个 C_6-C_3 单元的化合物，包括简单苯丙素、香豆素、木脂素、木质素等。香豆素是具有苯骈 α-吡喃酮母核的一类化合物的总称。木脂素类是一类苯丙素氧化聚合而成的结构多样的天然产物。由于分子中具有手性碳，木脂素类化合物大多具有光学活性。香豆素、木脂素类结构类型多样，生物活性显著，有一定的研究开发前景。

（五）皂苷类化合物

皂苷（saponins）是一类结构比较复杂的苷类化合物，因它的水溶液经振摇能够产生大量持久的似肥皂样泡沫，能与胆甾醇结合形成复合物，具有溶血的特性。皂苷具有多种生物活性，在中药中存在广泛，如人参、甘草、柴胡、桔梗等均含有皂苷。

（六）强心苷类化合物

强心苷（cardiac glycoside）是存在于生物体中具有强心作用的甾体苷类化合物。临床上常用的强心苷类药物有二十余种，如西地兰、地高辛等，主要用于治疗充血性心力衰竭和节律障碍等心脏疾病。

（七）生物碱类化合物

生物碱（alkaloids）是一类存在于生物体内的天然含氮有机化合物，有似碱的性质，能和酸结合成盐。生物碱类具有多样而显著的生物活性，是中药中的一类重要成分。常见含生物碱类成分的中药有黄连、麻黄、三颗针等。

（八）萜类化合物和挥发油

萜类（terpenoids）是由甲戊二羟酸衍生的，分子式符合 $(C_5H_8)_n$ 通式的化合物及其衍生物的总称。萜类化合物在自然界分布广泛，种类繁多且生物活性多样。

挥发油（volatile oils）又称精油，是存在于植物中的一类具有芳香气味、可随水蒸气蒸馏而又与水不相混溶的挥发性油状液体的总称。挥发油为混合物，其组成较为复杂，来源不同所含的成分颇不一致，但主要是由萜类、芳香族类、脂肪族类以及它们的含氧衍生物组成。

（九）鞣质类化合物

鞣质（tannic acid）又称丹宁或鞣酸，是一类分子较大、结构复杂的多元酚类化合物。鞣质广泛存在于植物界，约70%以上的中药都含有鞣质类化合物。

（十）有机酸类化合物

有机酸（organic acid）是分子中含有羧基的一类有机化合物，普遍存在于植物界，在植物体中除了少数以游离状态存在外，一般都与钾、钙、镁等金属离子或生物碱结合成盐。

（十一）氨基酸、蛋白质、酶

分子中含有氨基和羧基的化合物称为氨基酸（amino acid），是广泛存在于植物体内的一种含氮有机物质。氨基酸在中药中分布广泛，有一定的营养价值，但含量较低。

蛋白质（protein）是生命的物质基础，是由 α-氨基酸通过肽键结合而成的一类高分子化合物。蛋白质在中药中分布也很普遍，多数没有医疗价值。

酶（enzyme）是生物体内具有特殊催化能力的蛋白质，是生物体内各种生化反应的催化剂。中药中酶普遍存在，其中不少酶具有药理作用。

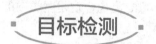 目标检测

答案解析

一、选择题

（一）单项选择题

1. 世界上最早应用发酵法制取的有效成分是我国明代《本草纲目》中记载的（ ）
   A. 绿原酸　　　B. 莽草酸　　　C. 没食子酸　　　D. 酒石酸　　　E. 苯甲酸

2. 青蒿素具有抗疟作用的活性中心是（ ）
   A. 酯键　　　B. 过氧基　　　C. 内酯环　　　D. 羰基　　　E. 甲基

3. 一般情况下，认为是无效成分或杂质的是（ ）
   A. 生物碱　　　B. 叶绿素　　　C. 黄酮　　　D. 皂苷　　　E. 醌类

4. 存在于中药中具有一定的生物活性、能起到防病治病作用的单体化合物是（ ）
   A. 无效成分　　　B. 有效成分　　　C. 有效部位　　　D. 毒性成分　　　E. 有效部分

5. 萜类化合物的生物合成途径是（ ）
   A. 醋酸－丙二酸途径　　　B. 甲戊二羟酸途径　　　C. 莽草酸途径
   D. 氨基酸途径　　　E. 复合途径

6. 香豆素类化合物母核的基本骨架为（ ）
   A. C_3-C_6　　　B. C_6-C_6　　　C. C_6-C_3　　　D. C_6-C_4　　　E. C_4-C_6

7. 存在于生物体内的一类天然含氮有机化合物，有似碱的性质，大多能和酸结合成盐，此类化合物为（ ）
   A. 香豆素类　　　B. 树脂　　　C. 黄酮类　　　D. 萜类　　　E. 生物碱类

8. 中药的药效成分不适于用煎煮法提取的是（ ）
   A. 酯类　　　B. 挥发油　　　C. 甾醇　　　D. 生物碱　　　E. 黄酮

9. 关木通中含有肾毒性成分是（ ）
   A. 绿原酸　　　B. 马兜铃酸　　　C. 没食子酸　　　D. 麻黄碱　　　E. 大黄酸

10. 常作为萃取皂苷的溶剂是（ ）
    A. 正丁醇　　　B. 甲醇　　　C. 丙酮　　　D. 乙醚　　　E. 乙酸乙酯

（二）多项选择题

11. 中药包括（ ）
    A. 中药材　　　B. 中药饮片　　　C. 中成药　　　D. 生物制剂　　　E. 合成药物

12. 中药化学研究的主要内容是（ ）
    A. 结构类型　　　B. 理化性质　　　C. 提取　　　D. 制剂　　　E. 分离

13. 下列被认为是有效成分的是（ ）
    A. 生物碱类　　　B. 强心苷类　　　C. 色素类　　　D. 皂苷类　　　E. 树脂

14. 经甲戊二羟酸途径合成的是（ ）
    A. 单萜　　　B. 二萜　　　C. 三萜　　　D. 黄酮　　　E. 倍半萜

15. 含有小檗碱的中药有（　　）

    A. 槐米　　　　　B. 黄连　　　　　C. 黄柏　　　　　D. 人参　　　　　E. 三颗针

二、名词解释

1. 有效成分

2. 无效成分

三、简答题

1. 简述中药化学研究的内容。

2. 简述研究中药化学意义和目的。

（张雷红）

书网融合……

    重点回顾　　　　　　微课　　　　　　习题

第二章　中药化学成分的提取分离技术

> **学习目标**
>
> **知识目标：**
>
> **1. 掌握**　常用中药提取分离方法的原理及适用范围；常用色谱法的分离原理及操作。
>
> **2. 熟悉**　常用中药提取分离方法的操作及注意事项。
>
> **3. 了解**　中药提取分离新技术、新方法的应用。
>
> **技能目标：**
>
> 根据中药中化学成分性质的不同选择合适的提取分离方法，并能熟练操作。
>
> **素质目标：**
>
> 具备科学严谨的工作作风；独立思考的能力；树立药品质量安全意识及开拓创新的精神。

📖 **导学情景**

情景描述： 李某，男，45岁，按甘草附子汤的组方取药时，药师叮嘱其所用制附子应先煎，之后再与其他药共煎。

情景分析： 中药复方煎煮时要根据每味中药中有效成分的特点，采用不同方法提取，才能使中药复方发挥最佳药效。

讨论： 请问为何药师叮嘱李某制附子先煎煮，再与其他药共煮？

学前导语： 日常生活中，人们在医院开出的中药复方是由多味药组成，因为不同中药有效成分性质不同，在提取分离有效成分时需采用不同方法，才能达到最佳药效，那么中药中有效成分提取分离的方法有哪些？怎样选择合适的提取分离方法？

中药源于自然界，所含化学成分非常复杂，同一种中药不仅含有不同类型、不同性质的化学成分，而且各成分含量也有很大差异。从中药中提取分离有效成分是中药研究的第一步，在进行提取之前，应对中药材的基原（如动、植物名）、产地、药用部位、采集时间及方法等进行考察，并系统查阅文献，设计提取分离方案。对于目的物是已知成分的，一般先查阅相关资料，搜集该类或该种成分提取方案，再根据具体条件加以选用。从中药或天然药物中寻找未知有效成分或有效部位时，根据预先确定的目标，在适当的活性测试体系指导下进行提取、分离，采用不同方法达到预定目标。

第一节　中药化学成分的提取技术

PPT

根据中药中化学成分性质的不同，采用不同的方法将其从原药材中制备得到的过程称为中药化学成分的提取。目前，中药中化学成分的提取方法有溶剂提取法、水蒸气蒸馏法、升华法及 CO_2 超临界流体萃取法等，其中溶剂提取法最为常用。

一、溶剂提取法

溶剂提取法是依据"相似相溶"原理，根据被提取成分的溶解性能，选择合适的溶剂和方法进行提取。其基本原理是溶剂在渗透、扩散作用带动下，渗入药材组织细胞内部，部分成分溶解，细胞内外产生较大的浓度差，从而带动溶剂不断做往返运动，直至细胞内外溶质的浓度达到平衡，将有效成分提取出来。

（一）溶剂的选择

1. 选择原则　溶剂提取法的关键是选择合适的溶剂。所选溶剂应对有效成分溶解度大，对无效成分溶解度小。依据"相似相溶"原理，亲水性的化学成分易溶于极性（亲水性）溶剂；亲脂性的化学成分易溶于非极性（亲脂性）溶剂。理想溶剂应具备的特点：对有效成分溶解度大，对无效成分溶解度小；与有效成分不发生化学反应；低毒环保、安全易得、沸点适中，容易回收等。

溶剂的极性与介电常数 ε 有关，溶剂的介电常数越大，极性越大。常用溶剂的 ε 值见表 2-1。

表 2-1　常用溶剂的介电常数（ε）

溶剂名称	介电常数（ε）	溶剂名称	介电常数（ε）
石油醚	1.8	正丁醇（n-BuOH）	17.5
苯（C_6H_6）	2.3	丙酮（Me_2CO）	21.5
无水乙醚（Et_2O）	4.3	乙醇（EtOH）	26.0
三氯甲烷（$CHCl_3$）	5.2	甲醇（MeOH）	31.2
乙酸乙酯（EtOAc）	6.1	水（H_2O）	80.0

常用溶剂的极性由弱到强的顺序为：石油醚＜四氯化碳＜苯＜乙醚＜三氯甲烷＜乙酸乙酯＜正丁醇＜丙酮＜乙醇＜甲醇＜水。

2. 常用溶剂　常用溶剂按照极性的不同分为水、亲水性有机溶剂、亲脂性有机溶剂三类。

（1）水　是典型的极性溶剂。中药中的亲水性成分，如生物碱盐、多数苷类、鞣质、糖、氨基酸、无机盐等均能被水溶出。有时为了增加某类成分的溶解度，也常采用酸水或碱水作为提取溶剂。水做提取溶剂有价廉、安全、无毒、易得等优点；缺点是溶出的水溶性杂质多、不易滤过和浓缩、易霉变、保存困难。

（2）亲水性有机溶剂　主要是甲醇、乙醇、丙酮等，能与水按任意比混合。其中，甲醇、乙醇最为常用，不仅能够与水混溶，又能和大多数亲脂性有机溶剂相溶，穿透药材细胞能力比较强，能溶解大多数中药成分。一般来说，甲醇比乙醇提取效果更好，但因其毒性较乙醇大，故多数情况下仅在实验室应用，而乙醇更适用于工业化大生产。此类溶剂具有提取范围广、提取效率高、易保存等优点；缺点是价高、易燃、有毒等。

（3）亲脂性有机溶剂　是指与水不相混溶的有机溶剂，如三氯甲烷、乙醚、苯、石油醚、乙酸乙酯等。可用于提取中药中的亲脂性成分，如挥发油、游离生物碱、部分苷元、叶绿素、油脂、树脂等。此类溶剂提取具有沸点低、选择性强、提出杂质少、提取液易浓缩等优点。缺点是穿透力较弱，需长时间反复提取，且此类溶剂毒性大、易挥发、易燃、价高、对设备要求高、使用不安全等。

因此，在实际操作中可针对某药材中已知成分或某类成分的性质，依据相似相溶原理，选择合适的溶剂进行提取。也可选择几种极性不同的溶剂进行分步提取，使各种成分依照其在不同极性溶剂中的溶解度差异而得到初步分离。此外，由于中药中化学成分复杂，相互之间会互相影响，如发生化学反应或产生增溶现象，使溶解性能发生改变，故选择溶剂时需综合考虑。

（二）提取方法

根据被提取成分的性质及所选溶剂的特点不同，常用的提取方法主要有以下几种。

1. 浸渍法　是在常温或低热（<80℃）条件下用适当的溶剂浸渍药材以溶出其中成分的方法。具体操作是将中药药粉装在适当容器中，加入溶剂浸渍药材一定时间，反复数次，合并浸渍液，减压浓缩即得。常用水、乙醇做提取溶剂。根据被提取成分不同类型和不同极性选择合适溶剂提取。此法操作简便，不用加热，适用于有效成分遇热不稳定或含大量淀粉、树胶、果胶、黏液质药材的提取。但提取时间长、溶剂用量大，提取效率不高。水为溶剂易发霉、变质，必要时添加适量的防腐剂。

2. 渗漉法　将中药粗粉装入渗漉器中，加有机溶剂浸渍数小时，然后不断添加新溶剂，使其自上而下通过药材，从渗漉器下部流出，收集流出液（渗漉液）。常用水、不同浓度的乙醇、酸或碱液。此方法适宜对热不稳定且易分解成分的提取。特别适用于有毒药材、有效成分含量低的药材及贵重药材中有效成分的浸出，但新鲜易膨胀的、无组织结构的药材不宜选择此法。由于有较大的浓度差，提取效率较高，但溶剂用量大，提取时间长、操作较繁，见图2-1。

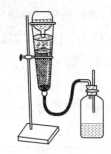

图2-1　渗漉装置

3. 煎煮法　是以水为提取溶剂，将中药粗粉加水煮沸提取，是最传统、最经典的提取方法。此法简便易行，适用于大部分有效成分的提取，提取效率比冷浸法高，但是对含挥发性成分、遇热不稳定及含糖较多的中药不宜使用，且水溶性杂质多，药液较黏稠，难以滤过，水煎液还易发霉变质。

4. 回流提取法　是用易挥发的有机溶剂加热回流提取药材成分的方法。通常多采用反复回流法，即第一次回流一定时间后，滤出提取液，加入新鲜溶剂重新回流，如此反复数次，合并提取液，减压回收溶剂。此法提取效率比冷浸法高，但受热易破坏的成分不宜用，见图2-2。

5. 连续回流提取法　该法弥补了回流提取法溶剂用量大，操作较为繁琐的不足。常用有机溶剂作为提取溶剂。在实验室连续回流提取常采用索氏提取器或连续回流提取装置。此法溶剂用量少，提取效率高，但不适用对热不稳定成分的提取，见图2-3。

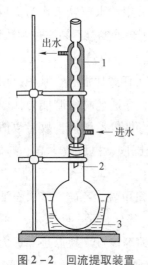

图2-2　回流提取装置
1. 冷凝管　2. 圆底烧瓶　3. 水浴锅

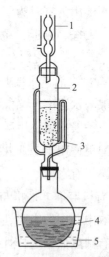

图2-3　连续回流提取装置
1. 冷凝管　2. 索氏提取器　3. 药粉　4. 圆底烧瓶　5. 水浴锅

6. 超声波提取法　是一种利用超声波浸提有效成分的方法。其基本原理是利用超声波的空化作用，破坏植物药材的细胞，使溶剂便于渗入细胞内，同时超声波的强烈振动能传递巨大能量给浸提的植物和溶剂，使它们作高速运动，加强了细胞内物质的释放、扩散和溶解，加速有效成分的浸出，极大提高了提取效率。具体操作是将中药置适宜容器内，加入一定量溶剂，置超声提取器内，选择适当超声频率提取一段时间后即得。此法既适用于遇热不稳定成分的提取，也适用于各种溶剂的提取。与常规提取方法相比，超声波提取法具有提取时间短、提取效率高、能耗低、操作简便等优点，能避免高温高压对欲提取成分的破坏。如从曼陀罗叶中提取曼陀罗碱，用超声波提取 30 分钟比用常规煎煮法提取 3 小时的样品含曼陀罗碱量高 9%。目前仅在实验室小规模使用，且主要针对某些具体提取对象进行简单的工艺条件筛选，推广应用受到一定限制。

7. 微波提取法 是利用微波促进中药化学成分提取的一种新技术。微波辅助提取的影响因素较多，如浸提溶剂、温度、时间、微波剂量、溶液 pH 等，选择不同的参数条件可得到不同的提取效果。此法具有选择性高、操作时间短、溶剂消耗少、有效成分收率高及能耗少等优点，已被成功地应用于中药活性成分的提取。在中药的浸提过程中，经典的溶剂提取法如浸渍法、渗漉法、回流提取法等均可以用微波进行辅助提取，目前该技术已广泛用于生物碱、皂苷、多糖、挥发油、萜类等的提取。

8. 生物提取法 亦称酶辅助提取法，是在传统提取方法的基础上，利用酶反应所具有的极高催化活性和高度专一性等特点，选择相应的酶将细胞壁的组成成分充分暴露，分解、混悬或胶溶于溶剂中，从而使植物细胞内有效成分更容易溶解、扩散进入溶剂中的一种提取方法。通过选择适当的酶，可以有效的使中药材中的目标物溶出。在提高溶出效率的同时，为后续活性成分的纯化创造有利条件，如目前提取多糖大多采用水提醇沉法，近年来通过增加酶解步骤，可以大大提高多糖的浸出率。

👁 **看一看**

加速溶剂萃取法

加速溶剂萃取（accelerated solvent extraction，ASE）法是在较高温度和压力下用溶剂萃取固体或半固体样品的一种方法。在高温高压条件下，目标成分从基体上的解吸和溶解动力学过程加快，可大大缩短提取时间，减少溶剂的用量，同时提高目标成分的提取率。与常规的煎煮法、回流法、浸渍法等相比，加速溶剂萃取法具有溶剂用量少、操作快速便捷、自动化程度高、安全性好、萃取效率高、选择性好等特点。

（三）影响因素

影响溶剂提取效率的因素较多，最主要是选择合适的提取溶剂和方法，药材粉碎度、提取时间及温度等也有一定影响，故在工业化生产时，需对这些因素进行优化选择。

1. 提取溶剂和方法 选择合适的溶剂和方法是溶剂提取法的关键。具体应根据被提取成分的性质，按照"相似相溶"的原则选择合适的溶剂。根据被提取成分对热的稳定性和其他共存成分的影响，选择合适的提取方法。如被提取成分是亲脂性成分，可用石油醚或乙醚为溶剂，采用回流提取法或连续回流提取法提取。

2. 药材的粉碎度 为了增大药材与溶剂的接触面积，提高提取效率，提取时应对药材进行适当的粉碎。具体粉碎的程度要根据药材质地、提取方法及提取溶剂来决定。通常质地坚硬的药材应粉碎较细，而质地轻薄的药材可用粗粉或不用粉碎。含大量黏液质的药材如果粉碎过细，则提出的杂质量增加。以水为溶剂进行提取时药材易膨胀，可用粗粉；以乙醇为溶剂，可用较细粉。

3. 提取时间 中药中有效成分随提取时间的延长而溶出量增大，直至药材组织细胞内外有效成分浓度达到平衡，成分就不再溶出。此时再增加时间也无益于提取。

4. 提取温度 温度升高可使分子运动速度加快，渗透、扩散、溶解速度也加快，因此，加热可提高提取效率。但提取温度过高，有些成分容易被破坏，同时，杂质的溶出率也相应提高。

二、超临界流体萃取法

超临界流体萃取（super critical fluid extraction，SFE）法是指在超临界状态下，将超临界流体与被分离成分接触，通过控制温度、压力及不同种类、数量的夹带剂，使超临界流体有选择性的把极性大小、沸点高低和分子量大小不同的成分依次萃取出来的方法。根据超临界流体对溶质有很强的溶解能力，且在温度和压力变化时，流体的密度、黏度和扩散系数等随之变化，溶质的亲和力也随之变化，从而使不同性质的溶质被分段萃取出来，达到萃取、分离的目的。超临界流体萃取工艺程序，见图 2-4。

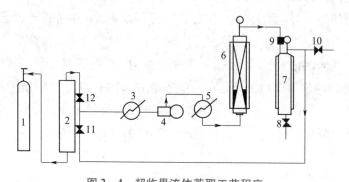

图 2-4　超临界流体萃取工艺程序

1. CO_2 气瓶　2. 纯化器　3. 冷凝器　4. 高压泵　5. 加热器

6. 萃取器　7. 分离器　8. 放油器　9. 减压阀　10、11、12. 阀门

超临界流体（super critical fluid，SF）是物质处于临界温度（T_c）和临界压力（P_c）以上状态时，成为单一相态，介于气体和液体之间的流体。当气体的温度达到某一数值时，压缩能使它变为液体，此时的温度成为临界温度（T_c）。同样，在临界温度下，气体能被液化的最低压力，即为临界压力（P_c）。当物质所处的温度高于临界温度、压力大于临界压力时，该物质则处于超临界状态。超临界流体的密度与液体相近，黏度与气体相近，其扩散系数约比液体大 100 倍，而溶质的溶解性与溶剂的密度、扩散系数成正比，与黏度成反比。因此，SF 对很多物质有很强的溶解能力，同时 SF 的高流动性和扩散能力，有助于所溶解的各成分之间的分离，并能加速溶解平衡，提高萃取效率。

已知可以作为超临界流体的物质有二氧化碳、一氧化亚氮、六氟化硫、乙烷、乙烯、二氯二氟甲烷和庚烷等。由于二氧化碳具有无毒，不易燃易爆、安全、价廉，有较低的临界压力（$P_c = 7.37\text{MPa}$）和临界温度（$T_c = 31.4℃$），且本身呈惰性，不易与中药成分发生化学反应，可循环使用等优点，适合于挥发性物质及脂溶性化合物的萃取，是中药超临界流体萃取中最常用的溶剂。

但是，超临界流体萃取法也有其局限性，即对脂溶性成分的溶解能力强，而对水溶性成分的溶解能力弱；设备造价高，清洗较困难。

针对超临界流体萃取法对水溶性成分溶解能力弱的缺点，近年来对超临界萃取中所使用的夹带剂进行了研究。夹带剂是在萃取物和超临界流体组成的二元系中加入第三组分，可使原来成分的溶解度得以改善。一般来说，具有很好溶解性能的溶剂，也往往是很好的夹带剂，例如甲醇、乙醇、丙酮等。通常夹带剂的用量不超过 15%。例如，罗汉果中的罗汉果苷 V，在 40~45℃，$3×10^4\text{kPa}$ 的 CO_2-SF 中不能被萃取出来，使用夹带剂乙醇

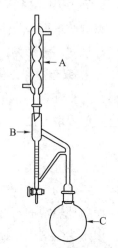

图 2-5　挥发油测定器

A. 冷凝管　B. 接收管

C. 蒸馏瓶

后，萃取液中则有一定量罗汉果苷 V。由此可见，夹带剂的研究和应用不但能扩大中药中化学成分的提取范围，还可以有效地改变流体的选择性溶解作用。

超临界流体萃取法在医药、化工、食品、轻工及环保等领域取得了可喜成果，特别是在中药有效成分萃取领域，如生物碱、苯丙酸、挥发油、黄酮等的萃取得到广泛应用。

三、水蒸气蒸馏法

水蒸气蒸馏法是利用药材中含有挥发性成分，将水蒸气通入药材中，使药材中挥发性成分随水蒸气蒸馏出来的提取方法。适用于具有挥发性、能随水蒸气蒸馏而不被破坏，且难溶或不溶于水的成分的提取，常用于挥发油的提取。此外具有挥发性的小分子生物碱（如麻黄碱、槟榔碱）及其他挥发性成分（如丹皮酚、小分子香豆素）亦可采用此法提取，见图 2 - 5。

✎ **练一练2-1**

提取莪术挥发油常用的方法是（　　）

A. 浸渍法   B. 煎煮法   C. 渗漉法

D. 加热回流法   E. 水蒸气蒸馏法

答案解析

四、升华法

有些固体物质受热时不经熔融直接转化为蒸汽，此现象被称为升华。中药中有一些成分具有升华的性质，可采用升华法直接提取。如樟木中的樟脑、茶叶中的咖啡因、大黄中游离羟基蒽醌类成分、牡丹皮中丹皮酚等的提取。升华装置见图 2 - 6。

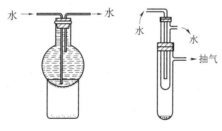

图 2 - 6 升华装置

💗 **药爱生命**

赵燏黄（1883 年 2 月—1960 年 7 月），本草学家，中国生药学先驱者，毕生致力于本草学和生药学的教学和科学研究，为中国培育了几代药学科技人才。他在学术上成就卓越，即应用现代科学方法整理本草，研究中药，考订本草药品名实，为编修《中国新本草图志》做了大量开拓性工作，在澄清中药品种混乱方面做出了巨大贡献。

过去麻黄是中国出口的大宗药材，而其提取物麻黄素却又依赖进口，且价格远远高于麻黄原药材。为摆脱麻黄素需要进口的尴尬局面，赵燏黄克服种种困难，研究开发了用石灰法生产麻黄素的工艺。1940～1945 年用此法共提取 300 多公斤麻黄素，满足了当时国内需求，部分还远销国外，改变了过去麻黄大量出口日本，提取物麻黄素反销中国的历史。此后，麻黄素便成为中国大量出口的药品之一。

第二节　中药化学成分的分离技术

中药经过提取后所得的提取液体积较大，需要进行浓缩。浓缩可通过蒸发或蒸馏来完成。所采用的方法视溶剂和有效成分的性质而定，常用的方法有薄膜蒸发、常压蒸馏、减压蒸馏等。

1. 薄膜蒸发法　利用蒸发的原理，使溶液以液膜状态迅速通过加热管，加大液体受热气化的表面积，从而缩短了受热时间，提高了浓缩效率，是一种较为理想的浓缩方法，尤其适用于浓缩以水或稀醇作溶剂的提取液，见图2-7。

2. 常压蒸馏　适用于溶剂沸点低，有效成分遇热稳定的提取液的浓缩，如三氯甲烷、乙醚、石油醚等的提取液。实验室使用的常压蒸馏装置如图2-8。

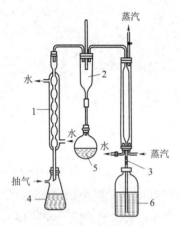

图2-7　薄膜蒸发装置

1. 冷凝器　2. 气液分离器　3. 螺旋夹

4. 回收溶剂　5. 浓缩液　6. 提取液

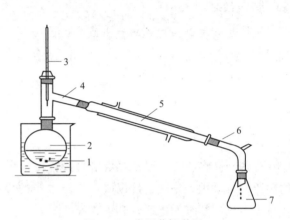

图2-8　常压蒸馏装置

1. 沸石　2. 蒸馏瓶　3. 温度计　4. 克氏蒸馏头

5. 冷凝管　6. 接液管　7. 接收瓶

3. 减压蒸馏　利用液体的沸点随压力变化而变化的性质。适用于溶剂沸点高、有效成分受热易分解的提取液的浓缩。一般当溶剂沸点超过70℃，通常需要在减压条件下对提取液进行浓缩。目前实验室应用最广泛的减压蒸馏装置是旋转蒸发仪，见图2-9。

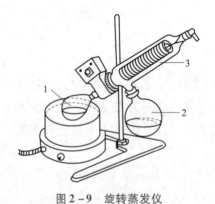

图2-9　旋转蒸发仪

1. 圆底烧瓶　2. 接收瓶　3. 冷凝管

👁 **看一看**

旋转蒸发仪

旋转蒸发器主要适用于大量溶剂的快速蒸发。其工作原理是在减压条件下，蒸馏瓶在恒温水浴锅中旋转，溶液在瓶壁上形成薄膜，增大了溶剂的蒸发面积，溶剂蒸汽在高效冷凝器作用下冷凝为液体回流到收集瓶中，达到迅速蒸发溶剂的目的。

总之，无论采用常压蒸馏还是减压蒸馏，目的是使提取液得到浓缩，但浓缩过程中应注意尽量避免不必要的损失，防止热敏性成分被破坏。浓缩后的提取液可以根据中药成分的性质如溶解度、在两相溶剂中的分配比、酸碱性、分子大小、吸附性、解离程度等的差异选择恰当的方法进行进一步的分离和精制。中药中化学成分常规的分离精制方法主要有系统溶剂分离法、两相溶剂萃取法、沉淀法、结晶法、盐析法、透析法、分馏法等。

一、系统溶剂分离法

系统溶剂分离法是根据被提取成分在不同极性溶剂中溶解度的差异，选用 3~4 种不同极性的溶剂组成溶剂系统，由低极性到高极性分步对浓缩后的总提取物进行分离的一种方法。如中药提取物浸膏加水分散后，分别用石油醚、三氯甲烷、乙酸乙酯、正丁醇由低极性到高极性分步进行萃取，将提取物分成若干部分，流程如下（图 2-10）：

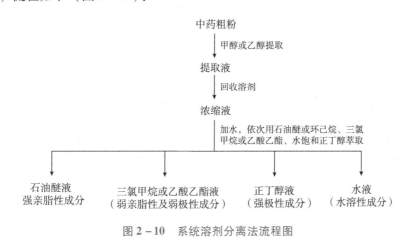

图 2-10　系统溶剂分离法流程图

系统溶剂分离法的关键是溶剂的选择。中药提取液中常含有极性不同的化学成分，依据"相似相溶"原理，各化学成分溶解在极性相似的溶剂中。中药中各类成分与其较适宜的提取溶剂之间的对应关系见表 2-2。

表 2-2　中药成分及其对应的提取溶剂

化学成分的极性	化学成分的类型	适用的提取溶剂
强亲脂性（极性小）	挥发油、脂肪油、蜡、脂溶性色素、甾醇类、某些苷元	石油醚、己烷
亲脂性	苷元、生物碱、树脂、醛、酮、醇、醌、有机酸、某些苷类	乙醚、三氯甲烷
中等极性	某些苷类（如强心苷等） 某些苷类（如黄酮苷等） 某些苷类（如皂苷、蒽醌苷等）	三氯甲烷-乙醚（2:1） 乙酸乙酯 正丁醇
亲水性	极性很大的苷、糖类、氨基酸、某些生物碱盐	丙酮、乙醇、甲醇
强亲水性	蛋白质、黏液质、果胶、糖类、氨基酸、无机盐类	水

此法是早年研究中药有效成分最重要的方法之一，尽管此法在微量成分、结构性质相似成分的分离纯化等方面有一定局限性，但它仍旧是目前研究不明天然产物最常用方法。

二、两相溶剂萃取法

两相溶剂萃取法又称"萃取法",是在提取液中加入一种与其不相混溶的溶剂,充分振摇以增加相互接触的机会,使原提取液中的某种成分逐渐转溶到加入的溶剂中,而其他成分仍留在原提取液,如此反复多次,将所需成分萃取出来的分离方法。

（一）基本原理

两相溶剂萃取法是利用混合物中各成分在两种互不相溶（或微溶）的溶剂中分配系数的不同而达到分离。根据分配定律,在一定温度和压力下,某物质溶解在两种互不相溶的溶剂中达到平衡时,该物质在两种溶剂相中的浓度之比为一常数,称为分配系数（K）,可用下式表示:

$$K = C_u / C_L$$

式中,K 表示分配系数;C_u 表示溶质在上相溶剂中的浓度;C_L 表示溶质在下相溶剂中的浓度。

混合物中各种成分在同一两相溶剂系统中分别有各自不同的分配系数。分离效果取决于各成分在同一两相溶剂中的分配系数,分配系数相差越大,分离效果越好。分离的难易也可用分离因子 β 表示。分离因子为 A、B 两种溶质在同一溶剂系统中分配系数的比值。

$$\beta = K_A / K_B （注:K_A > K_B）$$

一般来说,当 $\beta \geq 100$ 时,仅作一次简单萃取就可以实现基本分离;当 $100 > \beta \geq 10$ 时,则须萃取 $10 \sim 12$ 次;当 $\beta \leq 2$ 时,要想实现基本分离,须做 100 次以上的萃取才能完成;当 $\beta \approx 1$ 时,意味着两者的性质非常相近,无法利用此法达到分离的目的。如某混合物含有 A、B 两种成分,先用三氯甲烷和水等体积配成溶剂系统,其中 $K_A = 10$,$K_B = 0.1$,则 $\beta = K_A / K_B = 10/0.1 = 100$,在分液漏斗中对混合物作一次振摇分配平衡后,成分 A 有 90% 以上分配在水中,则不到 10% 分配在三氯甲烷中,而成分 B 正好相反,说明混合物 A、B 两种成分仅做一次分配就实现了 90% 以上程度的分离。所以,一般情况下,当 $\beta \geq 100$ 时,只需作一次简单萃取即可达到基本分离。

因此,在实际分离过程中,选择 β 值大的溶剂系统,可简化操作过程,提高效率;亦可根据 β 值的大小选择适当的萃取方法。

（二）萃取法的类型

1. 简单萃取法 是实验室常用的一种简单萃取技术。小量萃取一般在分液漏斗中进行;中量萃取可在较大的下口瓶中进行;工业生产中的大量萃取,多在密闭萃取罐内进行。

（1）操作技术 小量萃取时,首先选择容积较待分离液体体积大 $1 \sim 2$ 倍的分液漏斗,依次加入待萃取物和萃取溶剂,盖好塞子,倒转漏斗,开启活塞,排气后关紧,开始轻轻振摇,每振摇几次后,注意打开活塞放出因振摇产生的气体,如此重复数次。将分液漏斗静置,待分层后,调节下口活塞使下层液缓缓流出,而上层液则从上口倒出,即完成了一次萃取,如此反复萃取数次,保留萃取液。

（2）影响因素 包括萃取溶剂的选择、用量、水提液浓度的要求等。

①萃取溶剂的选择 通常需根据被萃取化合物的性质而定。

若从水提液中萃取亲脂性成分,一般选用苯、三氯甲烷或乙醚等亲脂性有机溶剂;萃取中等极性或亲水性成分,则用乙酸乙酯、丁醇等溶剂。应注意的是,萃取溶剂的亲水性越强,与水作两相萃取时的效果就越差。对于不同酸性、碱性成分的分离,常选用 pH 梯度萃取法,即利用混合物中各成分的酸（或碱）性强弱不同,改变相应溶剂的 pH 值,使之先后成盐或游离,通过改变各成分在溶剂系统中的分配系数而与其他成分分离的一种方法。

②萃取剂的用量 萃取溶剂第一次用量一般为水提液的 $1/3 \sim 1/2$,以后的用量可适当减少为水提

液的 1/6 ~ 1/4，同时遵循少量多次的原则。

③水提液的浓度 待萃取溶液若是水提液，其相对密度最好在 1.1 ~ 1.2 之间，过低则萃取剂用量太大，过高则两相溶剂不易充分接触影响萃取效率。

（3）乳化现象 萃取中常见的一种现象，尤其是碱性水提液选用三氯甲烷萃取时，乳化现象更为严重，其原因主要是中药中含有的表面活性物质（如皂苷、蛋白质、多种植物胶质、鞣质等）或存在少量轻质的沉淀、溶剂互溶、两液相密度相差较小或振摇不规范等因素，促使了乳状液的形成，从而使两液相不能清晰地分开。

若乳化现象已形成，破坏乳化的方法有以下几种：①较长时间放置；②轻度乳化可用金属丝在乳化层中搅动使之破坏；③将乳化层抽滤；④将乳化层加热或冷冻；⑤分出乳化层（有时乳化层为所需要的成分），再用新溶剂萃取；⑥若因两种溶剂能部分互溶而发生乳化，可加入少量电解质（如氯化钠），利用盐析作用加以破坏。当两相的比重相差很小时，也可加入氯化钠增加水相的密度；⑦滴加数滴表面活性更强的低级醇类，如乙醇、戊醇，替换原来的表面活性物质，达到破乳目的。

2. 逆流连续萃取法 是利用两种互不相溶的溶剂相对密度的不同，以相对密度小的溶剂相作为移动相（或分散相），相对密度大的溶剂相作为固定相（或连续相），使移动相逆流连续穿过固定相，借以交换溶质而达到分离的一种连续萃取技术。此法是由一根或数根萃取管组成（萃取管的数目可根据分配效率的需要来决定），管内用小瓷环或小的不锈钢丝圈填充，以增加液 – 液萃取时的接触面积，见图 2 – 11。

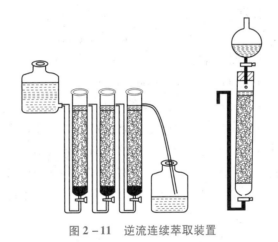

图 2 – 11 逆流连续萃取装置

（1）操作技术 将相对密度小的溶剂相作为移动相置高位贮存器中，而相对密度大者则作为固定相置萃取管内。如用三氯甲烷从水提液中萃取脂溶性成分时，可将相对密度大的三氯甲烷作为固定相盛于萃取管内，而将相对密度小的水提取液贮于高位容器内，开启活塞，则高位贮存器中溶剂相在高位压力下流入萃取管，液滴因遇瓷圈撞击分散成细滴，增大了两相溶剂萃取的接触面积，两相溶剂在萃取管内可自然分层。最后取试样用色谱、显色反应或沉淀反应等进行检查，以判断萃取是否完全。

（2）特点 此法操作简便，萃取较完全，适合各种密度的溶剂萃取，克服了简单萃取法的繁琐操作，避免了乳化现象的发生。

3. 逆流分溶法 逆流分溶（counter current distribution，CCD）法是以分配定律为基础，将混合物经仪器操作，在两相溶剂系统中进行反复多次的振摇、静置、分离和转移等萃取步骤，使分配系数不同的成分达到分离的一种新型分离方法。CCD 法又称为逆流分配法、逆流分布法或反流分布法。

逆流分溶法大大克服了简单萃取分离中因分离因子较小，萃取及转移操作常须进行几十次乃至几百次的繁琐操作。所以，若通过较少的转移次数就能达到分离目的，可在分液漏斗内进行操作；如需进行多次液体转移时，多采用CCD法，分离过程见图2-12。

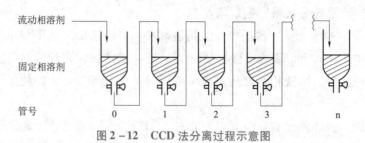

图2-12　CCD法分离过程示意图

（1）操作技术　在多个分液漏斗中装入固定相，然后在0号漏斗中溶入溶质并加入流动相溶剂，振摇使两相溶剂充分混合，静置分层后，分出流动相移入1号漏斗，再在0号漏斗中重新补加新鲜流动相，再次振摇混合，静置分层并进行转移。重复上述操作多次，溶质在两相溶剂中做相对逆流移动的过程中，不断重新分配达到分离的目的。

（2）适用范围　CCD法具有很强的分离混合物中各组分的能力，特别适合于分离中等极性、分离因子较小及不稳定的物质，甚至对一些用色谱法不能分离的高分子化合物如多肽、蛋白质等都能进行成功分离。但此法不适于分离微量成分、试样极性过大或过小、分配系数受温度或浓度影响过大以及易于发生乳化现象的溶剂系统。

（3）优缺点　CCD法是一种高效率、多次、连续的两相溶剂萃取分离方法，具有操作条件温和、试样易于回收等优点。但操作较繁琐，溶剂用量多，在大体积的溶剂中，混合物中的微量成分易损失，而且反复多次振动溶剂系统易产生乳化现象。

4. 液滴逆流分配法　液滴逆流分配（droplet counter current chromatography，DCCC）法又称液滴逆流色谱法，是1970年由Tanimura在液-液分配色谱的基础上创建的DCCC装置，可使流动相呈液滴形式垂直上升或下降，通过固定相的液柱，利用混合物中各成分在两液相间分配系数的差异，实现逆流分配，从而达到分离纯化的目的。

目前应用的液滴逆流分配装置（图2-13）由三个部分组成：输液部分包括微型泵、流动相溶剂贮槽和样品注入器，萃取部分通常由300~500根内径约2mm、长20~40cm的萃取管并列连接而成，收集检出部分包括输出器及分部收集器。

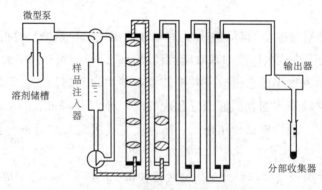

图2-13　液滴逆流色谱装置示意图

（1）操作技术　首先将选择好的两相溶剂中的固定相装入萃取管内，然后将待分离的试样溶于两相溶剂（1∶1）中，并从加样口注入，再由微型泵注入流动相，流动相在萃取管中形成液滴，固定相在液滴和管壁间形成薄膜与液滴接触，流动相与固定相不断地进行有效接触、摩擦形成新表面，促使溶质在两相溶剂中实现充分的分配，获得较好的分离效果。为避免被分离物质氧化，在实际操作中可采用氮气驱动流动相。最后从萃取管中流出的流动相通过检出器进行分步收集，完成液滴逆流分配的全过程。

（2）适用范围　目前 DCCC 法已广泛用于皂苷、生物碱、酸性成分、蛋白质、糖类等天然产物的分离与精制，特别适用于皂苷类成分的分离。若用氮气驱动移动相，还可用于易被氧化物质的分离。

（3）特点　此法溶剂用量较少，可定量回收试样，因不需振荡，可有效避免乳化，分离效果较 CCD 法好。

三、沉淀法

沉淀法是指在中药提取液中加入某些试剂，使某些化学成分溶解度降低而从溶液中沉淀析出，从而获得有效成分或去除杂质的分离方法。采用沉淀法进行分离，若生成的沉淀是有效成分，则要求沉淀反应是可逆的；若沉淀物为杂质，则沉淀反应可以是不可逆的。常用的沉淀法有以下三种。

（一）酸碱沉淀法

酸碱沉淀法是利用某些成分在酸（或碱）中溶解，继而又在碱（或酸）中生成沉淀的性质达到分离的方法。这种沉淀反应须是可逆的，可使有效成分与其他杂质分离。此法适用于分离提纯酸性、碱性或两性有机化合物，如黄酮、蒽醌类酚酸性成分、部分生物碱、蛋白质等。如利用酸溶碱沉法分离某混合物中的游离生物碱的流程如下（图 2 - 14）：

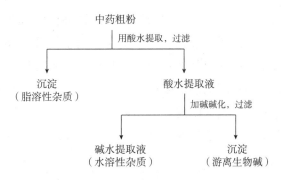

图 2 - 14　酸碱沉淀法分离游离生物碱流程图

（二）试剂沉淀法

试剂沉淀法是利用某成分能与某些试剂产生沉淀的性质或利用某些成分在不同溶剂中溶解度的差异，通过加入特定试剂或溶剂，使生成沉淀，而与其他成分分离。

1. 与试剂发生沉淀反应而产生沉淀分离。生物碱沉淀试剂能与生物碱反应产生沉淀而析出，如雷氏铵盐可与水溶性季铵碱在酸性溶液中生成难溶于水的生物碱雷氏铵盐沉淀析出；胆甾醇能与甾体皂苷生成沉淀；明胶、蛋白质溶液能沉淀鞣质等。

2. 加入试剂改变溶液的极性，降低了某些成分的溶解度而沉淀分离。如在含多糖或蛋白质的水提液中分次加入乙醇，使含醇量逐步达到 80% 及以上，则难溶于乙醇的成分如多糖、蛋白质、淀粉、黏液质、树胶等被逐级沉淀析出，为水提醇沉法；同样，在乙醇提取液中加入一定量的水，也会使树脂、油脂、叶绿素等低极性的成分沉淀出来，为醇提水沉法。如在含有皂苷的乙醇溶液中逐滴加入数倍量的丙酮或乙醚或丙酮 - 乙醚的混合液，可逐段沉淀出极性不同的皂苷，为醇提丙酮（乙醚）沉。

（三）铅盐沉淀法

铅盐沉淀法是利用中性醋酸铅和碱式醋酸铅在水或稀醇溶液中，能与某些中药化学成分生成难溶性的铅盐或铅络合物沉淀，使有效成分与杂质分离。

中性醋酸铅能与具有羧基、邻二酚羟基的酸性或酚性物质生成不溶性铅盐。故常用于沉淀部分黄酮苷、蒽醌苷、香豆素苷、酸性皂苷、有机酸、蛋白质、氨基酸、黏液质和某些色素等；碱式醋酸铅的沉淀范围广，除可沉淀上述物质外，还能沉淀某些大分子中性成分如中性皂苷、糖类，某些异黄酮及其苷，某些碱性较弱的生物碱等。具体操作如下（图2-15）：

首先向中药的水或醇提取液中加入中性醋酸铅溶液至不再产生沉淀，静置后滤出沉淀；再于滤液中加入碱式醋酸铅饱和溶液至不再产生沉淀，静置后滤出第二部分沉淀。

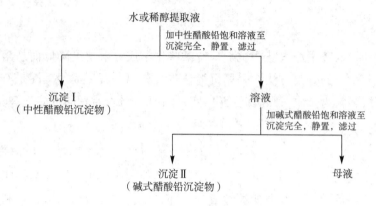

图2-15　铅盐沉淀法分离流程图

最后分别对所得的中性醋酸铅沉淀物、碱式醋酸铅沉淀物进行脱铅处理。脱铅的方法有三种，分别为硫化氢法、中性硫酸盐法和阳离子交换树脂法。硫化氢法脱铅最为常用，脱铅彻底，但脱铅液需通入空气或二氧化碳以驱净残余的硫化氢气体；中性硫酸盐法常加入硫酸钠等中性硫酸盐，因生成的硫酸铅在水中有一定溶解度，故脱铅不彻底；阳离子交换树脂法脱铅快而彻底，但溶液中某些有效成分的阳离子也可能被交换到树脂上，造成吸附损失，且用于脱铅后的树脂再生困难。铅盐沉淀法既可使杂质生成铅盐沉淀除去，也可使有效成分生成铅盐沉淀，经过脱铅处理后，再进一步分离获得。

四、结晶与重结晶法 微课2

结晶法是分离纯化固体成分的重要方法之一。大多数中药化学成分在常温下是固体物质，常具有结晶的通性。若物质能形成结晶，则表明纯度较高，有利于做进一步的分析。

结晶法是利用混合物中各成分在不同温度的溶剂中溶解度不同达到分离的方法。化合物由非晶形经过结晶操作形成晶形的过程称为结晶。最初析出的结晶往往不纯，需要进行多次结晶，此过程称为重结晶。

（一）结晶溶剂的选择

选择合适的溶剂是结晶的关键。

1. 理想溶剂的条件　溶剂不与被提纯物质发生化学反应；对结晶物质的溶解度随温度不同有显著差异，温度高时溶解度大，温度低时溶解度小；杂质在溶剂中的溶解度非常大或非常小，前一种情况杂质留于母液中，后一种情况趁热过滤时杂质被滤除；溶剂的沸点需适中，若沸点过高，则附着于晶体表面不易除去，过低又不利于晶体析出；化合物在溶剂中能得到较好的结晶；溶剂无毒或毒性小。

2. 溶剂的选择　在实际工作中，欲选择合适的结晶溶剂，一方面可查阅有关资料及参阅同类型化合物的结晶条件。另一方面也可进行预试验，依据"相似相溶"的规律加以考虑。注意所选溶剂的沸点应低于化合物的熔点，以免在进行热溶解时化合物分解变质，常用的结晶溶剂有甲醇、乙醇、丙酮或乙酸乙酯等。当用单一溶剂不能达到结晶目的时，可用两种或两种以上溶剂组成的混合溶剂进行操作，常用的混合溶剂有乙醇－水、丙酮－水、吡啶－水、乙醚－甲醇等。有些化合物只在特定溶剂中易于形成结晶，如大黄素在吡啶中易于结晶，葛根素在冰乙酸中易形成结晶。

（二）化合物纯度的判断

结晶的纯度可以通过化合物的晶形、色泽、熔点或熔距、色谱法等进行鉴定。

1. 晶形和色泽 一般结晶性纯净物质具有一定的晶形和均匀的色泽。化合物的晶体形状会因所用结晶溶剂的不同而有差异，但晶形一致也不能完全确定为单体化合物，尚需配合其他方面的检查。此外，非结晶性物质不具备上述物理性质，无法据此来鉴定其纯度。

2. 熔点和熔距 单体化合物还应有一定的熔点和较小的熔距。如为纯净化合物，重结晶前后的熔点应该一致。但结晶溶剂不同，所得化合物晶体的熔点也可能不同。熔距是指结晶开始熔融到完全融化的温度变化范围。一般单体化合物的熔距很窄，通常要求在 0.5℃ 左右，但从中药中分离得到的化合物，熔距可在 1~2℃。对于某些双熔点特性的化合物，即在某一温度已全部熔化，继续升高温度时又固化，再在某一更高温度时又熔化或分解，这种情况则无法根据熔点来判断纯度。

3. 色谱法 色谱法能更准确地进行化合物纯度的判断。薄层色谱如硅胶、纸色谱等是判断化合物纯度最常用的方法。通常经三种不同溶剂系统展开后，样品均为单一斑点时（比移值在 0.2~0.8），可认为是单纯的化合物，个别情况下还需采用正相、反相等色谱方法加以确认。

气相色谱或高效液相色谱也是判断化合物纯度的重要方法。气相色谱主要适用于在加热条件下能气化而不被分解的物质，如植物中的挥发油。高效液相色谱法则不然，不但可用于挥发性物质，也可用于非挥发性物质，具有快速、高效、灵敏、准确、微量等优点，已被广泛用于化合物纯度的检测。

？ 想一想

从中药中提取分离得到有效成分，如何判断其纯度？

答案解析

五、盐析法

盐析法是在中药的水提液中，加入无机盐使之达到一定的浓度或饱和状态，可使提取液中的某些成分在水中溶解度降低而沉淀析出，从而与水溶性大的杂质分离。常作为盐析的无机盐包括：氯化钠、硫酸钠、硫酸镁、硫酸铵等，其中硫酸铵具有盐析能力强、饱和溶液浓度大、溶解度受温度影响小、不引起蛋白质变性等优点，多用于蛋白质等高分子物质的分离。例如，从黄藤中提取掌叶防己碱、三颗针中提取小檗碱，生产上都是用氯化钠或硫酸铵采用盐析法制备。

六、透析法

透析法是利用提取液中小分子物质或某些物质能在水、乙醇提取液中解离成离子通过透析膜，而大分子物质（如多糖、蛋白质、鞣质、树脂等）不能通过透析膜的性质，达到分离的一种方法，装置见图 2-16。

常用透析膜的类型有：动物膀胱膜、火棉胶膜、羊皮纸膜、再生纤维素膜、蛋白胶膜等。

透析时，将浓缩的中药水提液或乙醇提取液缓缓加入透析膜袋中，悬于盛有蒸馏水的容器内，水浴加温透析。透析过程中经常更换透析

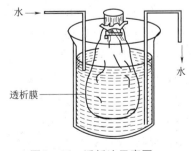

图 2-16 透析法示意图

袋外的蒸馏水，以保持膜内外有较大浓度差。透析完成后可通过定性反应检查膜内药液有效成分或指标成分，以判定透析是否完全。

此法常用于分离纯化中药中大分子物质如蛋白质、多肽、多糖等。如在去除鞣质时，可在中药提取液中加入适量明胶溶液，使其与鞣质结合成大分子而不易透过透析膜。但提取液中若含有黄酮、蒽醌类等成分，则不宜加入明胶溶液。

七、分馏法

分馏法是利用液体混合物中各成分沸点的不同，在分馏过程中产生高低不同的蒸气压，从而收集得到不同温度的馏份，以达到分离目的。分馏法是将多次蒸馏的复杂操作在一支分馏柱中完成。一般情况下，液体混合物沸点相差100℃以上时，可用反复蒸馏法；沸点相差25℃以下时，需用分馏柱；沸点相差越小，则需要的分馏装置越精细。在中药化学成分的研究工作中，挥发油及一些液体生物碱的分离常采用分馏法。

分馏装置（见图2-17）中分馏柱的作用是增加上升蒸汽在到达冷凝管前与回流冷凝液的接触面积，进行充分的热交换，在分馏柱内可装入特制的填料以提高分馏效率。实验室常用的分馏柱有刺形分馏柱和填充式分馏柱。

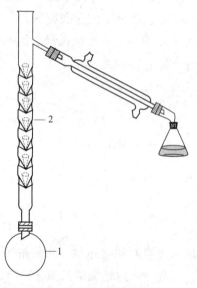

图 2-17　简单分馏装置

1. 烧瓶　2. 分馏柱

第三节　中药化学成分的色谱分离技术

色谱法又称为色层法、层析法和层离法，是一种现代的物理化学分离分析技术。色谱法按原理不同，可分为吸附色谱（absorption chromatography，AC）、分配色谱（partition chromatography，PC）、离子交换色谱（ion exchange chromatography，IEC）和凝胶滤过色谱（gel filtration chromatography，GFC）；按操作形式不同，可分为薄层色谱（thin layer chromatography，TLC）、纸色谱（paper chromatography，PC）、柱色谱（column chromatography，CC）；按流动相不同，可以分为液相色谱（liquid chromatography，LC）、气相色谱（gas chromatography，GC）、超临界流体色谱（super critical fluid chromatography，SFC）等。

👁 看一看

色谱法的发现

1906 年俄国植物学家茨维特把溶有植物色素的石油醚提取液倒入一根装有碳酸钙的玻璃柱中，再加入石油醚，任其自由流下。结果发现，提取液在玻璃柱内出现不同颜色的色带，这一现象引起茨维特的注意，对此展开了研究，并将研究结果发表了论文。茨维特将这种方法命名为 chromatography，即色谱法。

色谱分离技术因其具有强大的分离能力、众多的分离模式、灵活的检测手段以及高效、便捷的特点，被广泛应用于化工、医药、生化和环境保护等领域，尤其适用于中药成分的分离、精制、定性和定量检测。近年来，色谱分离技术发展迅速，分离技术也逐步实现仪器化、自动化和高速化，已成为化学领域一个重要的分离、分析工具。根据色谱法分离原理不同，可将其分为以下几类。

一、吸附色谱技术

吸附色谱是利用吸附剂对被分离化合物分子吸附能力的差异而实现分离的一类色谱。

（一）基本原理

吸附色谱是利用吸附剂对中药中各成分吸附能力的差异，以及洗脱剂对各成分解吸附能力的不同，使各成分实现分离。吸附剂的吸附作用主要通过氢键、络合作用、静电引力、范德华力等产生。吸附剂对各成分吸附能力的大小主要取决于吸附剂本身的结构和性质，被吸附成分的结构和性质以及洗脱剂的极性大小。

吸附剂对被分离成分的吸附能力越强，被分离成分吸附得越牢固，在色谱中移动的速度越慢，反之移动的速度越快。若所给的吸附剂和洗脱溶剂固定时，吸附能力的大小主要取决于被分离成分的性质，被分离成分吸附得越牢固，展开的速度就越慢，反之展开的速度快，据此可以将极性不同的化合物分离。

（二）构成要素

吸附色谱构成要素包括被分离成分、吸附剂（固定相）及洗脱溶剂（洗脱剂、展开剂或流动相）。

1. 吸附剂　作为吸附剂，要有较大的表面积和适宜的活性；与洗脱溶剂及被分离各成分不发生化学反应；颗粒均匀；并且在所用各种溶剂中不溶解。

（1）种类　吸附剂有亲水性吸附剂和亲脂性吸附剂两类，硅胶、氧化铝和聚酰胺等属于亲水性吸附剂；活性炭属于亲脂性吸附剂。其中最常用的吸附剂是硅胶、氧化铝和聚酰胺等。

①硅胶　可用通式 $SiO_2 \cdot xH_2O$ 表示，呈微酸性，具有多孔性的硅氧烷交联结构，其骨架表明的硅醇基能通过氢键与极性或不饱和分子相互作用。硅胶的吸附性能取决于硅胶中硅醇基的数目及含水量。

$$\begin{array}{ccc} | & & | \\ O & & O \\ | & & | \\ O - Si - O - Si - OH \\ | & & | \\ O & & O \\ | & & | \end{array}$$

硅胶极易吸水，随着水分子的增加，吸附能力降低。当吸水量超过 17% 时，只可作为分配色谱的载体。当硅胶加热到 100～110℃ 时，其表面吸附的水分能被可逆地除去，因此通过加热的方法可以活化硅胶。但活化温度不宜过高，以防止硅胶表明的硅醇基脱水缩合转变为硅氧烷结构而失去吸附能力，一般以 105℃ 活化 30 分钟为宜。

硅胶吸附色谱是应用最为广泛的一种色谱，中药中各类化学成分大多可用其进行分离，尤其适用于中性或酸性成分如挥发油、萜类、甾体、蒽醌类、酚类等化合物的分离。

常用薄层色谱用硅胶主要有硅胶 H（不含黏合剂）、硅胶 G（含黏合剂煅石膏）、硅胶 GF_{254}（含煅石膏和一种无机荧光剂），GF_{254} 在 254nm 紫外光照射下呈强烈黄绿色荧光背景，便于斑点的呈现。

②氧化铝　色谱用氧化铝有碱性（pH 9.0）、中性（pH 7.5）和酸性（pH 4.0）三种，是一种常用极性吸附剂，吸附能力比硅胶稍强。其中，中性氧化铝适用于醛、酮、萜、生物碱、皂苷等中性或对酸碱不稳定成分的分离；酸性氧化铝适用于有机酸、氨基酸等酸性成分以及对酸稳定的中性成分的分离；碱性氧化铝适用于碱性和中性成分的分离。其中，中性氧化铝应用最为广泛。

③聚酰胺　是通过酰胺键聚合而成的一类高分子化合物。不溶于水及常用的有机溶剂，对酸稳定性差，对碱较稳定。一般认为，聚酰胺分子内存在的许多酰胺键与酚类的羟基、酸类的羧基及醌类的醌基形成氢键的数目、强度不同，从而对这些化合物产生不同强度的吸附作用，与不能形成氢键的化合物分离。

固定相　　　　　　　流动相

聚酰胺对化合物吸附力的强弱取决于形成氢键的能力。首先，聚酰胺形成氢键的能力与溶剂有关。一般聚酰胺在水中与化合物形成氢键的能力最强，在有机溶剂中较弱，在碱性溶剂中最弱。因此溶剂对聚酰胺洗脱能力由弱到强的顺序为：水＜甲醇或乙醇＜丙酮＜稀氢氧化钠水溶液或稀氨水＜甲酰胺或二甲基甲酰胺（DMF）。其次，聚酰胺形成氢键的能力与被分离成分的分子结构有关，在含水溶剂中，被分离成分的分子结构对氢键缔合的影响有以下几个方面：

A. 与聚酰胺形成氢键基团越多，吸附力越强。如间苯三酚＞间苯二酚＞苯酚。

B. 形成氢键基团所处的位置不同，被聚酰胺吸附的强弱也不同。如对位及间位的吸附力大于邻位。

C. 芳香化程度越高，吸附力越强。

D. 能形成分子内氢键的化合物则吸附力减弱。

在中药有效成分的分离上，聚酰胺色谱有着十分广泛的用途，对极性物质、非极性物质的分离均适用，尤其适合分离酚类、醌类成分，如黄酮、蒽醌类等。另外对鞣质的吸附几乎不可逆，吸附力极强，因而适用于植物粗提取液的脱鞣处理。

④活性炭　是一种非极性吸附剂，对非极性成分具有较强的亲和力，主要用于分离水溶性成分。对中药中的某些苷类、糖类及氨基酸等成分具有一定的分离效果。由于它来源容易，价格便宜，适用于大量制备分离。活性炭的吸附作用在水溶液中最强，在有机溶剂中最弱。

（2）吸附能力　亲脂性吸附剂对极性小的化合物吸附能力强，亲水性吸附剂对极性大的化合物吸附能力强。

亲水性吸附剂（如硅胶）的吸附能力与含水量关系密切，含水量越大，吸附能力越弱，为提高亲水性吸附剂的吸附能力，必须去除所含水分。在一定温度下加热去除水分提高吸附剂的吸附能力，使其活性增高的过程称为吸附剂的活化。反之，在吸附剂中加入一定量的水分，降低其活性的过程称为去活化。吸附剂的活性根据含水量的多少分为 5 个活性级别（Ⅰ级、Ⅱ级、Ⅲ级、Ⅳ级和Ⅴ级）。活性级别越小，含水量越少，吸附能力越强；活性级别越大，含水量越多，吸附能力就越弱。但需注意硅胶加热到 170℃时，有部分硅醇基发生脱水从而失去吸附活性，因此，硅胶的活化不宜在较高温度下进行。

2. 洗脱溶剂　在吸附色谱中，除气相色谱外流动相均为液体。柱色谱中，洗脱溶剂习惯上称为洗脱剂，而在薄层色谱中，洗脱溶剂通常被称为展开剂。洗脱溶剂可由单一溶剂或混合溶剂组成。洗脱溶剂的选择需根据被分离成分的性质与所选用的吸附剂性质综合考虑。对于极性吸附剂的色谱而言，通常是被分离成分极性越大，吸附作用越强；而对洗脱剂而言，极性越大洗脱能力越强。

在柱色谱分离过程中，以单一溶剂为洗脱剂时，组成简单、分离重现性好，但往往分离效果不佳。因此在实际工作中常采用二元、三元或多元溶剂系统作洗脱剂。

3. 被分离成分　若用亲水性吸附剂，对极性大的被分离成分吸附能力强，解吸附能力弱，洗脱速度慢。反之，吸附能力弱，解吸附能力强。

被分离成分极性大小与其结构密切相关。分子中母核相同，极性基团越多，极性越大；分子中双键及共轭双键越多，极性越大；同系物中，分子量越小，极性越大；在同一母核中不能形成分子内氢键的化合物比能形成分子内氢键的化合物的极性大。

常见的取代基极性大小顺序：烷基（—CH₂—）< 烯基（—CH＝CH—）< 醚基（R—O—R′）< 硝基（—NO₂）< 二甲胺基 ［—N（CH₃）₂］< 酯基（—COO—）< 酮基（—CO—）< 醛基（—CHO）< 巯基（—SH）< 氨基（—NH₂）< 酰胺基（—NHCO—）< 醇羟基（—OH）< 酚羟基（Ar—OH）< 羧基（—COOH）。

（三）操作技术

吸附色谱按照操作方式不同分为薄层色谱法及柱色谱法。

1. 薄层色谱法　吸附薄层色谱可用于化学成分的分离、定性、定量检查，同时为其他的分析手段提供一定的分离依据。其操作步骤如下：

（1）薄层板的制备　吸附薄层板按制备过程中是否加入黏合剂分为硬板和软板。

①硬板的制备　又称湿法铺板。将吸附剂、黏合剂等按一定比例混合，均匀铺在一块玻璃板上，

铺好的薄层板自然干燥后再活化备用。硬板由于机械强度好而被广泛采用。常用的有硅胶 G 板和硅胶 CMC-Na 板，黏合剂分别为煅石膏（G）、羧甲基纤维素钠（CMC-Na）。

②软板的制备　又称干法铺板。直接将一定规格活化后的吸附剂倒在玻璃板上，用特制的玻璃棒铺成均匀的薄层。软板制备时，吸附剂用量要适当，用玻璃棒推制时用力要均匀，制成表面平整、厚薄均匀的薄层板。

（2）点样　将试样溶于少量溶剂中，用毛细管或微量注射器把试样溶液点在薄层板上的操作。操作时需注意，配制样品的溶剂与展开剂极性相近，易挥发，吸取样液的毛细管管口要平整，点样位置距薄层板底 1 ~ 1.5cm 处，斑点直径不超过 2 ~ 3mm，点样量适中。

（3）展开　待点样溶剂挥散后，将薄层板放入盛有展开剂的密闭容器中，进行展开分离的过程。即将盛有展开剂的容器密闭饱和一段时间后，再放入薄层板，放薄层板时不要浸没原点，溶剂展开至薄层板的 3/4 高度时即可取出，标记溶剂前沿，挥干溶剂。展开方法一般用上行法。

（4）显色　将挥去溶剂的薄层板在日光、紫外灯或荧光灯下观察斑点的位置，圈出斑点，或喷显色剂使斑点呈色的过程。对于已知类型的成分可选择专属显色剂，未知成分一般选用碘蒸气熏或喷 5% 浓硫酸 - 乙醇液显色。喷显色剂要细而均匀，具腐蚀性的显色剂只能用在硅胶 G 板上。

（5）计算比移值　比移值（R_f 值）表示的是某一化合物经过展开后在薄层板上的相对位置。计算方法是原点到色斑中心的距离除以原点到溶剂前沿的距离，或为斑点移动的距离与溶剂移动的距离之比。R_f 值越大表示该化合物展开的速度越快；反之，展开速度慢。

2. 柱色谱法　柱色谱法是一种将分离材料装入柱状容器中，以适当洗脱液进行洗脱而使不同成分得到分离的色谱分离方法，也是中药成分研究中常用的方法。柱色谱法分离样品量大，大多数情况下均为制备性分离，见图 2 - 18。

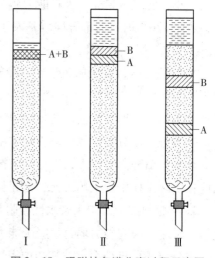

图 2 - 18　吸附柱色谱分离过程示意图

其操作步骤如下：

（1）装柱　包括干法装柱和湿法装柱两种。

干法装柱　直接用小漏斗将吸附剂均匀装入柱内的方法。

湿法装柱　将吸附剂与洗脱液混合成混悬液装入柱中，或将吸附剂装入盛有洗脱液的柱内。

操作要点　装柱前柱底要垫一层脱脂棉以防吸附剂外漏。干法装柱时要用橡皮槌轻轻敲打色谱柱，使吸附剂装填连续均匀、紧密，然后用洗脱剂洗脱并保持一定液面；湿法装柱时注意打开下端活塞，洗脱剂始终保持有一定的液面高度。

（2）上样　将试样溶于少量洗脱剂中，加至色谱柱顶端的操作。

操作要点　将试样溶于少量最初的洗脱剂中，上样时注意沿着柱壁缓缓加入，始终保持吸附剂界面平整；加样量为吸附剂量的 1/60 ~ 1/30。

（3）洗脱　将洗脱剂不断加入色谱柱内进行成分分离的操作过程。

操作要点　洗脱剂的选用可通过薄层色谱筛选，一般 TLC 展开时 R_f 值在 0.2 ~ 0.3 左右，则该溶剂可以作为起始溶剂，采用梯度洗脱，收集洗脱液。用薄层色谱或纸色谱作定性检查，合并同一组分溶液。

（4）收集　洗脱液的收集根据具体情况而定，如果色谱柱有色带，可分别收集各色带；如果色谱柱无色，常采用等份收集。

洗脱后所得的各组份洗脱液浓缩，经薄层色谱检查，合并相同流份，回收溶剂，所得组份再做进一步分离纯化。

二、分配色谱技术

分配色谱是一种利用混合物中各成分在互不相溶的两相溶剂中分配系数的不同达到分离的色谱分离技术。

（一）基本原理

利用混合物中各成分在固定相（s）和移动相（m）之间的分配系数（K）的差异使成分得以分离。分配系数是在一定的温度和压力下，溶质在两相间分配达到平衡时，溶质在固定相和移动相之间的浓度的比值。

$$K = C_s / C_m$$

式中，C_s 为某成分在固定相中的浓度，C_m 为某成分在流动相中的浓度。

混合物中某成分在两相间的分配系数越大，说明该成分在固定相中的分配浓度越大；反之，在两相间的分配系数越小，该成分在固定相中的分配浓度越小。分离效果主要取决于分配系数的差异，一般来说，分配系数相差越大，成分分离效果越好。

（二）构成要素

分配色谱由四个要素构成，包括支持剂、固定相、流动相和被分离成分。

1. 支持剂 又称载体，在分配色谱中仅作为载负固定相的介质。为中性多孔粉末，无吸附作用，不溶于所用溶剂，可吸收一定量的固定相，不影响流动相的通过，不影响溶剂的性质和组成。

支持剂的种类有吸水硅胶、硅藻土、纤维素粉等。其中当硅胶含水量在17%以上时，失去了吸附性而成为载体（最多吸水可达70%以上）。硅藻土也是很好的惰性载体，可吸收其自身重量100%的水。

2. 固定相和流动相 分配色谱中固定相和流动相是由二元或三元甚至三元以上溶剂按一定比例组成的复合溶剂系统。选择适当的溶剂系统，可提高分离效率。常用纸色谱进行预试验寻找最佳的分离条件及合适的溶剂系统。

3. 被分离成分 一般情况下，被分离成分的极性大，选用极性大的固定相和极性小的流动相；被分离成分的极性小，选用极性小的固定相和极性大的流动相。

（三）操作技术

按操作形式可分为纸色谱、薄层色谱和柱色谱。按固定相和流动相的极性不同可分为正相色谱和反相色谱。正相色谱是指固定相的极性大于流动相极性的分配色谱，在正相色谱中极性小的成分先被展开或洗脱；反相色谱是指固定相的极性小于流动相极性的分配色谱，在反相色谱中极性大的成分先被展开或洗脱。

1. 纸色谱 以滤纸为支持剂，滤纸上吸着的水（或根据实际分离的需要，经适当处理后滤纸上吸附的溶液）为固定相，用适当的溶剂系统作为移动相进行展开，而使试样中各组分达到分离的一种分配色谱法。色谱用滤纸可以分为快速、中速、慢速等规格。此法可用于定性、定量分析，也可用于微量物质的制备性分离。具体操作如下：

（1）点样 纸色谱的点样方法与薄层色谱基本相似。点样量一般是几毫克至几十毫克。

（2）展开 一般纸色谱展开的器具有纸色谱管、市售的色谱圆缸等。常用上行法展开。

（3）显色 展开结束后，先在日光或紫外灯下观察是否存在有色或荧光斑点，标记其位置，然后再根据所需检查成分喷洒相应的显色剂，显色后再定位。

（4）比移值（R_f值）的计算　方法与薄层色谱相同。

纸色谱对亲水性较强成分如氨基酸、糖类、苷类等分离效果比薄层色谱好。但纸色谱与薄层色谱相比，展开往往需要较长时间，而且不能用腐蚀性强的显色试剂。

2. 分配薄层色谱　以硅胶或硅藻土为载体，与固定相按一定比例混匀后铺在薄层板上，自然干燥（不需活化）即可应用的平面分配色谱。分配薄层色谱的装置和操作与吸附薄层色谱相同，包括制板、点样、展开、显色、计算 R_f 值等步骤。但由于分配薄层色谱所用固定相为液体，需用支持剂吸着固定，故制板方法与吸附薄层色谱有所不同。

正相分配色谱中，若固定相为水，常可制备纤维素薄层板和硅藻土薄层板；若固定相为水以外的其他溶剂，则可用浸渍法、展开法及喷雾法将固定相涂布于铺有支持剂的薄层板上。而反相分配色谱中，固定相常选用脂肪族碳氢化合物，可用含5%～10%的正十一烷的石油醚液或含1%液体石蜡的乙醚溶液及含5%硅酮油的乙醚溶液进行涂布制板，挥去有机溶剂后即得。

3. 分配柱色谱　将吸附有固定相的支持剂装入色谱柱中，用适当固定相溶解试样后加样，然后以固定相饱和后的移动相进行洗脱，使试样中各组分因分配系数的不同而达到分离的方法。其装置与吸附柱色谱相同，具体操作如下：

（1）装柱　将所选的固定相与支持剂以 0.5～1∶1 的用量比置于一定容器内，充分搅拌均匀使支持剂吸着固定相，然后倒入所用的移动相溶剂中，剧烈搅拌使移动相与固定相互相饱和达平衡。装柱时先将被固定相饱和后的移动相溶剂加入色谱柱内，再按湿法装柱操作装入吸着固定相的支持剂。

（2）加样　在分配柱色谱中，一般支持剂的用量为试样量的 100～1000 倍，其载样量较吸附柱色谱少。根据试样溶解性能的不同，有三种加样方式可供选择。对于易溶于固定相者，将试样溶于少量固定相后，加入少量支持剂拌匀，装入柱顶；对于可溶于移动相者，则直接溶于移动相溶剂后加入柱顶；对于在两相中均难溶者，则使用低沸点溶剂溶解后，加入干燥的支持剂拌匀，挥去溶剂，再用一定量的固定相拌匀，装入柱顶。

（3）洗脱　洗脱所用的移动相均需先用固定相饱和。洗脱方法与吸附柱色谱相同。

（4）收集　分段定量收集洗脱液，每份洗脱液应用薄层色谱或纸色谱作定性检查，合并相同成分的洗脱液。

分配色谱中正相分配色谱常用于分离极性较大的成分，如生物碱、糖类、苷类、有机酸等；反相分配色谱常用于分离极性小的脂溶性化合物，如油脂、高级脂肪酸、游离甾体等。

三、离子交换色谱技术

离子交换色谱是以离子交换树脂作为固定相，利用混合物中各成分解离度差异进行分离的一种色谱操作技术，装置见图 2-19。

（一）基本原理

离子交换色谱以离子交换树脂为固定相，用水与水混合的溶剂为流动相，在流动相中存在的离子性成分与树脂进行离子交换而被吸附。离子交换色谱法主要适合于离子性化合物的分离，如生物碱、有机酸和黄酮类成分。化合物与离子交换树脂进行离子交换能力的强弱，主要取决于化合物解离度的大小和带电荷的多少等因素，解离度大（酸性或碱性强）的化合物易交换在树脂上，相对来说也难被洗脱下来。因此，当两种具有不同解离度的化合物被交换在树脂上，解离度小的化合物先于解离度大的化合物被洗脱，从而达到分离。根据上述原理，可以用不同型号的离子

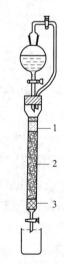

图 2-19　离子交换色谱装置
1. 玻璃丝　2. 树脂层　3. 玻璃丝

交换树脂将中药中具有一定水溶性的酸、碱与两性成分分开。以 R 代表离子交换树脂的母体，则其色谱分离的基本原理可表示为：

$$阳离子交换树脂\quad RSO_3^-H^+ + Na^+Cl^- \rightleftharpoons RSO_3^-Na^+ + H^+Cl^-$$

$$阴离子交换树脂\quad RN^+OH^- + Na^+Cl^- \rightleftharpoons RN^+Cl^- + Na^+OH^-$$

（二）构成要素

离子交换色谱的构成要素有离子交换树脂、洗脱剂和被分离成分。

1. 离子交换树脂　是一类含有解离性功能基团的特殊高分子化合物，为球形颗粒，不溶于水但可在水中膨胀，由母核和可交换离子组成。母核部分是苯乙烯通过二乙烯苯交联而成的大分子网状结构，网孔大小用交联度（即加入交联剂的百分数）表示。交联度越大，形成的网状结构越紧密，孔隙网眼越小，在水中膨胀越小，反之亦然。不同交联度适用于不同大小分子的分离。

根据交换离子的不同，离子交换树脂可分为阳离子交换树脂和阴离子交换树脂。阳离子交换树脂包括强酸型（—SO_3H）和弱酸型（—COOH），阴离子交换树脂包括强碱型 [—N（CH_3）$_3$ X、—N（CH_3）$_2$（C_2H_4OH）X] 和弱碱型（NR_2、—NHR 和—NH_2）。商品树脂的类型是钠型（阳离子型）和氯型（阴离子型），而交换时用的是氢型和氢氧型。

在离子交换树脂中，强酸型和强碱型的应用范围最广。选择离子交换树脂时，当被分离的物质为生物碱阳离子时选用阳离子交换树脂，为有机酸阴离子时选用阴离子交换树脂；当被分离的离子吸附性强（交换能力强）时选用弱酸或弱碱型离子交换树脂，否则会由于吸附力过强而较难洗脱。被分离的离子吸附性弱时应选用强酸或强碱型离子交换树脂，否则不能很好的交换或交换不完全；被分离物质分子量大时选用低交联度的树脂，分子量小选用高交联度的树脂。

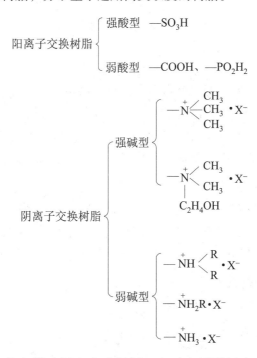

2. 洗脱剂　大多数离子交换色谱选用水为洗脱剂，有时也可采用水－甲醇混合溶剂。也常采用各种不同离子浓度的含水缓冲液为洗脱剂，如阳离子交换树脂常用乙酸、枸橼酸、磷酸缓冲液，阴离子交换树脂则使用氨水、吡啶等缓冲液。对复杂的多组分则可采用梯度洗脱方法，即有规律的改变溶剂的某些性质，如 pH、离子强度等。如分离生物碱时可用强酸型树脂，以氨水或氨性乙醇溶液洗脱。

3. 被分离成分　被分离成分必须具有一定的离子强度。

常用的离子交换剂除了离子交换树脂外，还有离子交换纤维和离子交换凝胶。这些类型的离子交换剂既具有离子交换性质，又具有分子筛作用，适用于分离水溶性成分，特别是分离纯化蛋白质、多糖等。

（三）操作技术

1. 预处理　离子交换树脂在使用前，均需经过预处理，将所含的可溶性小分子有机物和铁、钙等杂质除去。根据分离试样中离子的性质，按酸→碱→酸的步骤，用适当试剂处理阳离子交换树脂；按碱→酸→碱的步骤，用适当试剂处理阴离子交换树脂，使树脂达到分离要求。

2. 装柱　装柱前先将树脂用蒸馏水充分溶胀，赶尽气泡，然后将溶胀后的树脂加少量水搅拌，连续倒入色谱柱（色谱柱要求耐酸、碱的腐蚀，柱长约为直径的 10～20 倍）中，打开活塞，缓缓放出水液，使树脂均匀下沉。

3. 上样　将试样溶液通过离子交换树脂柱进行交换。试样的用量由所选择树脂的交换容量来决定。将试样溶于适当溶液中配成浓度较稀的试样液（对离子交换剂的选择性大，利于分离），按柱色谱上样的操作将试样液加入柱内。

4. 洗脱　交换后的树脂，再选择适当溶剂洗脱，洗脱的原则是选择比已交换的离子更活泼的离子溶液把交换的离子替换下来。当试样溶液流经离子交换树脂柱时，溶液中的离子与树脂上的解离性基团进行交换，被吸附于树脂上，至试样溶液流出后，随着洗脱剂的移动，试样的离子成分在柱上反复进行着交换→洗脱→再交换→再洗脱的过程，从而使交换能力不同的离子化合物按先后顺序流出。

5. 收集　分段定量收集洗脱液，定性检查合并含有单一成分化合物的洗脱液，再进一步精制。

6. 再生　树脂的再生是指离子交换树脂在使用后失去交换能力，通过处理恢复交换能力的过程。

离子交换色谱是 20 世纪 70 年代发展起来的一种新的分析技术。主要用于能产生离子的成分如氨基酸、肽类、生物碱、有机酸、酚类等的分离，广泛应用于医药、环保（如水质的测定）、食品等多种行业。如用阳离子交换树脂分离去除生物碱酸水液中非生物碱部分等。

四、凝胶色谱技术

凝胶色谱又称为分子排阻色谱、凝胶滤过色谱、分子筛色谱、凝胶渗透色谱等，是一种以多孔凝胶为固定相分离大小不同成分的液相柱色谱技术。在中药化学成分研究中，主要用于分离蛋白质、酶、多肽、氨基酸、多糖、苷类、甾体以及某些黄酮、生物碱等。因其具有设备简单、操作方便、结果准确、凝胶可反复使用等优点，成为中药化学和生物化学等研究中的常规分离分析方法。

（一）基本原理

凝胶色谱是利用分子筛的原理进行分离的。因凝胶颗粒具有三维的网状结构，在水中可膨胀并有许多一定大小的网眼。当溶液通过凝胶颗粒时，溶液中分子直径小于网眼的成分可进入凝胶颗粒内部，而分子直径大于网眼的成分则被排阻在凝胶颗粒之外，按分子由大到小的顺序流出，见图 2-20。

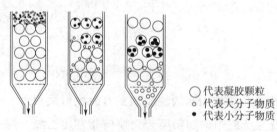

○代表凝胶颗粒
○代表大分子物质
●代表小分子物质

图 2-20　凝胶色谱原理图

（二）构成要素

凝胶色谱的基本构成要素有葡聚糖凝胶、洗脱剂以及被分离成分。

1. 葡聚糖凝胶 是多孔凝胶（G），主要有葡聚糖凝胶（Sephadex G）和羟丙基葡聚糖凝胶（Sephadex LH-20）。后者为 G-25 经羟基化处理得到的产物。其中最常用的是葡聚糖凝胶。

（1）**结构** 葡聚糖凝胶也称交联葡聚糖凝胶，是由葡聚糖和甘油基通过醚桥相互交联而成的多孔性网状结构，其结构式如下：

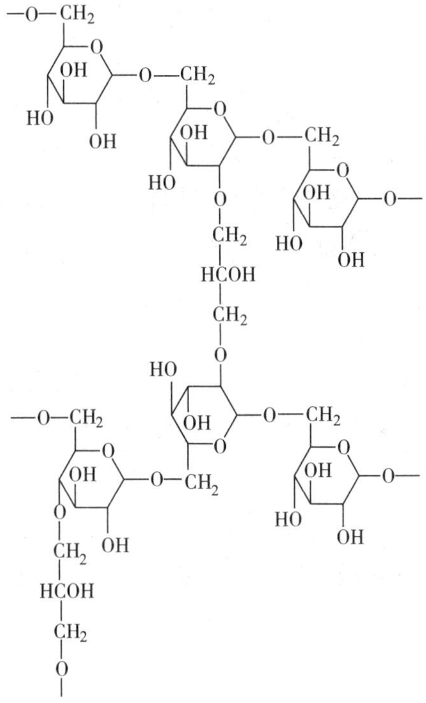

（2）**性质** 葡聚糖分子内含有大量羟基而具有极性，在水中即膨胀成凝胶粒子，是一种水不溶性的白色球状颗粒，由于醚键的不活泼性，因而具有较高的稳定性，不溶于水和盐溶液，在碱性和弱酸性溶液中性质稳定，但在酸性溶液中高温加热能促使糖苷键水解，和氧化剂接触会分解，长期不用宜加防腐剂。

（3）**型号** 葡聚糖凝胶的商品型号用吸水量（干凝胶每 1g 吸水量×10）来表示。如 Sephadex G-25，表示每克干凝胶的吸水量为 2.5ml。G 型凝胶用于洗脱剂为水的色谱分离，商品型号有 G-10、G-15、G-25、G-50 等。另外，羟丙基葡聚糖凝胶分子中引入了亲脂性基团，除了能在水中溶胀外，也能在许多有机溶剂如醇、甲酰胺、丙酮等溶剂中溶胀，并在 pH > 2 的无氧化剂溶液中呈稳定状态。Sephadex LH-20 可用于分离多种化学成分，如黄酮、生物碱、有机酸、香豆素类等。Sephadex LH 型凝胶应用范围广泛，在极性、亲水性和亲脂性洗脱剂中均可应用。

2. 洗脱剂 洗脱剂必须是能够溶解试样的溶剂；不能破坏凝胶的稳定性；能润湿凝胶使其膨胀；黏度要低，能保持一定的流动性。常用的极性溶剂有水、各种水溶液或不同比例的甲醇-水等；亲脂性溶剂有三氯甲烷、四氢呋喃、甲苯或不同比例的混合溶剂等。分离水溶性试样选择极性溶剂，分离脂溶性成分选择亲脂性溶剂。凝胶色谱一般按选用洗脱剂的不同分为两类：以水溶液为流动相的称为凝胶滤过色谱（GFC）；以有机溶剂为流动相的称为凝胶渗透色谱（GPC）。

（三）**操作技术**

1. 预处理 将干凝胶用选好的溶剂充分浸泡膨胀后备用。

2. 装柱 采用湿法装柱，选择合适类型的凝胶经预处理装入柱中后，放出溶剂，使凝胶沉集，柱床稳定，并始终保持一定的液面。

3. 上样 把样品溶于选好的溶剂中，用滴管沿柱壁缓缓加入凝胶上端。

4. 洗脱 根据被分离成分性质的不同，选择不同洗脱剂。如固定相为 Sephadex LH-20 的凝胶色谱，洗脱剂可选用有机溶剂，如甲醇、三氯甲烷－甲醇（1∶1）等。适当控制洗脱的速度，若凝胶颗粒细或交联度大，则流速可稍快。

5. 收集 洗脱液等体积收集，每一流份经薄层色谱检测后，合并相同组份，再做进一步处理。

6. 再生 凝胶经多次使用后，分离能力减弱，需进行再生处理。即在 50℃ 左右用含 2% 氢氧化钠和 4% 氯化钠的混合液浸泡，再用水洗净，使其再生。

凝胶色谱不仅在分离大分子化合物方面应用广泛，在分离小分子化合物或其他如脱盐、除热源及粗略测定高分子物质的分子量等方面均可应用。如用凝胶色谱分离多糖，先选用孔隙小的凝胶如 G-25、G-50 等，脱去无机盐及其他小分子化合物，再选用孔隙大的凝胶如 G-150、G-200 等分离大分子多糖类，洗脱液为各种浓度的盐溶液及缓冲液。

五、大孔吸附树脂色谱技术

大孔吸附树脂（macro-reticular resine）是继离子交换树脂之后发展起来的一类新型分离介质。是以大孔吸附树脂为吸附剂，结合分子筛原理分离的一种柱色谱技术。

（一）基本原理

大孔吸附树脂色谱分离原理是吸附性和分子筛原理相结合。吸附性主要来源于范德华引力和氢键作用力；分子筛来源于大孔树脂的多孔性结构产生的渗透和滤过作用。被分离的成分根据其分子大小的不同和吸附力的差异而分离。

（二）构成要素

大孔吸附树脂色谱的构成要素有大孔树脂、洗脱剂及被分离成分。

1. 大孔吸附树脂 是一种不含交换基团，具有大孔网状结构的固体高分子吸附剂，不溶于水、酸、碱及有机溶剂。根据其骨架材料连接的功能基团，可分为非极性、中等极性和极性三类，每一类又根据孔径、比表面积、性质及构成等不同分为多种型号，应用时需根据具体情况加以选择。

通常根据被分离成分的极性和分子大小来选择具有不同极性大小的大孔吸附树脂，以及决定大孔吸附树脂膨胀体积大小不同的溶剂。如分离大分子的物质选择能使大孔吸附树脂膨胀体积大的溶剂；反之，选用使其膨胀体积小的溶剂。

2. 洗脱剂 常用的洗脱剂有甲醇、乙醇、丙酮、乙酸乙酯等。非极性大孔吸附树脂选择洗脱剂的极性越小，洗脱能力越强；极性大孔吸附树脂选择洗脱剂的极性越大，洗脱能力越强。

3. 被分离成分 一般来说，极性大的化合物和分子体积小的化合物在极性大孔吸附树脂上吸附力强，解吸附力弱，洗脱困难；而极性小的化合物和分子体积大的化合物在非极性大孔吸附树脂上吸附力强，解吸附力弱，洗脱困难。

（三）操作技术

1. 预处理 将新购树脂用丙酮加热回流提取以去除杂质，并用水和乙醇浸泡过夜，待用。

2. 装柱 将浸泡过夜的树脂采用湿法装柱，用 95% 的乙醇流洗柱床，至流出液与水混合无白色浑浊为止。再用去离子水洗至无醇味。

3. 上样 将试样溶液加到树脂床上的操作。

4. 洗脱 选择合适的洗脱液进行洗脱。实际工作中，常采用水、浓度由低到高的含水甲（乙）醇溶液依次洗脱。

5. 收集 分段收集洗脱液，将混合物分为若干组分，定性检查，合并同一组分。

6. 再生 当树脂使用一定周期后，其吸附性能降低，此时需要再生处理才可反复利用。再生时用 1mol/L 盐酸和 1mol/L 氢氧化钠溶液顺次浸泡洗涤，最后用蒸馏水洗至中性，浸泡于甲醇或乙醇中贮存，临用前用蒸馏水洗尽醇即可使用。

大孔吸附树脂具有吸附容量大、选择性好、收率高、预处理和再生方便等优点，所以在医药工业及工业废水、废液的净化处理等方面都得到广泛应用。在中药成分研究开发方面，主要用于水溶性成分的分离纯化，尤其是大分子的亲水性成分（如多糖、皂苷等）。在实际应用中，根据被分离成分的特性和树脂的结构和性能，选择合适的树脂及分离条件，达到最佳的分离效果。目前大孔吸附树脂在多糖、皂苷、黄酮、生物碱、三萜类化合物的分离方面都得到了很好的应用。如利用大孔吸附树脂分离甜叶菊苷，甜叶菊苷提取液通过 GDX-101（D 型非极性）树脂床，先用碱液洗，再用水洗，最后用 95% 乙醇洗脱，洗脱液处理后可得结晶。

✎ 练一练2-2

既有吸附作用又有分子筛作用的分离材料是（　　）

A. 硅胶　　　　　　　　B. 聚酰胺　　　　　　　　C. 氧化铝

D. 活性炭　　　　　　　E. 大孔吸附树脂

答案解析

六、高效液相色谱技术

高效液相色谱（high performance liquid chromatography，HPLC）又称高压液相色谱或高速液相色谱，是采用高效填充剂，利用加压手段加大流动相流速的一种高效能液相色谱。

（一）分类

按分离原理不同可分为分配色谱、吸附色谱、离子交换色谱和凝胶色谱等；按固定相和流动相极性不同分为正相色谱和反相色谱；按固定相和流动相的聚集状态不同可分为液 – 固色谱（LSC）和液 – 液色谱（LLC）。

（二）组成

高效液相色谱的基本装置包括有溶剂槽、高压泵、进样器、色谱柱及高灵敏度的检测器、数据处理器等，见图 2–21。

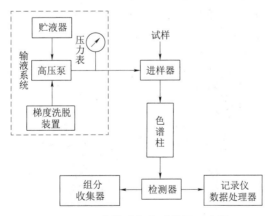

图 2–21 高效液相色谱装置示意图

（三）特点

高效液相色谱具有速度快、效能高、仪器化、试样用量少、不需要气化等优点，样品只需制成溶液即可进样，柱温不需太高，所以对难气化或遇热不稳定的成分及分子量较大的成分均可应用。制备型的高效液相色谱还能用于制备较大量纯度较高的样品，因而在中药化学成分的分离、定性检识和定量分析等方面占有越来越重要的地位。

实训一　两相溶剂萃取法的操作

【实训目的】

1. 掌握两相溶剂萃取法的分离原理。

2. 熟练两相溶剂萃取法的操作及要点。

【实训原理】

两相溶剂萃取法是利用混合物中各种成分在两种互不相溶（或微溶）的溶剂中分配系数的差异而达到分离的目的。

【实训仪器与试剂】

1. 仪器　分液漏斗、烧杯、玻璃棒、铁架台、固定圈。

2. 试剂　水、三氯甲烷、蓝色墨水、对氨基偶氮苯、凡士林。

【实训操作】

1. 检查分液漏斗，是否漏液。

2. 向分液漏斗中加入 50ml 水，滴加 1~2 滴墨水，盖紧上端玻璃塞，同时封闭通气孔，同方向振摇，使溶液混匀。

3. 向烧杯中加入 50ml 三氯甲烷，再加入少许对氨基偶氮苯，搅拌混匀。

4. 将对氨基偶氮苯的三氯甲烷溶液倒入分液漏斗中，关闭上端玻璃塞，同时封闭通气孔，同方向振摇几次，每次振摇后要旋开下端的玻璃塞，将有机溶剂因振摇产生的气体排出，如图 2-22。

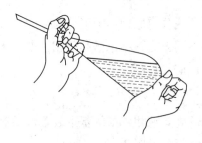

图 2-22　萃取示意图

5. 将分液漏斗竖起，两种溶剂间有明显界面，三氯甲烷层因溶有对氨基偶氮苯而显黄色，水层因溶有墨水而显蓝色。

6. 分液漏斗置铁架台上，打开上端通气孔，打开下端活塞，将三氯甲烷层由下端放出，水层由上端倾出，见图 2-23。

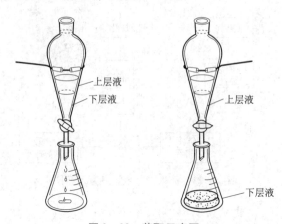

图 2-23　萃取示意图

【实训注意】

1. 分液漏斗使用前要润滑玻璃塞，并检查是否漏液，如有漏液则在玻璃塞处涂布凡士林。
2. 开始萃取振摇时，注意要关闭上端通气孔，然后同方向振摇，边振摇边排气。
3. 静置分层后，先打开通气孔，然后分取上下层液体，下层从下端流出，上层从上端倒出。

【实训思考】

1. 若用下列溶剂（乙醚、三氯甲烷、己烷、苯）萃取水溶液，它们将在上层还是下层？
2. 怎样正确使用分液漏斗？怎样进行萃取操作？

实训二　天然化合物的重结晶和样品的干燥

【实训目的】

1. 掌握重结晶的基本操作方法。
2. 熟练天然化合物的常用干燥方法。

【实训原理】

结晶法是分离纯化固体成分的重要方法之一，利用混合物中各成分在不同温度溶剂中溶解度的不同达到分离的方法。将非结晶状态的固体物质处理成结晶状态的操作称为结晶。若形成的晶体还含有较多的杂质，为粗结晶，还需将其进一步精制成较纯的结晶状物质，此过程称为重结晶。样品在干燥状态下较稳定，易于保存。

酒石酸易溶于水，溶于甲醇、乙醇，微溶于乙醚，不溶于三氯甲烷。

【实训仪器与试药】

1. **仪器**　圆底烧瓶、漏斗、滤纸、表面皿。
2. **试药**　酒石酸、乙醇、水。

【实训操作】

称取酒石酸 0.01g，置于 25ml 圆底烧瓶中加入 10ml 水或乙醇使其溶解。必要时可将混合物加热以溶解。若有固体物质残留，用菊形滤纸过滤，滤液静置，冷至室温，结晶析出。抽滤，收集结晶。将结晶置于表面皿上，干燥，称重。

【实训注意】

1. 利用酒石酸能溶于水或醇，利用结晶法除去水或醇不溶性溶性杂质。
2. 首次结晶后，得到的晶体外形往往较差，需要继续进行重结晶，以得到晶形规则的较纯的晶体。

【实训思考】

1. 结晶过程中有哪些注意事项？
2. 结晶溶剂如何选择？

实训三　薄层色谱和柱色谱的操作技术

【实训目的】

1. 掌握硅胶薄层板的制备方法。

2. 掌握薄层色谱和柱色谱的操作。

【实训原理】

硅胶吸附色谱是根据被分离成分在硅胶上的吸附力不同而得到分离，一般情况下极性较大的成分易被硅胶吸附，极性较弱的成分不易被硅胶吸附。硅胶薄层色谱主要用于化合物的定性、定量检查。硅胶柱色谱主要用于样品的富集。

【实训仪器与试剂】

1. 仪器 玻璃板、色谱柱、乳钵、恒温干燥箱、干燥器、色谱缸、脱脂棉。

2. 试剂 硅胶 H（300 目）、0.5%羧甲基纤维素钠溶液、薄荷油乙醇溶液、薄荷脑的乙醇溶液、石油醚、乙酸乙酯、氧化铝、胡萝卜的石油醚提取液。

【实训操作】

1. 薄层板的制备 取 300 目硅胶 H 细粉 4g，加入 0.5% 羧甲基纤维素钠水溶液 12ml 于乳钵中研磨均匀，随即倾倒于干燥的玻璃板上，均匀涂布成 0.25 ~ 0.5mm 厚度，轻轻振动玻璃板，使薄层表面平整均匀，然后在室温下水平放置，晾干后，于恒温干燥箱 110℃ 下活化 1 ~ 2 小时，冷却后贮于干燥器内备用。

2. 硅胶薄层色谱法——挥发油的检查 取上述已活化好的硅胶 H 薄层板，在距底边 1 ~ 1.5cm 处标记原点，用毛细管将适量的试样（薄荷油及薄荷脑的乙醇溶液）点于原点上，待溶剂挥发后，迅速将薄层板置于密闭的盛有展开剂的展开容器中，上行展开，当展开剂接近薄层的上端时取出，标记溶剂前沿，挥去展开剂，立即喷洒显色剂，必要时可适当加热使其显色，计算各斑点的 R_f 值。选择三种不同的展开剂分别进行展开，比较哪种展开剂分离薄荷油效果最好。

3. 柱色谱法——胡萝卜素的分离 取色谱柱一支，柱底垫一层脱脂棉，装入在空气中自然暴露 2 小时以上的氧化铝（约 30cm 高），使装填均匀、紧密，并在氧化铝表面均匀覆盖一层干净的石英砂，然后用石油醚流洗柱体。干法装柱后，开始上样（胡萝卜的石油醚提取液），然后用石油醚洗脱，可见柱内出现不同的色带，按色带接收洗脱液，回收溶剂。

【实训注意】

1. 进行色谱操作时，试样原点直径不宜超过 0.5cm，斑点以圆而小为佳；展开时起始线不能浸在展开剂中；色谱操作前色谱缸应加入展开剂密闭一段时间，以减少拖尾。

2. 羧甲基纤维素钠溶液常用的浓度一般为 0.5% ~ 1%。硬板的铺制过程要迅速，以防硬化难以铺匀。

3. 进行柱色谱操作时注意装柱要均匀紧密，否则溶剂洗脱时容易产生断流和裂隙现象，影响分离效果。为提高分离速度，可在柱面覆盖一层石英砂起到助滤作用。石英砂一定要用水和洗脱溶剂处理干净，防止带入色素等杂质干扰分离结果。

【实训思考】

1. 吸附薄层色谱操作过程是什么？

2. 柱色谱的洗脱剂如何选择？

答案解析

目标检测

一、选择题

（一）单项选择题

1. 从中药中提取对热不稳定的成分宜选用（　　）

 A. 渗漉法　　　　　　　B. 煎煮法　　　　　　　C. 连续回流提取法

 D. 回流法　　　　　　　E. 蒸馏法

2. 结晶法的关键是（　　）

 A. 溶剂的温度　　　　　B. 结晶的形状　　　　　C. 溶剂的选择

 D. 结晶的熔点　　　　　E. 结晶的颜色

3. 提取时间长受热稳定的脂溶性成分，可选用（　　）

 A. 煎煮法　　　　　　　B. 连续回流提取法　　　C. 浸渍法

 D. 渗漉法　　　　　　　E. 水蒸气蒸馏法

4. 分离原理是分子筛的色谱是（　　）

 A. 离子交换色谱　　　　B. 凝胶色谱　　　　　　C. 大孔吸附树脂

 D. 硅胶色谱　　　　　　E. 聚酰胺色谱

5. 从中药的水提液中萃取出有效成分时，不能使用的溶剂是（　　）

 A. 丙酮　　　　　　　　B. 乙醚　　　　　　　　C. 三氯甲烷

 D. 乙酸乙酯　　　　　　E. 正丁醇

6. 溶剂极性由小到大的是（　　）

 A. 石油醚、乙醚、乙酸乙酯

 B. 石油醚、丙酮、乙酸乙酯

 C. 石油醚、乙酸乙酯、三氯甲烷

 D. 三氯甲烷、乙酸乙酯、石油醚

 E. 苯、乙酸乙酯、三氯甲烷

7. 两相溶剂萃取法的原理是利用混合物中各成分在两相溶剂中的（　　）

 A. 比重不同　　　　　　B. 分配系数不同　　　　C. 分离系数不同

 D. 分离因子不同　　　　E. 萃取常数不同

8. 利用较少溶剂提取有效成分，提取较为完全的方法是（　　）

 A. 连续回流提取法　　　B. 回流提取法　　　　　C. 煎煮法

 D. 透析法　　　　　　　E. 浸渍法

9. 正相分配色谱常以（　　）为固定相。

 A. 水　　　　　　　　　B. 乙醚　　　　　　　　C. 石油醚

 D. 苯　　　　　　　　　E. 乙酸乙酯

10. 聚酰胺色谱分离的原理是（　　）

  A. 极性吸附原理　　　B. 分配原理　　　　　　C. 氢键吸附原理

  D. 分子筛原理　　　　E. 透析原理

（二）多项选择题

11. 从中药中提取对热不稳定的成分可采用（　　）

  A. 回流法   B. 渗漉法   C. 浸渍法

  D. 煎煮法   E. 超临界流体萃取法

12. 常用的吸附剂包括（   ）

  A. 活性炭   B. 氧化铝   C. 聚酰胺

  D. 葡聚糖凝胶   E. 硅胶

13. 能用 pH 梯度萃取法进行分离的植物成分有（   ）

  A. 蒽醌类   B. 黄酮类   C. 生物碱类

  D. 糖类   E. 无机盐

14. 可被醇沉法沉淀的是（   ）

  A. 淀粉   B. 蛋白质   C. 多糖

  D. 树脂   E. 黏液质

15. 超临界流体萃取法中的夹带剂包括（   ）

  A. 甲醇   B. 乙醇   C. 乙酸乙酯

  D. 丙酮   E. 正丁醇

二、名词解释

1. 结晶法

2. 超临界流体萃取法

三、问答题

1. 中药中有效成分的常用提取方法有哪些？

2. 薄层色谱法操作过程是怎样的？

（张雷红 李子杰）

书网融合……

   重点回顾   微课   习题

第三章　糖和苷类化合物的提取分离技术

PPT

<table>
<tr><td rowspan="9">学习目标</td><td colspan="2">知识目标：</td></tr>
<tr><td>1. 掌握</td><td>糖和苷类化合物的结构与分类、理化性质及检识；苷的酸水解。</td></tr>
<tr><td>2. 熟悉</td><td>苷的碱催化水解和酶催化水解；苷的提取分离方法。</td></tr>
<tr><td>3. 了解</td><td>糖和苷类化合物的分布及生物活性。</td></tr>
<tr><td colspan="2">技能目标：</td></tr>
<tr><td colspan="2">学会糖和苷类化合物的检识、苷的酸水解操作技术。</td></tr>
<tr><td colspan="2">素质目标：</td></tr>
<tr><td colspan="2">具备科学严谨的作风；独立思考的能力；树立药品质量安全意识及开拓创新的精神。</td></tr>
</table>

📖 导学情景

情景描述： 据说李时珍小时候，突患病，久治不愈，方圆百里的名医都束手无策，认为已无药可救。有一天，村子里来了一位道士，让李时珍服用黄芩，半月之后，李时珍身热全退，痰多咳嗽的症状消失，身体逐渐恢复了健康。李时珍深感中医的神奇，便跟随道人刻苦钻研医学，读遍历代医书，踏遍高山大川研究中药，最终成为明代伟大的医学家和药物学家。

情景分析： 黄芩是清上焦热的要药，是一味常用的清热解毒药，其味苦、性寒，有清热燥湿、泻火解毒、止血、安胎等功效。主治温热病、上呼吸道感染、肺热咳嗽、湿热黄胆、肺炎、痢疾、咳血、目赤、胎动不安、高血压、痈肿疔疮等症。临床研究表明，黄芩具有较强的抗菌活性，而且不产生抗药性。黄芩炮制方法常采用煎煮或蒸的方法。

讨论： 黄芩的有效成分是什么？炮制黄芩为什么常采用水煮或蒸的方法？

学前导语： 黄芩中主要有效成分为黄芩苷，属于黄酮苷类化合物，那么何为苷类化合物？结构特点、性质如何？

糖类（saccharides）亦称碳水化合物（carbohydrates），是多羟基醛或多羟基酮及其衍生物、聚合物的总称。糖类是植物光合作用的初生产物，是植物细胞生命活动不可缺少的营养物质和支撑物质，是构成生物机体的重要基础物质之一，也是提供动物生理活动以及运动所需的能量来源。糖及其衍生物是天然药物中重要生物活性成分之一，如人参、黄芪、党参、枸杞、灵芝、香菇等含大量的糖类，多具有抗肿瘤、抗衰老、保护肝肾、调节机体免疫力、治疗心血管疾病等生物活性。糖在中药材中分布十分广泛，占植物干重的80%～90%。

苷类（glycosides）又称配糖体，是由糖或糖的衍生物与另一非糖物质通过糖的端基碳原子连接而成的一类化合物，其中非糖部分称苷元（genin）或配糖基（aglycone）。植物体中糖是普遍存在的一类化合物，与之共存的各类型中药化学成分均可作为苷元与糖结合成苷，所以苷类化合物在自然界分布广泛。苷类化合物具有多种生物活性，如芍药苷具有解痉镇痛、抗炎、对抗急性心肌缺血等作用，人参皂苷具有防癌治癌、保肝养肝、治疗老年痴呆等作用。

第一节 糖和苷类化合物的结构与分类

一、糖的结构与分类

糖类可根据含单糖的数量分为单糖（monosaccharide）、低聚糖（oligosaccharide）和多糖（polysaccharide）。

（一）单糖

单糖是组成糖类及其衍生物的基本单位，也是不能再水解的最简单的糖。自然界中已发现的天然单糖有200余种，从三碳糖到八碳糖都有，其中以五碳（戊）糖、六碳（己）糖多见。大多数单糖在生物体内呈结合状态，仅葡萄糖和果糖等少数单糖呈游离状态存在。此外，天然药物中还含有多种糖的衍生物，如糖醛酸、糖醇、氨基糖、2,6-去氧糖等。

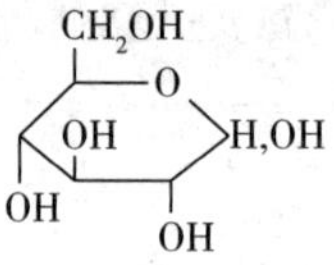

D-葡萄糖
(D-glucose, glc)

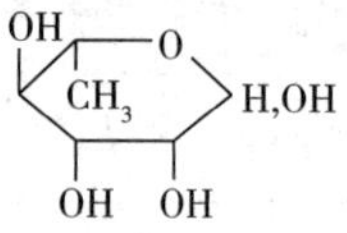

L-鼠李糖
(L-rhamnose, rha)

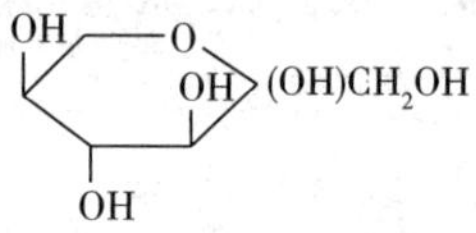

L-山梨糖
(L-sorbose, sor)

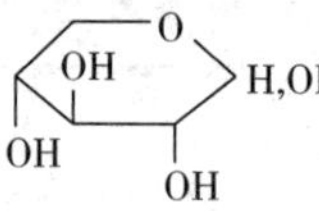

D-木糖
(D-xylose, xyl)

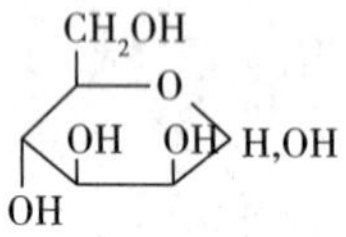

D-甘露糖
(D-mannose, man)

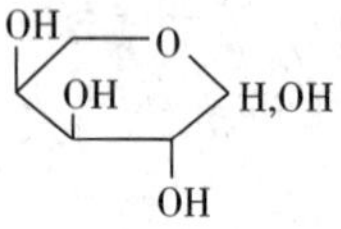

L-阿拉伯糖
(L-arabinose, ara)

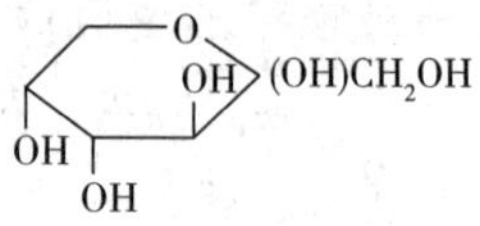

D-果糖
(D-fructose, fru)

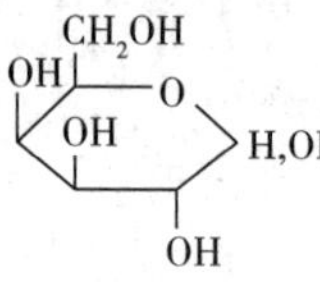

D-半乳糖
(D-galactose, gal)

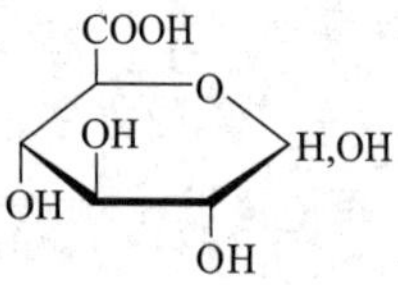

D-葡萄糖醛酸
(D-glucuronic acid)

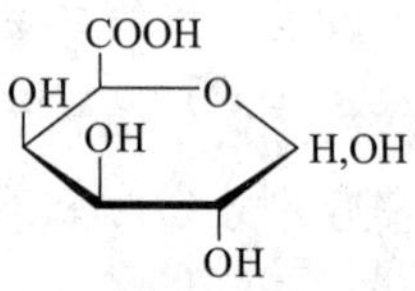

D-半乳糖醛酸
(D-galacturonic acid)

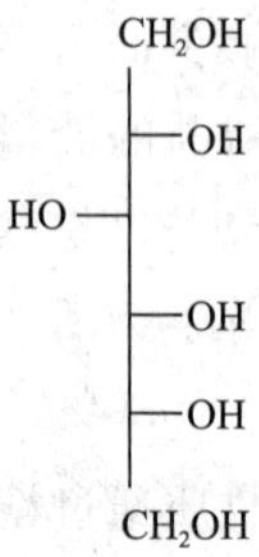

D-甘露醇
(D-mannitol)

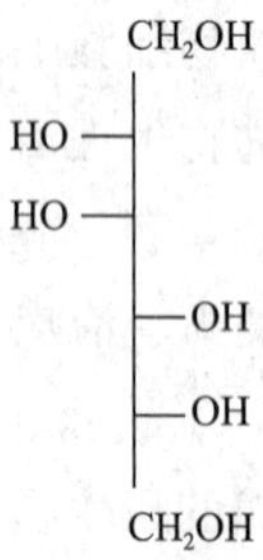

D-山梨醇
(D-sorbitol)

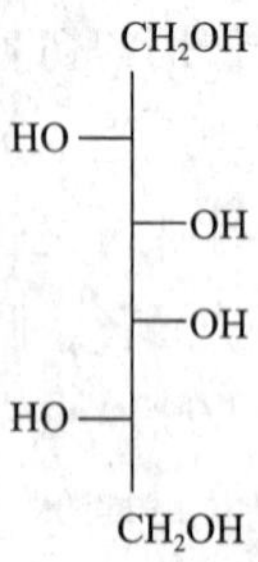

L-卫矛醇
(L-dulcitol)

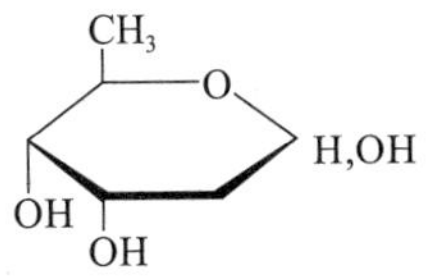

D-洋地黄毒糖
（D-digitoxose）

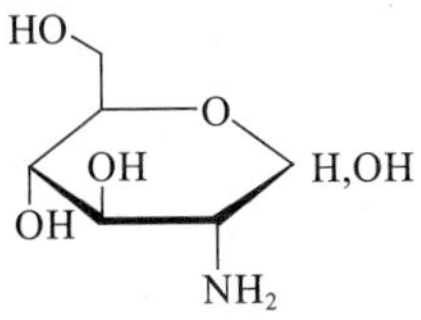

2-氨基-2-去氧-D-葡萄糖
（2-amino-2-deoxygen-D-glucose）

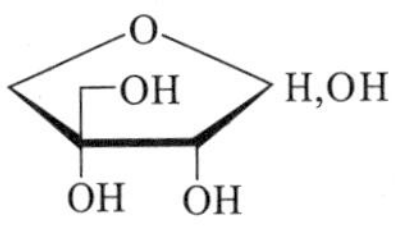

D-芹糖
（D-apiose，Api）

（二）低聚糖

低聚糖又称寡糖，由 2~9 个单糖基通过苷键聚合而成。根据是否含有游离的醛基或酮基，可分为还原性低聚糖与非还原性低聚糖。天然存在的低聚糖多数由 2~4 个单糖组成。根据含有单糖基的数目可分为二糖、三糖、四糖等，自然界的低聚糖主要为二糖和三糖，如芸香糖（rutinose）、槐糖（sopho-rose）、麦芽糖（maltose）、蔗糖（sucrose）等。

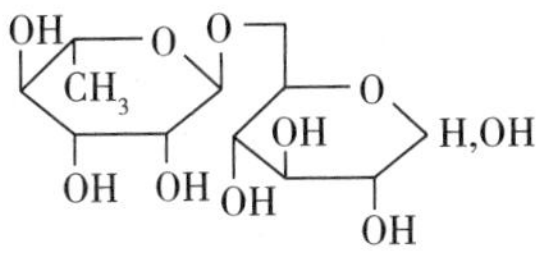

芸香糖

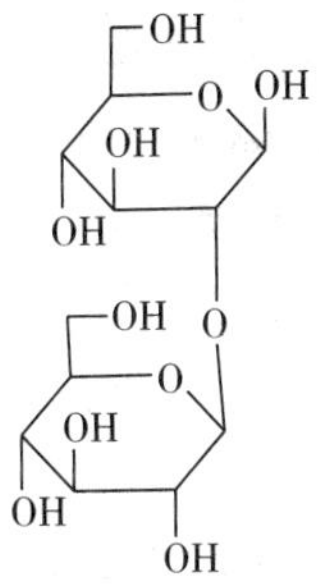

槐糖

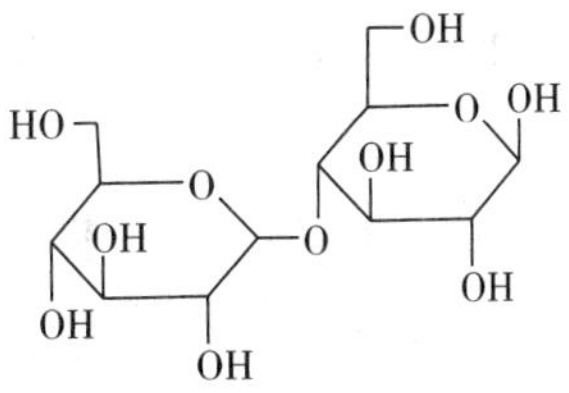

麦芽糖

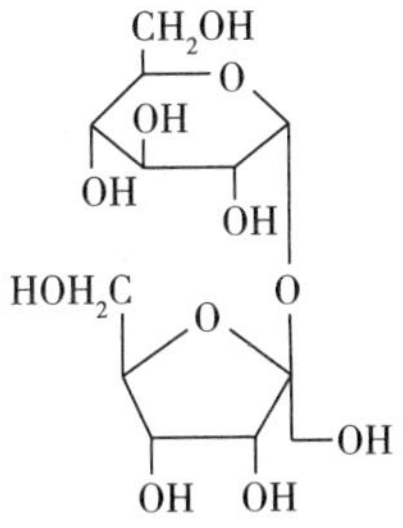

蔗糖

（三）多糖

多聚糖又称多糖，由 10 个以上单糖通过苷键聚合而成，分子量较大，通常由几百个至几千个单糖分子组成。由同一单糖聚合的多糖为均多糖，由两种或两种以上单糖聚合的多糖为杂多糖。多糖大多没有单糖的性质，无甜味，无还原性。根据是否溶于水，可分为水不溶性多糖，如纤维素、甲壳素、半纤维素等，分子呈直糖链型；水溶性多糖，如菊糖、黏液质、果胶等，分子呈支糖链型。

许多植物多糖具有生物活性，具有免疫调节、抗肿瘤、降血糖、降血脂、抗菌、抗病毒、保护肝脏等作用。

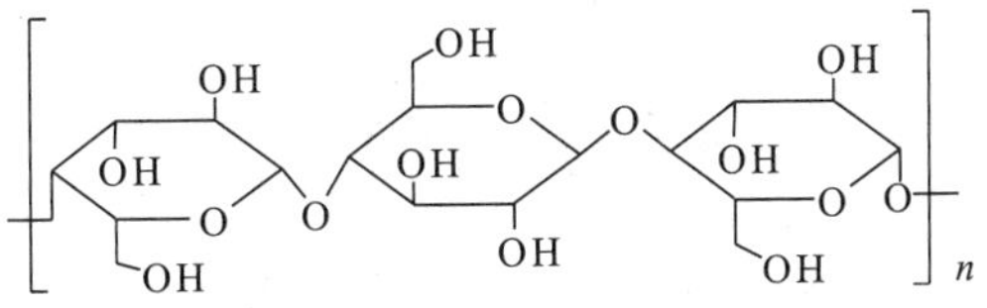

纤维素

二、苷的结构与分类 微课3

苷类化合物是由糖和糖的衍生物与非糖物质（苷元或配基）通过糖的半缩醛羟基脱水形成的一类化合物，在植物界分布广泛，尤以高等植物分布最多。苷类种类繁多，结构不一，其药用价值也多种多样，如在心血管系统、消化系统以及抗肿瘤等方面都有不同的药用价值。

（一）苷的结构

苷类化合物中非糖部分称苷元，苷元与糖之间连接的化学键称苷键，苷键上的原子称苷键原子。常见的苷键原子有 O、S、N、C 四种，其中 O 原子居多。

（二）苷的分类

根据苷在生物体内是原生的还是次生的，可将苷分为原生苷和次生苷（从原生苷中脱掉一个以上单糖的苷称为次生苷或次级苷。根据苷中含有的单糖基的个数，可将苷分为单糖苷、双糖苷、三糖苷等。根据苷元上与糖连接位置的数目，可将苷分为单糖链苷、双糖链苷等。根据苷元化学结构的类型，可将苷分为黄酮苷、蒽醌苷、苯丙素苷等。根据苷的某些特殊性质或生理活性，可将苷分为皂苷、强心苷等。最常见苷的分类方法是根据苷键原子的不同分为氧苷、氮苷、硫苷、碳苷，其中氧苷最多。

1. 氧苷（O-苷） 苷元通过氧原子和糖连接而成的苷称为氧苷。氧苷是数量最多（占苷类的90%以上）、最常见的苷类。根据形成苷键的苷元羟基类型不同，又分为醇苷、酚苷、酯苷、氰苷和吲哚苷。

（1）醇苷 通过苷元上的醇羟基与糖或糖的衍生物的半缩醛或半缩酮羟基脱去一分子水缩合而成的化合物称为醇苷。如红景天中具有抗疲劳、抗衰老、免疫调节等作用的红景天苷（rhodioloside），毛茛中具有杀虫、抗菌作用的毛茛苷（ranunculin）。近年来发现的环苷类化合物也属于醇苷，如从海星中分离得到的一种环苷，是由三个单糖与甾体 C_3、C_6 位结合而成的。

红景天苷　　　　　　　　　　　毛茛苷

（2）酚苷 通过苷元的酚羟基与糖或糖的衍生物的半缩醛或半缩酮羟基脱去一分子水缩合而成的化合物称为酚苷。中药有效成分中苯酚苷、蒽醌苷、黄酮苷、香豆素苷等多为酚苷。如天麻中具有镇静作用的天麻苷（gastrodia）；丹皮中的丹皮苷（paeonoside），其苷元丹皮酚（paeonol）具有抗菌、镇痛等作用，临床用于皮肤瘙痒、过敏性皮炎、湿疹；红花中能显著提高耐缺氧能力、对缺血缺氧性脑病有保护作用的红花苷（carthamin）等。

天麻苷　　　　　　　丹皮苷　　　　　　　　红花苷

（3）酯苷 通过苷元上的羧基与糖或糖的衍生物的半缩醛或半缩酮羟基脱去一分子水缩合而成的化合物称为酯苷。所形成的酯苷既有缩醛性质又有酯的性质，易被稀酸和稀碱水解。如山慈菇苷 A 和 B（tuliposide A、B）均具有抗霉菌活性，但两者性质不稳定，易被水解，水解后苷元立即环合生成山慈菇内酯（tulipalin），从而失去抗霉菌活性。

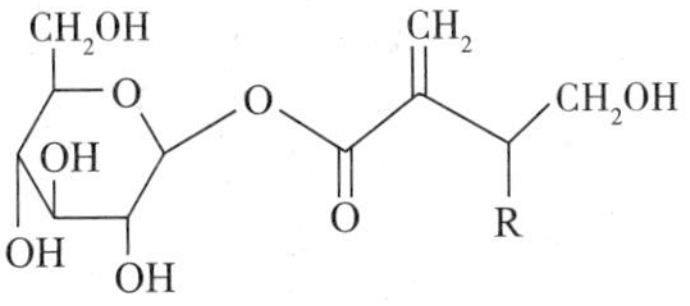

山慈菇苷A　R＝H
山慈菇苷B　R＝OH

（4）氰苷　是一类具有 α-羟腈的苷。该类苷多数易溶于水，不易结晶，易水解，尤其是在酸或酶的催化下更易水解。生成的苷元 α-羟腈很不稳定，很快分解成醛或酮和氢氰酸。氢氰酸具有止咳作用，但会引起人和动物的中毒。如中药苦杏仁中具有镇咳作用的苦杏仁苷（amygdalin）。桃仁具有活血祛瘀、润肠通便、止咳平喘之功效，桃仁中含有氰苷化合物，其中苦杏仁苷的量为 1.5% ~ 3.0%。《中国药典》以苦杏仁苷为指标成分对桃仁、郁李仁进行含量测定，规定苦杏仁苷的含量不得少于 3.0%。

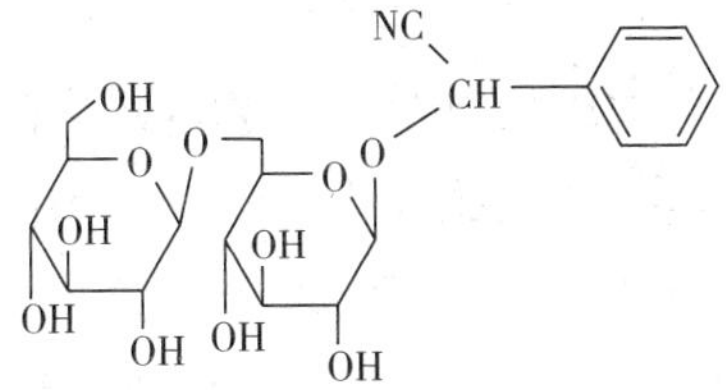

苦杏仁苷

（5）吲哚苷　苷元具有吲哚母核，以苷元吲哚醇中的羟基与糖的半缩醛或半缩酮羟基缩合而成。该类苷在自然界中不常见。如蓼蓝植物大青叶中具有抗病原微生物和内毒素作用的靛苷（indican），即是一种吲哚苷，被水解后生成吲哚醇（indoxyl），进一步被氧化成暗蓝色的靛蓝，具有清热解毒作用的中药青黛就是粗制的靛蓝。

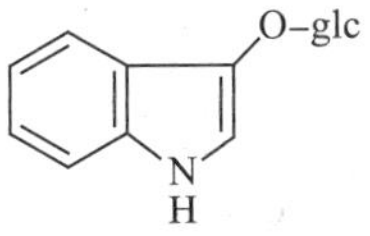

靛苷

2. 硫苷（S-苷）　通过苷元上的巯基（—SH）与糖或糖的衍生物的半缩醛或半缩酮羟基脱去一分子水缩合而成的化合物称硫苷。这类苷数量少，常见于十字花科植物中。如萝卜中的萝卜苷（glugora-phenin），黑芥子中黑芥子苷（sinigrin）。此类苷的苷元性质不稳定，水解后的苷元进一步分解。如煮萝卜时的特殊气味即与含硫苷元的分解有关，芥子苷经酶解后形成的芥子油实际上是异硫氰酸酯类、葡萄糖和硫酸盐的混合物，具有止痛和消炎作用。

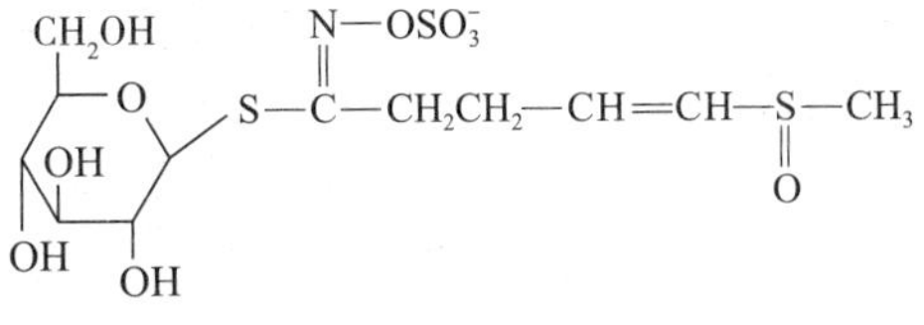

萝卜苷 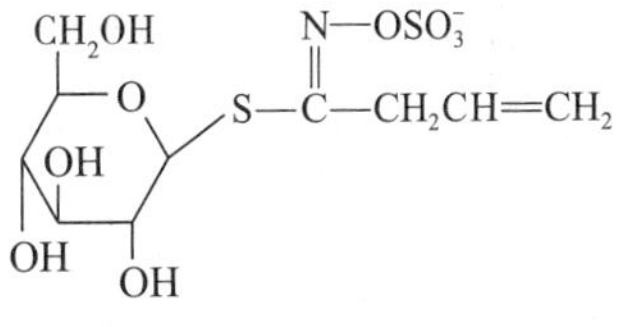　　　　　　　　　　　　　　黑芥子苷

3. 氮苷（N-苷）　通过苷元上的胺基与糖或糖的衍生物的半缩醛（半缩酮）羟基脱去一分子水缩合而成的化合物称为氮苷。如巴豆中具有抗菌作用的巴豆苷（crotonoside），麦角菌科真菌冬虫夏草中分离得到的具有抗肿瘤、抗菌、抗病毒、免疫调节、改善新陈代谢、清除自由基等多种作用的虫草素（cordycepin），以及构成核酸的重要物质，如腺苷（adenosine）、鸟苷（guanosine）、胞苷（cytidine）、尿苷（uridine）等。

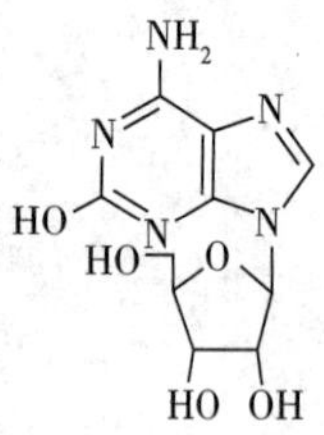

巴豆苷

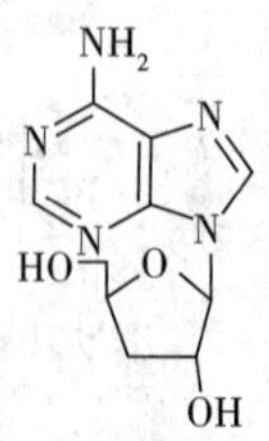

虫草素

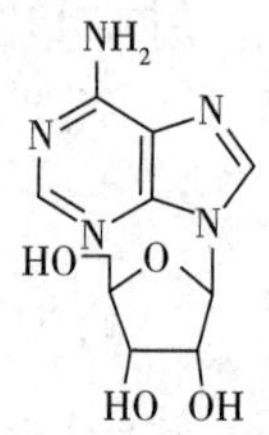

腺苷

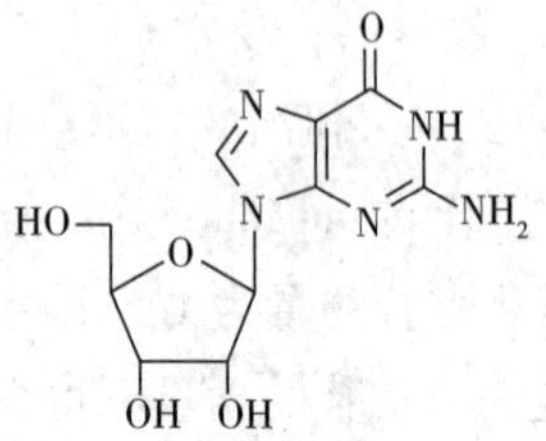

鸟苷

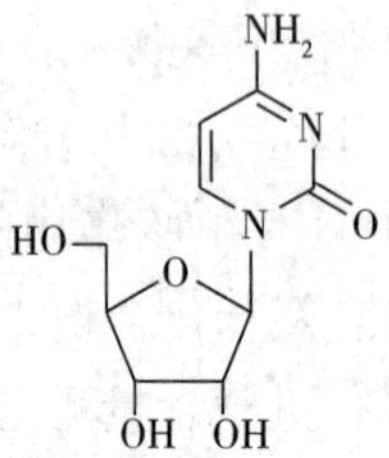

胞苷

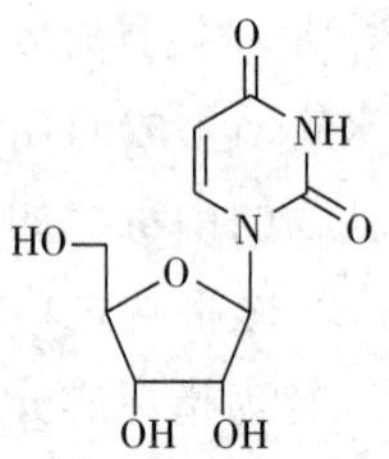

尿苷

4. 碳苷（C-苷） 通过苷元碳上氢与糖或糖的衍生物的半缩醛及半缩酮羟基脱水缩合而成的化合物称为碳苷。组成碳苷的苷元多为黄酮类、蒽醌类化合物，其中以黄酮碳苷最为多见。碳苷类具有水溶性小，难以水解的共同特性。如牡蛎中治疗头晕、盗汗、崩漏、瘰疬等的牡蛎素（oyster element），中药葛根中能扩张血管，改善血液循环，降低心肌耗氧量和抑制癌细胞生长的葛根素（puerarin）。

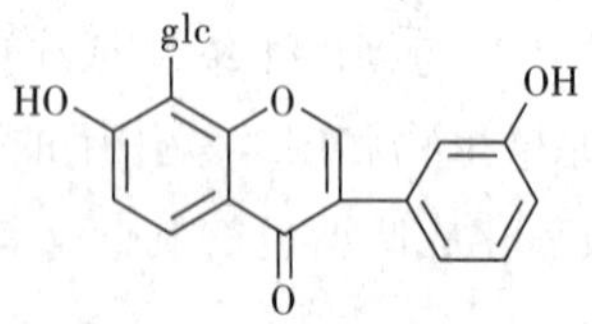

葛根素

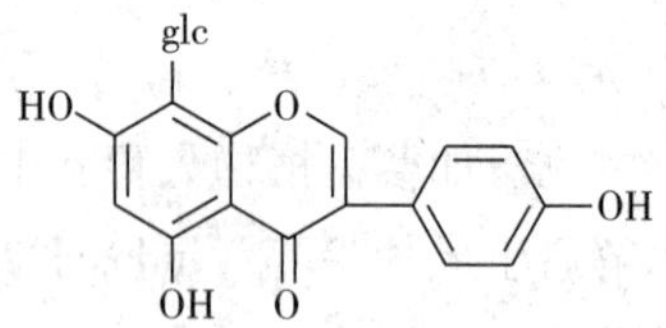

牡蛎素

❤ **药爱生命**

相传，西汉名将霍去病在一次抗击匈奴的战争中，被匈奴围困在一个荒无人烟的地方。时值六月，暑热蒸人，粮草将尽，水源不足，将士们纷纷病倒。许多人小便淋漓不尽，尿赤、尿痛、面部浮肿。面对这一困境，霍将军焦急万分。正在万难之际，将军的马夫忽然发现所有的战马都安然无恙，他将此现象报告给将军。原来，这些战马吃了长在战车前面的一种野草，霍将军立即命令将士们用这种野草煎水喝。将士们喝了汤水后，疾病皆奇迹般的痊愈。霍将军大喜，因为这种草是生长在停放的战车前，所以将这种野草取名为车前草。

车前草为车前科植物车前（*Plantago asiatica* L.）或平车前（*Plantago depressa* Willd.）的干燥全草。夏季采挖，除去泥沙、洗净、切段、干燥。甘、寒，归肝、肾、肺、小肠经。具有清热利尿通淋、祛痰、凉血、解毒的作用。可用于热淋涩痛，水肿尿少，暑湿泄泻，痰热咳嗽，吐血衄血，痈肿疮毒。

第二节　糖和苷类化合物的理化性质

苷类化合物是由糖和苷元组成，由于苷元的结构比较复杂，使苷显示不同的特性，但由于结构中均有糖和苷键的部分，又使苷类成分具有一定的通性。

一、性状

单糖和分子量较小的低聚糖以及大部分糖的衍生物一般为无色或白色晶体，分子量较大的低聚糖较难结晶。糖类物质常在熔融前碳化分解。分子量较小的糖有甜味。多糖常为无色或白色无定形粉末，基本无甜味。

苷类化合物多为固体，含糖基少的苷可形成完好的结晶，含糖基多的苷一般呈无定形粉末，且具有吸湿性。大多数苷类化合物为无色或白色，有些苷具有一定的颜色，如黄酮苷、蒽醌苷等，颜色的深浅取决于苷元结构中共轭系统的情况和助色团的多少。苷类化合物一般无味，但有的苷具苦味、甜味或辛辣味，如龙胆苦苷味苦、甘草皂苷味甜。有些苷类对黏膜有刺激作用，如皂苷、强心苷等。

二、旋光性

单糖均具有旋光性，且多为右旋，个别为左旋。因单糖水溶液一般是环状及开裂式结构共存的平衡体系，故单糖多具有变旋现象，如 β-D-葡萄糖的比旋度是 $+113°$，α-D-葡萄糖的比旋度是 $+19°$，在水溶液中两种构型互相转变，达到平衡时葡萄糖水溶液的比旋度是 $+52.5°$。

苷类均有旋光性，天然苷类化合物多呈左旋，但苷类水解后混合物呈右旋，是由于生成的单糖是右旋结构，同时也多具有还原性。通过比较水解前后旋光性的变化、还原性的有无，初步判断苷类成分的存在。苷类旋光度的大小与苷元和糖的结构以及苷元和糖、糖和糖之间的连接方式均有一定的关系。

三、溶解性

单糖和低聚糖易溶于水，尤其易溶于热水，可溶于稀醇、吡啶和热醇中，不溶于亲脂性有机溶剂。多聚糖一般难溶于水，或溶于热水形成胶体溶液，但随着醇的浓度增加溶解度降低，不溶于有机溶剂。纤维素和甲壳素几乎不溶于任何溶剂。

苷类化合物结构中因含有糖基，具有亲水性，一般可溶于水、甲醇、乙醇、含水正丁醇等亲水性有机溶剂，不溶或难溶于石油醚、苯、三氯甲烷、乙醚等亲脂性有机溶剂。碳苷较为特殊，无论在水或其他溶剂中的溶解度都较小。苷的亲水性大小与糖基数目、苷元性质有关。一般情况下，糖基数目多，苷元上极性基团多则亲水性大，在水中溶解度相应增加。因此当用不同极性溶剂顺次提取时，不同提取液均有发现苷的可能。

苷元部分因结构中不含糖，一般具亲脂性，不溶或难溶于水，可溶于甲醇、乙醇、丙酮，易溶于乙酸乙酯、三氯甲烷、乙醚等。但有些苷元易溶于水，如环烯醚萜苷元易溶于水和甲醇，难溶于三氯甲烷、乙醚和苯等溶剂。

四、显色反应

（一）Molisch 反应

取试样液于试管中，加入 α-萘酚乙醇溶液混合后，沿试管壁滴加浓硫酸使出现两层，两液层交界面处产生紫红色环。其机制是苷类和多糖类遇浓硫酸被水解成单糖，单糖经浓硫酸作用，脱水闭环形成糠醛类化合物，在浓硫酸存在下与 α-萘酚发生酚醛缩合反应，生成紫红色缩合物。该反应是检识糖和苷类的重要反应，还可用于苷和苷元的鉴定。

（二）Fehling 反应

取试样于试管中，加入等量 Fehling（斐林）试剂，水浴加热，如产生砖红色氧化亚铜沉淀，表明供试样品中含有还原糖。

（三）Tollen 反应

取试样于试管中，加入新配置的 Tollen（多伦）试剂，水浴加热，如产生银镜或黑色的银沉淀，表明供试样品中含有还原糖，此反应又称银镜反应，用于还原性糖的检识。

第三节　苷键的裂解

苷键的裂解反应是研究苷类和多糖结构的重要方法。苷键具有缩醛结构，在稀酸和酶的作用下，易被化学或生物方法裂解生成糖和苷元。通过苷键的裂解反应，有助于了解苷元的结构、糖的种类和组成，确定苷元与糖、糖与糖之间连接方式。苷键裂解的方法主要有酸催化水解、碱催化水解、酶催化水解和氧化开裂法。

一、酸催化水解

苷键具有缩醛结构，在稀酸催化下易在水或稀醇中水解。常用的酸有盐酸、硫酸、甲酸、乙酸等。其反应机理为：苷键原子在酸性条件下质子化，苷键断裂，生成苷元和糖的阳碳离子或半椅式的中间体，该中间体在水中溶剂化，再脱去氢离子形成糖分子。以葡萄糖苷的酸水解为例，反应历程如下：

由反应历程可见，苷类酸催化水解难易，与苷键原子的碱度，即苷键原子的电子云密度及其空间环境密切相关。凡有利于苷键原子质子化，则有利于水解。苷类化合物酸水解规律如下：

（一）按苷键原子的不同

酸水解的难易顺序为：C-苷 > S-苷 > O-苷 > N-苷。氮原子电子云密度大，碱度高，最易接受质子，最容易发生酸水解；而碳苷中的碳原子上无共用电子对，不能质子化，故碳苷最难水解。但当氮原子处于酰胺或嘧啶状态时，氮苷也难于水解，因为邻位羰基的吸电子性使氮上电子云密度降低。

（二）按糖的种类不同

1. 呋喃糖苷较吡喃糖苷易水解，水解速率大 50～100 倍。由于五元呋喃环是平面结构，各取代基处于重叠位置，张力较大，酸水解形成的中间体可使张力减少，故有利于水解。

2. 酮糖苷较醛糖苷易水解。酮糖多数为呋喃糖，在端基上又增加一个—CH_2OH 大基团，增加了呋喃环的拥挤状况，从而变得不稳定，使水解较容易。醛糖多为吡喃糖。

3. 吡喃糖苷中，吡喃环 C_5 取代基越大越难水解。不同糖的水解难易顺序为：糖醛酸苷 > 七碳糖苷 > 六碳糖苷 > 甲基五碳糖苷 > 五碳糖苷。

4. 糖结构中吸电子基对苷键原子产生诱导效应，尤其是 C_2 上取代基的吸电子基，对质子的竞争吸引，使苷键原子的电子云密度降低，质子化能力下降，水解速度下降。水解的难易顺序为：2-氨基糖苷 > 2-羟基糖苷 > 6-去氧糖苷 > 2-去氧糖苷 > 2,6-二去氧糖苷。

（三）按苷元结构的不同

芳香族苷因苷元部分有供电子基，水解比脂肪族苷容易，某些酚苷，如蒽醌苷、香豆素苷不用加酸，只需加热即可发生水解。

对于较易水解的苷类化合物，常采用稀酸水解；对于较难水解的苷，常需要增加酸的浓度、延长水解时间，来达到水解的目的。但浓酸水解会引起苷元脱水导致结构发生改变，从而难以获得原苷元。为了防止苷元结构被破坏，通常采用两相水解的方法，即在浓酸水解液中加入一种与水不相互溶的有机溶剂，使水解后的苷元立即转入有机溶剂中，避免苷元长时间与酸接触，从而保护苷元结构。

练一练

下列酸催化水解，最容易发生水解反应的是（　　）

A. 碳苷　　　　　　　B. 氧苷　　　　　　　C. 酚苷

D. 氮苷　　　　　　　E. 硫苷

答案解析

二、碱催化水解

苷键具有缩醛结构，大多数苷类化合物对碱性试剂比较稳定，不易发生碱水解。但酯苷、酚苷、烯醇苷及 β-吸电子基团的苷类易发生碱水解。如藏红花苦苷、山慈菇苷、水杨苷、靛苷等。

三、酶催化水解

酶是一种专属性很强的生物催化剂，水解条件温和，水解过程中可保护糖和苷元结构不变。因为酶的专属性，特定的酶通常只能催化水解特定构型的苷键。如纤维素酶只水解 β-D-葡萄糖苷键；转化糖酶只水解 β-果糖苷键；麦芽糖酶只能水解 α-葡萄糖苷键；苦杏仁酶只能水解 β-葡萄糖苷键；蜗牛酶只水解 β-苷键。所以用酶水解苷键可以获知苷键的构型，还可以保留部分苷键得到次生苷或低聚糖，以便获知苷元与糖、糖与糖的连接方式等信息。对鉴定糖的构型，以及糖与糖之间的连接方式有非常重要的意义。

苷类化合物在天然植物体内常与自身水解酶共存，因此在中药材的加工和提取过程中，必须充分考虑到酶的活性对苷类化合物的影响。随着酶分离纯化手段的提高和酶种类的增多，酶水解在苷类成分的应用前景将更加广阔。

四、氧化裂解法

Smith 降解法是常用的氧化开裂法。Smith 降解法适用于难水解的 C-苷及某些采用酸水解苷元结构易发生改变的苷类（如人参皂苷）。使用 Smith 降解法水解，可以避免采用剧烈的酸水解条件，从而获得完整的苷元。从 Smith 降解法得到的产物，常因糖不同而异，从而可推测糖的类型。

氧化开裂法可分为三步反应：首先在水或稀醇溶液中，用 $NaIO_4$ 在室温条件下将苷分子中糖上的邻二羟基氧化开裂为二元醛；第二步将二元醛用 $NaBH_4$ 还原成相应的二元醇，以防止醛与醇进一步缩合而使水解困难；第三步调节 pH 2 左右，室温放置让其水解。反应如下：

为了避免酸水解对苷元结构的影响，在某些氧苷的结构研究中，采用了 Smith 降解法水解苷键。如在研究远志、人参、柴胡等中药中的皂苷时采用此法。

第四节　糖和苷类化合物的提取与分离

一、提取

（一）糖类化合物的提取

单糖为多羟基衍生物，易溶于水，难溶于低极性的有机溶剂。低聚糖和单糖的物理性质类似。通常提取单糖和低聚糖常用水或稀醇作为提取溶剂。

多糖随着聚合度的增加，性质和单糖相差较大，一般为非晶形，无甜味，难溶于冷水或溶于热水成胶体溶液。如黏液质、树胶、木聚糖、菊糖、肝糖等可溶于热水而不溶于乙醇。酸性多糖、半纤维素可溶于稀碱，碱性多糖（如含有氨基的多糖）可溶于稀酸，而纤维素类则在各种溶剂中均不溶。多糖的提取方法有水提法、酸水提取法、碱提法、酶提取法。

（二）苷类化合物的提取

常采用水或乙醇等溶剂提取。苷类成分因其苷元结构及其连接糖的数量和种类不同，其性质差异较大。具体操作时应充分考虑苷类化合物的共性和个性，结合苷的性质及提取目的综合考虑。由于苷类与水解它的酶共存于同一植物中，在提取过程中还需考虑酶的性质。

提取原生苷时，需要抑制或破坏酶的活性。常采用的方法有：新鲜药材迅速干燥；可在中药加入一定量的无机盐（如碳酸钙、硫酸铵）；也可采用沸水、甲醇或60%以上乙醇提取，同时在提取中尽量避免与酸和碱接触，以免苷键被水解。

提取次生苷时，需要有目的地利用和控制酶、酸或碱的水解。如以水为溶剂，可采取 30～40℃ 发酵处理药材，再根据苷类的极性大小，选择适宜的溶剂提取。

二、分离

（一）糖类化合物的分离

若提取物中单糖或二糖含量很高，可用结晶法分离。但糖混合物一般需要通过色谱法分离。常用活性炭、大孔吸附树脂和纤维素等色谱法进行分离。此外，也可以用硅胶及反相硅胶进行色谱分离。

多糖分离方法很多，主要有大孔吸附树脂色谱法、凝胶滤过色谱法、有机溶剂沉淀法、金属盐络合法等。

（二）苷类化合物的分离

苷类化合物一般极性较大，多为非结晶性固体。苷类提取物往往含有大量杂质，需要除去这些混存的杂质才能进一步分离。纯化方法有溶剂法、色谱法等。溶剂法是先将粗提物溶于甲醇，滴加丙酮或乙醚，使苷类沉淀析出；或者将粗提物溶于水，吸附于大孔树脂柱，先用水洗去无机盐、糖、肽类等水溶性杂质，再以不同浓度的乙醇溶液梯度洗脱可得苷类化合物。苷的分离常选用硅胶、聚酰胺、葡聚糖凝胶等色谱技术。

👁 **看一看**

橙皮苷

陈皮中的橙皮苷具有维持渗透压，增强毛细血管韧性，缩短出血时间，降低胆固醇等作用，常用于心血管系统疾病的治疗，是成药"脉通"的主要原料之一。在食品工业中可用作天然抗氧化剂，也可用于化妆品行业。

橙皮苷的提取方法常用碱溶酸沉法，该方法操作简单、成本低，提取效率高。利用橙皮苷在碱性条件下开环溶解进行提取，酸性条件下闭环沉淀进行分离，提取时加大碱用量，可减少乙醇用量，但碱性不宜过大，否则，橙皮苷易被氧化破坏。

第五节　糖和苷类化合物的检识

一、理化检识

从中药中提取分离得到的苷类化合物，需要经过物理和化学方法鉴定。物理方法鉴定主要根据化合物的形态、颜色、熔点、比旋度等进行鉴定。化学方法可通过颜色反应，如糖苷类可以利用 Molisch 试剂反应有紫红色环出现，Fehling 试剂或 Tollen 试剂来检识还原糖的存在等。

二、色谱检识

（一）纸色谱

糖类极性大，适合用纸色谱进行鉴定，展开剂一般常采用水饱和的有机溶剂，如正丁醇 – 醋酸 – 水（4:1:5 上层，BAW）。R_f 与糖结构中碳原子数、羟基数有关。在单糖中，碳原子少的糖 R_f 比碳原子多的糖大，酮糖比醛糖大，去氧糖则更大。R_f 还与溶剂的含水量有关，因此在配制展开剂时要特别注意。

糖的纸色谱常用的显色剂有：苯胺 – 邻苯二甲酸、硝酸银、3,5-二羟基甲苯 – 盐酸等试剂。

（二）薄层色谱

常用硅胶为吸附剂，极性较大的溶剂系统做展开剂，如正丁醇 – 醋酸 – 水（4:1:5 上层），三氯甲烷 – 甲醇 – 水（65:35:10 下层）。糖的极性大，色谱操作时点样量不宜过大，一般不能大于 $5\mu g$，否则易出现拖尾现象，影响分离效果。对于极性较小的苷类，也常用一定比例的三氯甲烷 – 甲醇、丙酮 – 甲醇等二元溶剂系统。反相硅胶薄层色谱时，常用不同比例的甲醇 – 水、乙腈 – 甲醇 – 水为展开剂。

薄层色谱的显色剂常用苯胺 – 邻苯二甲酸、茴香醛 – 浓硫酸、硝酸银等试剂。

第六节　糖和苷类化合物的应用实例

实例一　苦杏仁中苦杏仁苷的提取分离技术

苦杏仁为蔷薇科植物山杏（*Prunus armeniaca* L. Var. *ansu* Maxim.）、西伯利亚杏（*Prunus sibirica* L.）、东北杏［*Prunus mandshurica*（Maxim.）Koehne］或杏（*Prunus armeniaca* L.）的干燥成熟种子。苦杏仁性

味苦、温，有小毒。具有降气止咳平喘、润肠通便之功效。临床用于咳嗽气喘、胸满痰多、肠燥便秘。

（一）苦杏仁中主要有效成分的结构、理化性质

苦杏仁中主要成分是苦杏仁苷、苦杏仁酶、樱叶酶、油酸等，苦杏仁苷是苦杏仁的镇咳有效成分，其苷元属 α-羟基腈的氰苷，在酶或稀酸条件下水解生成的苷元——α-羟基腈很不稳定，立即分解成醛或酮及氢氰酸，微量氢氰酸具有止咳作用，过量会产生中毒。通过焯法和清炒法炮制，可以破坏酶的活性，起到"杀酶保苷"的作用。《中国药典》采用高效液相色谱法以苦杏仁苷为指标成分对苦杏仁进行含量测定，规定其含量不低于 3.0%。

苦杏仁苷为斜方柱状结晶（水），mp. 200℃（三水化合物），mp. 220℃（无水物），$[\alpha]_D^{20}$ -40°（H_2O）。易溶于水和醇，几乎不溶于乙醚。

苦杏仁苷的水解过程见图 3-1：

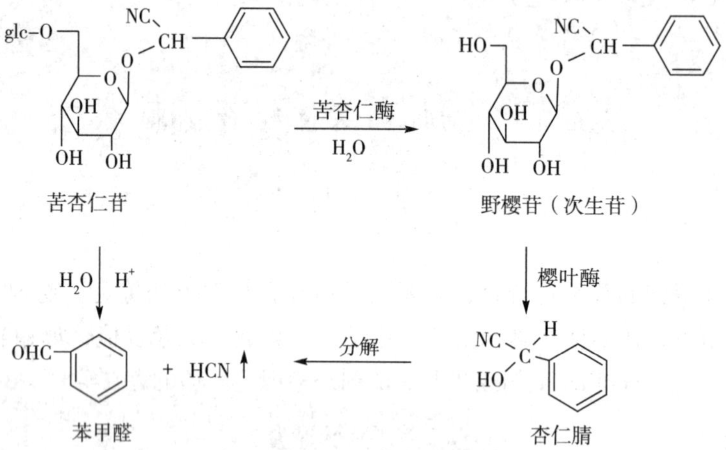

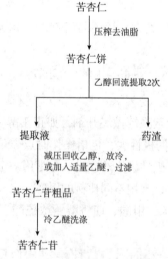

图 3-1 苦杏仁苷水解过程

（二）苦杏仁中苦杏仁苷的提取分离

1. 工艺流程（图 3-2）

苦杏仁
↓ 压榨去油脂
苦杏仁饼
↓ 乙醇回流提取2次
提取液 ———— 药渣
↓ 减压回收乙醇，放冷，或加入适量乙醚，过滤
苦杏仁苷粗品
↓ 冷乙醚洗涤
苦杏仁苷

图 3-2 苦杏仁苷提取分离流程图

2. 流程说明　苦杏仁为种仁类药材，含有丰富的油脂，故提取前采用压榨法去除油脂类成分。根据苦杏仁苷易溶于醇，难溶于乙醚的性质，采用乙醇回流法提取并回收醇后，再加入适量乙醚使之沉淀析出，滤过后再用乙醇洗涤，即得苦杏仁苷。

由于苦杏仁苷易被酸、酶水解，故贮存和运输过程中应注意通风、干燥、杀酶，并避免与酸接触。

实例二　赤芍中赤芍总苷的提取分离技术

赤芍为毛茛科植物芍药（*Paeonia lactiflora* Pall.）或川赤芍（*Paeonia veitchii* Lynch）的干燥根，别名山芍药、草芍药。赤芍味苦、性微寒，入肝经，具有清热凉血、散瘀止痛的作用。用于热入营血、温毒发斑、吐血衄血、目赤肿痛、肝郁胁痛、经闭痛经等症。现代药理研究证明，赤芍具有扩张冠状动脉，增加血流量的作用。可用于治疗冠心病的胸闷、心绞痛、高脂血症等。

（一）赤芍中主要有效成分的结构、理化性质

赤芍中含芍药苷、芍药内酯苷、羟基芍药苷、新芍药苷、苯甲酰芍药苷等，以芍药苷含量最高，总称为赤芍总苷。此外，还含有 β-谷甾醇、鞣质、少量挥发油、苯甲酸、树脂、草酸钙等。《中国药典》规定药材中含芍药苷不得少于 1.8%。

芍药苷为无定形粉末，具有吸湿性。极性偏大，溶于水、甲醇、乙醇。

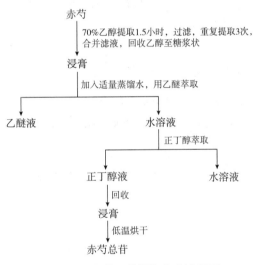

芍药苷

（二）赤芍中赤芍总苷的提取分离

1. 工艺流程（图 3 - 3）

```
                          赤芍
                           │  70%乙醇提取1.5小时，过滤，重复提取3次，
                           │  合并滤液，回收乙醇至糖浆状
                          浸膏
                           │  加入适量蒸馏水，用乙醚萃取
              ┌────────────┴────────────┐
            乙醚液                     水溶液
                                        │  正丁醇萃取
                             ┌──────────┴──────────┐
                          正丁醇液                水溶液
                             │  回收
                           浸膏
                             │  低温烘干
                          赤芍总苷
```

图 3 - 3　赤芍总苷提取分离流程图

2. 流程说明　赤芍总苷以芍药苷为主，苷类成分极性较大，在水和乙醇中易溶解，用 70% 乙醇作为提取溶剂，正丁醇萃取富集，得到含量较高的芍药苷。也可采用大孔吸附树脂法对苷类的进行富集纯化，效果较好。

实例三　麦冬中麦冬多糖的提取分离技术

麦冬为百合科植物［*Ophiopohon japonicus*（L. f）Ker-Gaw L.］的干燥块根。麦冬味甘、微苦、寒，归心、肺、胃经，养阴生津，润肺清心。用于肺燥干咳、阴虚痨嗽、喉痹咽痛、津伤口渴、内热消渴、心烦失眠、肠燥便秘。现代药理研究表明，麦冬具有降血糖、保护心血管系统、增强免疫、抗炎、抗肿瘤、延缓皮肤衰老等作用。

（一）麦冬中主要有效成分的结构、理化性质

麦冬的块根中含多种甾体皂苷，其中麦冬皂苷 A 含量最高，麦冬皂苷 B 次之，此外含多种高异黄酮类化合物。从浙麦冬中还分离鉴定出 5 种黄酮类化合物。另还含多糖、α-广藿香烯、十六烷酸乙酯、齐墩果酸等。

（二）麦冬多糖的提取分离

1. 工艺流程（图 3 - 4）

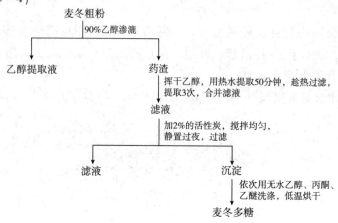

图 3 - 4　麦冬多糖提取分离流程图

2. 流程说明　麦冬多糖易溶于热水，难溶于有机溶剂，故采用热水提取乙醇沉淀的方法得到粗多糖，其中含的植物色素可用活性炭吸附脱色。

实例四　猪苓中猪苓多糖的提取分离技术

猪苓为多孔菌科真菌猪苓 ［*Polyporus umbellatus*（Pers.）Fres］的菌核。猪苓性味甘、平，具有利水渗湿之功效。临床用于小便不利、水肿、泄泻、淋浊、带下等的治疗。

（一）猪苓中主要有效成分的结构、理化性质

猪苓中主要含有麦角甾醇、粗蛋白、苹果酸、维生素 H 及多糖等，水溶性多糖为葡聚糖，名为猪苓多糖（polyporussua bellatus）。

（二）猪苓中猪苓多糖的提取分离

1. 工艺流程（图 3 - 5）

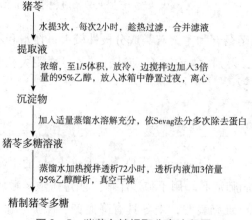

图 3 - 5　猪苓多糖提取分离流程图

2. 流程说明　依据多糖的性质，采用水提醇沉法得到猪苓多糖。其中含蛋白质等杂质，采用鞣酸沉淀法除去，少量的蛋白质采用三氯甲烷－正丁醇反复处理。小分子杂质通过透析法除去，最后醇沉得到猪苓多糖纯品。

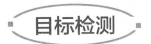

答案解析

一、选择题

（一）单项选择题

1. 最难被酸水解的是（　　）

　　A. 氧苷　　　　　　　　B. 氮苷　　　　　　　　C. 硫苷

　　D. 碳苷　　　　　　　　E. 氰苷

2. 不易溶于水的成分是（　　）

　　A. 葡萄糖　　　　　　　B. 低聚糖　　　　　　　C. 鼠李糖

　　D. 纤维素　　　　　　　E. 盐

3. 在天然界存在的苷多数为（　　）

　　A. 氧苷　　　　　　　　B. 碳苷　　　　　　　　C. 硫苷

　　D. 氰苷　　　　　　　　E. 氮苷

4. 提取苷类成分时，为抑制或破坏酶常加入一定量的（　　）

　　A. 水　　　　　　　　　B. 石油醚　　　　　　　C. 碳酸钙

　　D. 苯　　　　　　　　　E. 醋酸铅

5. 提取药材中的原生苷，除了采用沸水提取外，还可选用（　　）

　　A. 乙醇　　　　　　　　B. 三氯甲烷　　　　　　C. 乙醚

　　D. 冷水　　　　　　　　E. 酸水

6. 酶的专属性很高，可使 α-葡萄糖苷水解的酶是（　　）

　　A. 麦芽糖酶　　　　　　B. 转化糖酶　　　　　　C. 纤维素酶

　　D. 芥子苷酶　　　　　　E. 以上均可以

7. 下列有关苷键酸水解的论述，错误的是（　　）

　　A. 呋喃糖苷比吡喃糖苷易水解　　　　　B. 醛糖苷比酮糖苷易水解

　　C. 去氧糖苷比羟基糖苷易水解　　　　　D. 氮苷比硫苷易水解

　　E. 碳苷比氧苷易水解

8. 下列哪项不属于多糖（　　）

　　A. 树胶　　　　　　　　B. 粘液质　　　　　　　C. 蛋白质

　　D. 纤维素　　　　　　　E. 果胶

9. 苦杏仁苷属于下列何种苷类（　　）

　　A. 醇苷　　　　　　　　B. 硫苷　　　　　　　　C. 氮苷

　　D. 碳苷　　　　　　　　E. 氰苷

10. 关于苷类化合物，描述不正确的是（　　）

　　　A. 碳苷最不容易水解

　　　B. 苷元易溶于乙酸乙酯、三氯甲烷等溶剂

C. 苷类易溶于水、乙醇等机性大的溶剂

D. 碳苷在水中的溶解度较小

E. 碳苷在有机溶剂中的溶解度较好

（二）多选题

11. 糖类可根据含单糖的数量分为（　　）

    A. 单糖　　　　　　　　　B. 低聚糖　　　　　　　　C. 多糖

    D. 树胶　　　　　　　　　E. 黏液质

12. 可用于还原糖显色反应的是（　　）

    A. Molish 反应　　　　　　B. Fehling 反应　　　　　　C. Smith 降解反应

    D. Tollen 反应　　　　　　E. 碱液反应

13. 下列苷类属于氧苷的是（　　）

    A. 醇苷　　　　　　　　　B. 酯苷　　　　　　　　　C. 硫苷

    D. 酚苷　　　　　　　　　E. 氮苷

14. 下列苷类能用碱水解的苷是（　　）

    A. 酯苷　　　　　　　　　B. 酚苷　　　　　　　　　C. 碳苷

    D. 醇苷　　　　　　　　　E. 苷键具有有羟基共轭的烯醇结构

15. 苷的裂解包括（　　）

    A. 酸水解　　　　　　　　B. 碱水解　　　　　　　　C. 酶水解

    D. 氧化裂解　　　　　　　E. 以上均不是

二、简答题

1. 根据苷键原子不同可以将苷分为哪几类？

2. 酸催化水解的原理是什么？酸水解规律是怎样的？

（田仁君）

书网融合……

      重点回顾　　　　　　　　　　微课　　　　　　　　　　习题

第四章　黄酮类化合物的提取分离技术

<table>
<tr><td rowspan="1">学习目标</td><td>

知识目标：

1. **掌握** 黄酮类化合物的结构特点、理化性质、提取分离及检识。
2. **熟悉** 黄酮类化合物的结构与分类；常用含黄酮类中药的质量控制成分。
3. **了解** 黄酮类化合物的生物活性、分布及应用。

技能目标：

学会中药中黄酮类化合物的提取分离及检识技术。

素质目标：

具备科学严谨的作风；独立思考的能力；树立药品质量安全意识及开拓创新的精神。

</td></tr>
</table>

导学情景

情景描述： 心血管疾病是指由于心脏及血管病变而引起的一系列疾病，包括心脏病、高血压、高脂血症等，是造成死亡的主要原因之一。每年夺走 1200 万人的生命，接近世界人口总死亡数的 1/4，成为人类健康的头号杀手。自然界中能够治疗和预防心脑血管疾病的中药较多，其中银杏被广泛用于此类疾病的治疗。银杏的皮、根、叶、果仁都有不同的医疗价值，其中银杏叶医疗价值最高，被称为西方草药之冠。以银杏叶制成的舒血宁片含有黄酮和双黄酮类，用于冠心病、心绞痛的治疗。

情景分析： 银杏叶具有活血、化瘀、通络的功能，用于人体淤血阻络导致的心痛、胸痹、中风、半身不遂、失语，以及冠心病导致的心绞痛、脑梗死等。

讨论： 请问银杏叶治疗冠心病的主要有效成分是什么？属于何种类型化合物？

学前导语： 中药银杏叶含有多种活性物质，其中银杏素为其主要有效成分之一，银杏素为黄酮类化合物，具有扩张血管、治疗心绞痛的作用。那么黄酮类化合物的结构特点是什么？如何提取分离得到？

黄酮类化合物（flavonoids）是广泛存在于自然界的一类重要的天然有机化合物，约有 1/4 的植物含有此类成分，其数量之多列天然酚类化合物之首。由于这类化合物大多呈黄色或淡黄色，且分子中多含有酮基，故被称为黄酮。主要分布于双子叶植物，如芸香科、豆科、菊科、唇形科、伞形科等；其次为裸子植物，如银杏科等；在菌类、藻类、地衣类等低等植物中则较少见。许多中药如黄芩、补骨脂、桑白皮、槐花、芫花、忍冬、红花、葛根等均含有黄酮类成分。在植物体内主要以与糖结合成苷的形式存在，部分以游离形式存在。

黄酮类化合物具有多种生物活性。如芦丁、橙皮苷具有维生素 P 样作用，能维持血管的正常渗透性，降低血管脆性，用于防治高血压及动脉硬化的辅助治疗；葛根素具有扩张冠状动脉血管的作用；银杏素具有降低胆固醇的作用；儿茶素、水飞蓟素具有保肝作用；杜鹃素具有止咳、平喘、祛痰作用；木犀草素、黄芩苷具有抗菌消炎作用；牡荆素有抗癌作用；大豆素具有雌性激素样作用；甘草查耳酮 A 对艾滋病毒有一定的抑制作用等。

黄酮类化合物的生物合成途径

黄酮类化合物是多酚类中最大的一类，它在植物体内合成的起始底物是来自苯丙烷代谢途径的香豆酰辅酶 A 和丙二酰辅酶 A。植物光合作用积累的碳水化合物首先经过糖酵解途径（EMP）和磷酸戊糖途径（PPP）形成莽草酸，然后经过一系列反应，莽草酸转化为苯丙氨酸，苯丙氨酸在苯丙氨酸解氨酶、4–羟化酶和4–香豆酸辅酶 A 连接酶等的作用下形成对香豆酰–CoA。对香豆酰–CoA 与植物中丙二酰 CoA 在查尔酮合酶的催化下反应生成查尔酮，生成的查尔酮经过分子内的环化反应生成二氢黄酮类化合物，再经过不同的合成途径，形成黄酮、异黄酮、黄酮醇等，最终在二氢黄酮醇还原酶、黄酮糖基转移酶等的作用下形成花色素和花色苷。

PPT

第一节　黄酮类化合物的结构与分类

黄酮类化合物主要是指具有2–苯基色原酮基本母核结构的一系列化合物，泛指两个苯环（A 环与B 环）通过中央三个碳原子相互连接而成的一系列化合物，大多具有 C_6–C_3–C_6 的基本骨架。

色原酮　　　　　2-苯基色原酮　　　　　C_6–C_3–C_6

根据黄酮类化合物 A 环和 B 环之间三碳链的氧化程度、是否构成环状结构以及 B 环的连接位置（2–位或3–位）的不同，将黄酮类化合物进行分类。

一、黄酮类

黄酮类（flavones）是以2–苯基色原酮为基本母核，3 位无含氧取代基的一类化合物，广泛分布于被子植物，以芸香科、石楠科、唇形科、玄参科、爵麻科、苦苣苔科、菊科等植物中存在较多。如存在于金银花、忍冬藤、菊花等中药中的木犀草素（luteolin），有抗菌、抗炎、解痉、降压等作用；存在于芫花中的芹菜素（apigenin），有止咳祛痰作用；存在于中药黄芩中的黄芩素（baicalein）和黄芩苷（baicalin），具有抗菌作用等。

黄酮　　　　　木犀草素　　　　　芹菜素

黄芩素　　　　　黄芩苷

二、黄酮醇类

黄酮醇类（flavonols）是在黄酮基本母核的 3 位上连有羟基或其他含氧基团的一类化合物，较广泛存在于双子叶植物中，尤其是一些木本植物的花和叶中。如存在于中药山柰中的山柰酚（kaempferol）；存在于金钱草中的槲皮素（quercetin）和山柰酚等；存在于槐花、槐米等中药中的芦丁（rutin），《中国药典》以总黄酮和芦丁为指标成分对槐米或槐花进行含量测定，要求槐花总黄酮（以芦丁为计）不少于 20.0%，槐米总黄酮不少于 20.0%；要求芦丁含量，槐花不得少于 6.0%，槐米不得少于 15.0%。

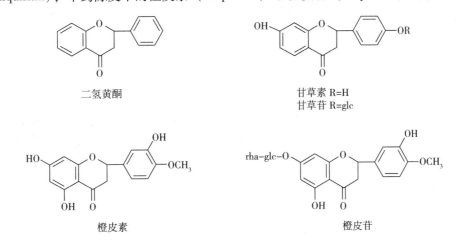

黄酮醇　　　　　　　　　　山柰酚

槲皮素　　　　　　　　　　芦丁

三、二氢黄酮类

二氢黄酮类（flavanones）是黄酮基本母核 2、3 位双键被氢化而形成的一类化合物，分布较普遍，在蔷薇科、芸香科、杜鹃花科、菊科、姜科中较常见。如存在于中药甘草中的甘草素（liquiritigenin）和甘草苷（liquiritin）；中药陈皮中的橙皮素（hesperetin）和橙皮苷（hesperidin）等。

二氢黄酮

甘草素 R=H
甘草苷 R=glc

橙皮素　　　　　　　　　　橙皮苷

四、二氢黄酮醇类

二氢黄酮醇类（flavanonols）具有黄酮醇的 2、3 位被氢化的基本母核结构，在双子叶植物中较普遍存在，尤以豆科植物中较为常见，在裸子植物、单子叶植物姜科等少数植物中也有存在。如存在于中药满山红中的二氢槲皮素（dihydroquercertin）；中药黄柏叶中的黄柏素-7-O-葡萄糖苷（phellamurin）；中药桑枝中的二氢桑色素（dihydromorin）等，均属于二氢黄酮醇类化合物。

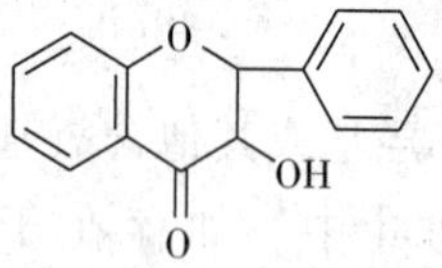

二氢黄酮醇

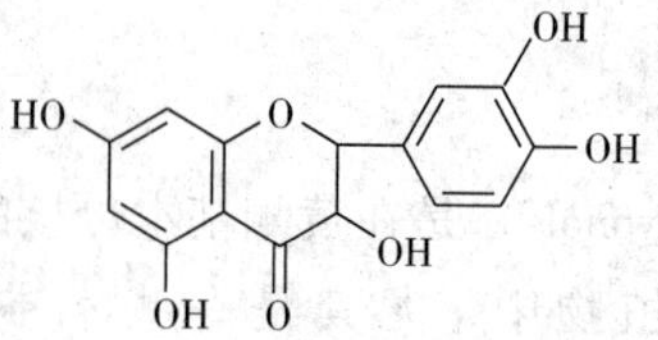

二氢槲皮素

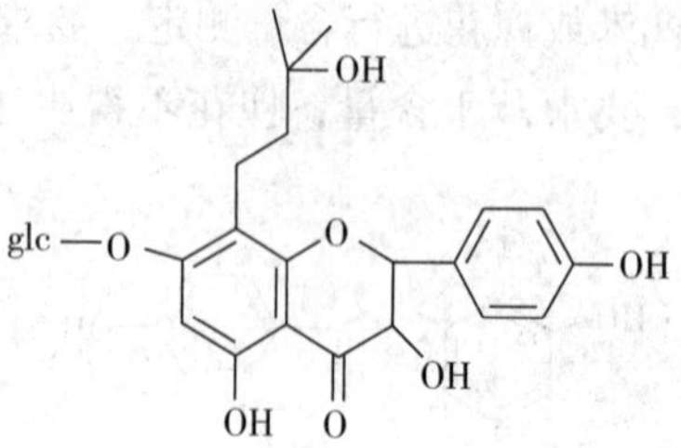

黄柏素-7-O-葡萄糖苷

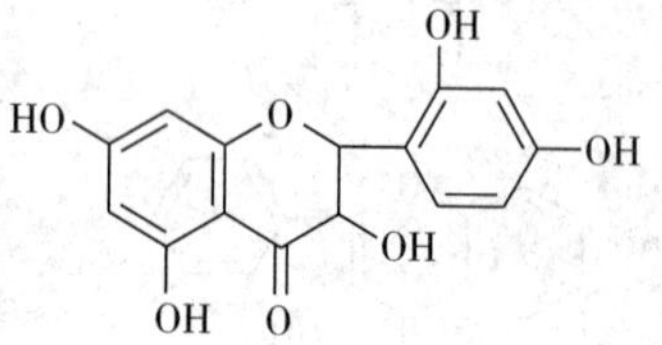

二氢桑色素

五、异黄酮类

异黄酮类（isoflavones）以 3-苯基色原酮为基本母核，即 B 环连在 C 环 3 位的一类化合物，主要分布在被子植物中，在豆科蝶形花亚科和鸢尾科植物中存在较多。如存在于大豆中的大豆素（daidzein）；中药槐角、柘木等植物中的染料木素（genistein）；中药葛根中的葛根素（puerarin）等。

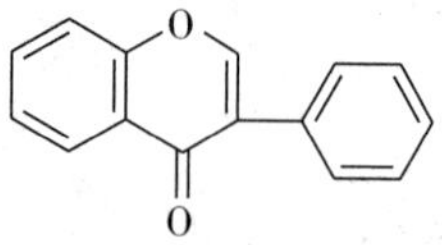

异黄酮

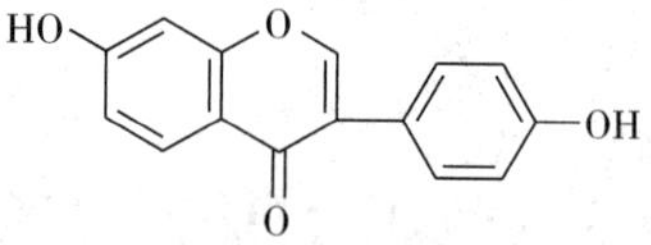

大豆素

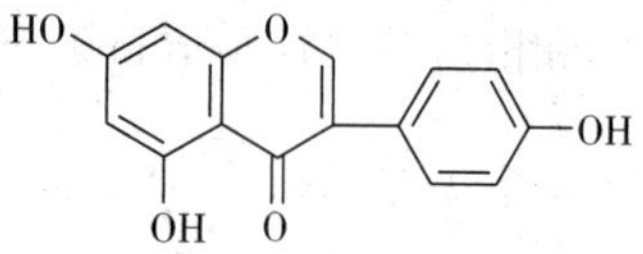

染料木素

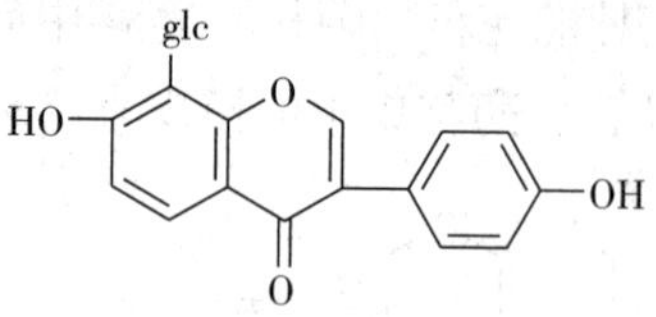

葛根素

六、二氢异黄酮类

二氢异黄酮类（isoflavanones）是异黄酮基本母核 2、3 位间的双键被氢饱和的一类化合物。如存在于中药广豆根中的紫檀素（pterocarpin）；中药苦参中的三叶豆紫檀苷（trifolirhizin）；中药崖豆藤、金雀根等中的高丽槐素（maackiain）；毛鱼藤中的鱼藤酮（rotenone）等。

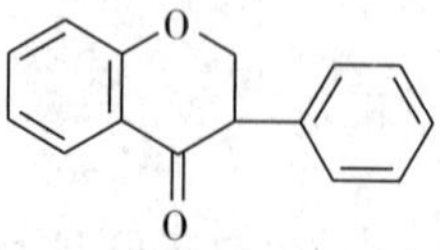

二氢异黄酮

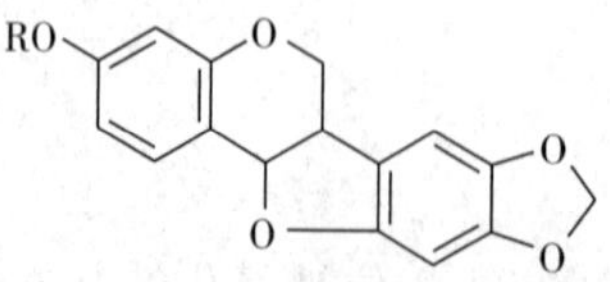

紫檀素　　　　　R=CH₃
三叶豆紫檀苷　　R=glc
高丽槐素　　　　R=H

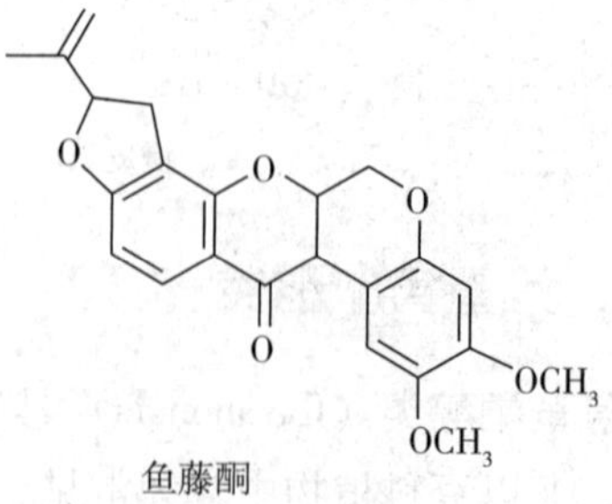

鱼藤酮

七、查耳酮类

查耳酮类（chalcones）是二氢黄酮 C 环的 1、2 位键断裂生成的开环衍生物，即三碳链不构成环。

其母核碳原子的编号与其他黄酮类化合物不同。查尔酮类较多分布于菊科、豆科、苦苣苔科植物中。其2′-羟基衍生物为二氢黄酮的异构体，二者可相互转化，在酸性条件下转为无色的二氢黄酮，碱化后又转为深黄色的邻羟基查耳酮，在植物界二者往往共存。如存在于中药红花中的红花苷（carthamin）、新红花苷（neocarthamin）和醌式红花苷（carthamone）。红花在开花初期，花中主要含有无色的新红花苷及微量的红花苷，故花冠呈淡黄色，开花期由于花中主要含有红花苷而呈深黄色，开花后期则因氧化变成红色的醌式红花苷而显红色。

查耳酮　　　　　　　　2′-羟基查耳酮　　　　　　　二氢黄酮

新红花苷　　　　　　　红花苷（黄色）　　　　　　醌式红花苷（红色）

? 想一想

中药红花从花开放初期到开花后期，花冠颜色会发生变化，请问发生颜色变化的主要原因是什么？

答案解析

八、二氢查耳酮类

二氢查耳酮类（dihydrochalcones）为查耳酮基本母核三碳链结构的双键被氢化的一类化合物，在植物界较少分布，主要在菊科、蔷薇科、杜鹃花科、山矾科等植物中常见。如存在于苹果、梨等植物根皮中的根皮苷（phloridzin），具有降低血糖、改善记忆力、抗过敏、抗癌等生物活性，在食品、美容和保健品行业都有一定的利用价值；中药苦参中的次苦参醇素（kuraridinol）等均属于二氢查耳酮类化合物。

二氢查耳酮　　　　　　　　　　根皮苷

次苦参醇素

九、其他黄酮类

（一）花色素类

花色素（anthocyanidin）又称花青素，基本母核中 C 环无羰基，1 位氧原子以锌盐形式存在，广泛存在于植物界，是植物的花、果、叶、茎呈现红、紫、蓝等颜色的色素，常与糖结合成苷的形式存在，故也称花色苷。在不同 pH 条件下，因分子结构不同而呈红色—粉色—无色—蓝色变化。常见的花色素类如矢车菊素（cyanidin）、飞燕草素（delphinidin）、天竺葵素（pelargonidin）等。

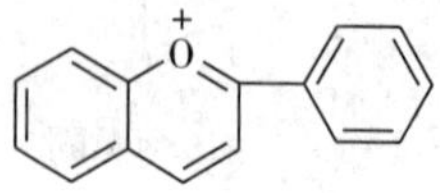

花色素

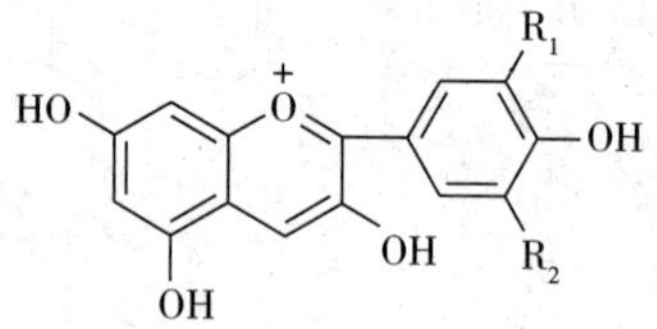

矢车菊素 R_1=OH R_2=H
飞燕草素 R_1=R_2=OH
天竺葵素 R_1=R_2=H

（二）黄烷醇类

黄烷醇类（flavanols）在植物体内可作为鞣质的前体，根据 C 环 3、4 位所连羟基的不同分为：黄烷-3-醇（flavan-3-ols）、黄烷-4-醇（flavan-4-ols）和黄烷-3,4-二醇（flavan-3,4-diols）。如存在于中药儿茶、罗布麻中的儿茶素（catechin）和表儿茶素（epicatechin），儿茶素有一定的抗癌活性；无色矢车菊素、无色飞燕草素、无色天竺葵素等，这类成分在植物界分布广泛，尤以含鞣质的木本植物和蕨类植物中较多常见。

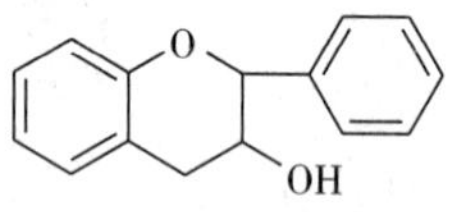

黄烷-3-醇 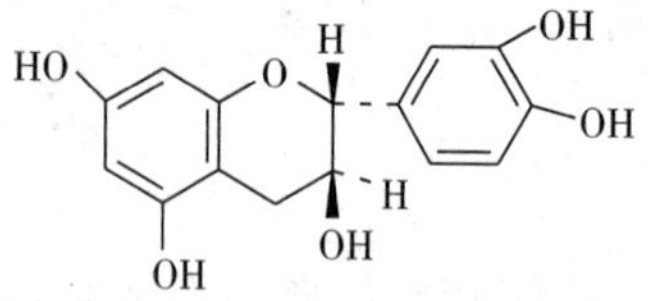　　　　（+）儿茶素 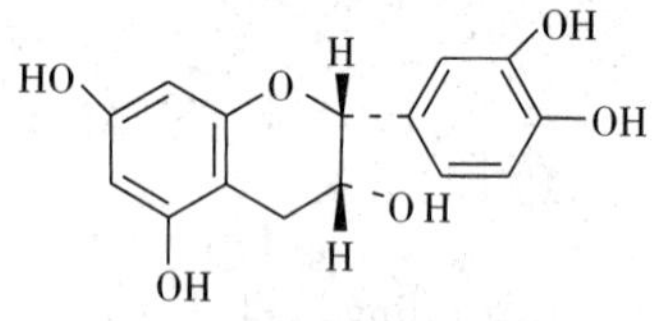　　　　（-）表儿茶素

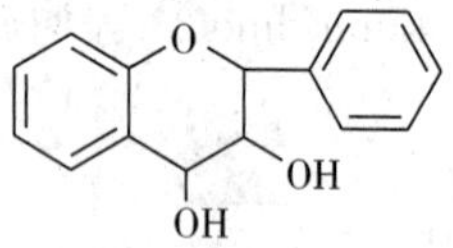

黄烷-3,4-二醇

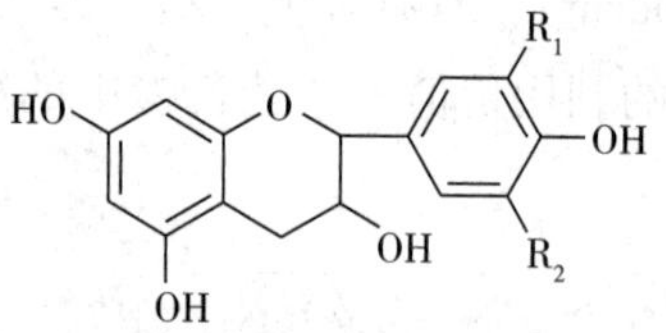

无色矢车菊素 R_1=OH R_2=H
无色飞燕草素 R_1=R_2=OH
无色天竺葵素 R_1=R_2=H

（三）橙酮类

橙酮（aurones）又称噢哢类，其结构特点是 C 环为含氧五元环，在玄参科、菊科、苦苣苔科及单子叶植物莎草科中有分布，但数量较少。如黄波斯菊中的硫磺菊素（sulphuretin）等。

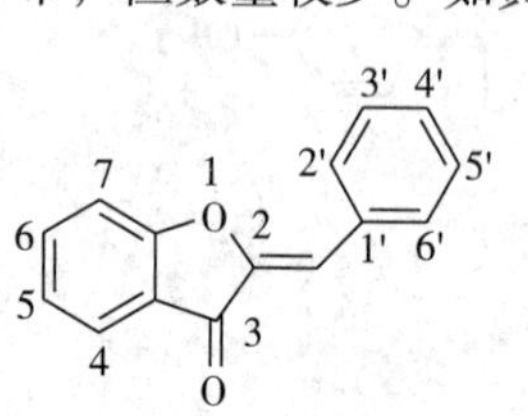

橙酮 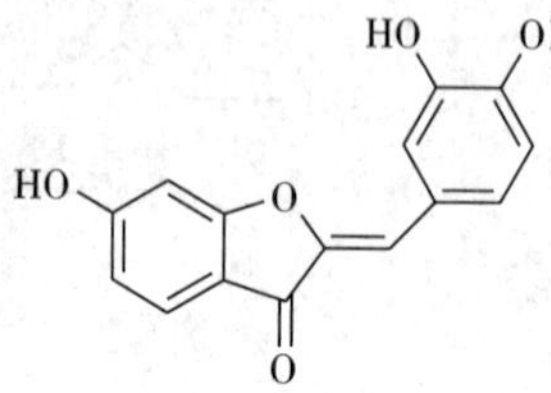　　　　　　　　　　硫磺菊素

（四）𠮷酮类

𠮷酮又称苯骈色原酮或双苯吡酮，其基本母核由苯环与色原酮的2,3位骈合而成，是较为特殊的黄酮类化合物，常存在于龙胆科、藤黄科植物中，在百合科植物中也有分布。如异芒果素（isomangiferin）存在于石韦、芒果和知母中，有止咳祛痰作用。

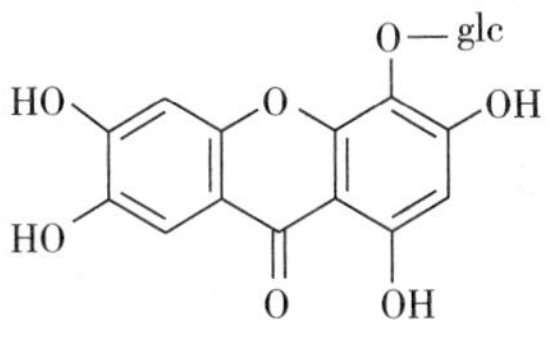

异芒果素

（五）双黄酮类

双黄酮类（biflavones）是由二分子黄酮衍生物以C—C或C—O—C键缩合而成的二聚物，主要存在于除松科以外的裸子植物中，以银杏纲最普遍。另外，在蕨类卷柏属植物中也有存在。如中药银杏叶中的银杏素（ginkgetin）、异银杏素（isoginkgetin）和白果素（bilobetin）；中药侧柏叶中的扁柏黄酮（hinokiflavone）等。

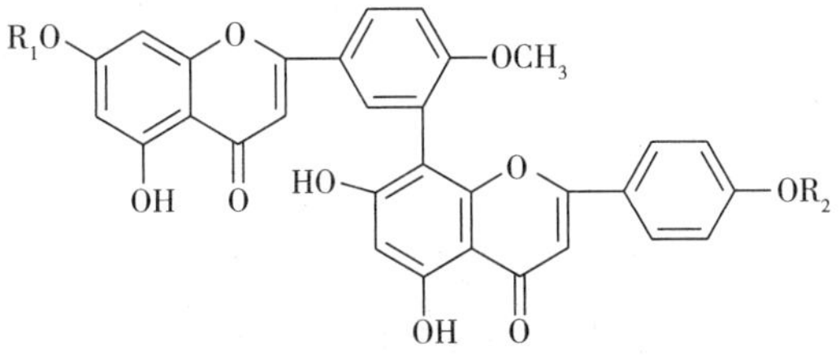

银杏素　　R₁=CH₃　R₂=H
异银杏素　R₁=H　　R₂=CH₃
白果素　　R₁=H　　R₂=H

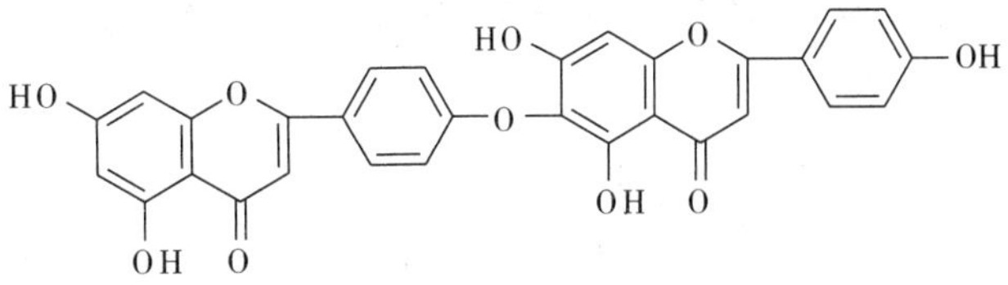

扁柏黄酮

另有少数黄酮类化合物结构复杂，如存在于乳蓟中具有保肝作用的水飞蓟素（silymarin），以及榕碱（ficine）和异榕碱（isoficine）等生物碱型黄酮等。

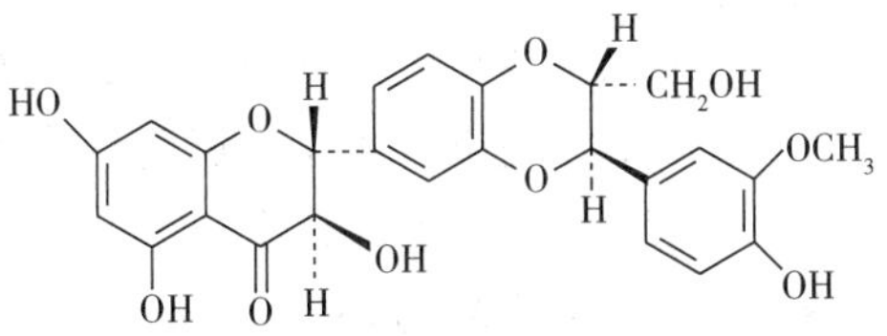

水飞蓟素

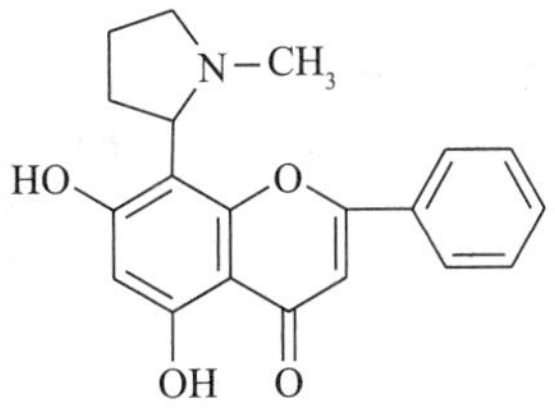

榕碱 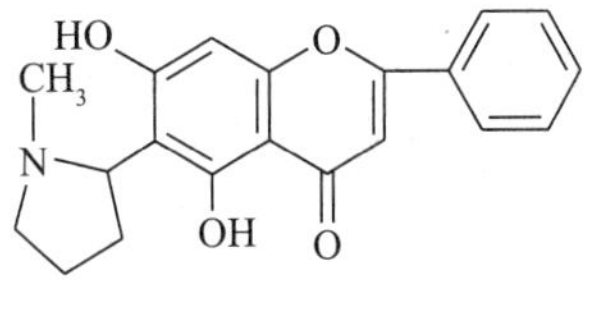　　　　　　　　　　异榕碱

天然黄酮类化合物多以苷类形式存在，由于糖的种类、数量、连接位置、连接方式以及苷元的不同，形成了各种各样的黄酮苷类，包括单糖苷、双糖苷、三糖苷等。黄酮苷中糖的连接位置与苷元的结构类型有关，如黄酮醇类常形成3-、7-、3′-、4′-单糖苷或3,7-、3,4′-或7,4′-双糖苷等。黄酮苷中除了常见的D-葡萄糖、D-半乳糖、D-木糖、L-鼠李糖、L-阿拉伯糖及D-葡萄糖醛酸等外，还有芹

糖。除 O-苷外，天然黄酮类化合物中还发现有 C-苷，如葛根素、葛根素木糖苷（puerarin xyloside）为葛根中具有扩张冠状血管作用的有效成分；又如牡荆素（vitexin）等都属于 C-苷类化合物。

葛根素　R= H
葛根素木糖苷　R=xylose
牡荆素

第二节　黄酮类化合物的理化性质

一、性状

（一）形态

黄酮类化合物多为结晶性固体，少数为无定形粉末，如黄酮苷类。

（二）颜色

黄酮类化合物大多呈黄色，其颜色的深浅与分子中是否存在交叉共轭体系及助色团（—OH、—OCH$_3$等）的类型、数目以及取代位置有关。以黄酮为例，其色原酮部分原本无色，但在 2 位上引入苯环后，即形成交叉共轭体系，并通过电子转移、重排，使共轭链延长，因而显现出颜色。

一般黄酮、黄酮醇及其苷类多显灰黄色～黄色；查耳酮为黄色～橙黄色；二氢黄酮、二氢黄酮醇，因不具有交叉共轭体系而不显色；异黄酮类共轭链较短显微黄色。若黄酮、黄酮醇分子中 7 位及 4′ 位引入—OH 或—OCH$_3$等助色团后，可促使电子转移、重排，使化合物颜色加深。但在其他位置引入—OH、—OCH$_3$等助色团，则影响较小。花色素及其苷类不仅有交叉共轭体系，而且以锌盐的形式存在，故呈现鲜艳的颜色，其颜色随 pH 值不同而改变，一般 pH<7 时显红色，pH 值为 8.5 时显紫色，pH>8.5 时显蓝色。

黄酮类化合物在紫外灯下可显示不同颜色的荧光。黄酮醇显亮黄色或黄绿色的荧光，当 3 位羟基被甲基化或糖苷化后，则显暗淡的棕色；黄酮类显淡棕色或棕色荧光；异黄酮显紫色荧光；查耳酮显亮黄棕色或亮黄色荧光；花色苷显棕色荧光。

（三）荧光

黄酮类化合物在紫外灯下可呈现不同颜色的荧光。黄酮醇的荧光显亮黄色或黄绿色，但 3-OH 甲基化或与糖结合成苷后，则荧光暗淡，常为棕色；黄酮类显淡棕色或棕色荧光；异黄酮显紫色荧光；查耳酮显亮黄棕色或亮黄色荧光；花色苷显棕色荧光。

（四）旋光性

游离的二氢黄酮、二氢黄酮醇、二氢异黄酮及黄烷醇等黄酮化合物，因分子中含有手性碳原子，故均有旋光性，其他如黄酮、黄酮醇等结构中无手性碳原子则无旋光性。黄酮苷类化合物由于结构中含有糖基，故均有旋光性，且多为左旋。

二、溶解性

黄酮类化合物的溶解度因结构类型及存在状态不同而存在较大的差异。

1. 游离黄酮类化合物　一般游离黄酮类化合物（苷元）难溶或不溶于水，易溶于甲醇、乙醇、乙酸乙酯、乙醚等有机溶剂及碱水、吡啶、二甲基甲酰胺等碱性溶剂中。黄酮苷元的溶解性因受其结构及结构中取代基的类型和数量的影响而有差异，其中黄酮、黄酮醇、查耳酮等分子中存在交叉共轭体系，具有平面性，因此分子与分子之间排列紧密，分子间引力较大，难溶于水；二氢黄酮、二氢黄酮醇由于吡喃环（C环）双键被氢化，成为近似半椅式构象，破坏了分子的平面性，使分子排列不紧密，分子间引力降低，有利于水分子进入，故水中溶解度稍大；异黄酮类的 B 环受吡喃酮环羰基立体结构的阻碍，分子的平面性降低，故亲水性也比平面分子增加；花色素类虽为平面型结构，但因其以离子形式存在，具有盐的通性，亲水性较强，在水中的溶解度较大

二氢黄酮　　R=H
二氢黄酮醇　R=OH

花色素

黄酮苷元的溶解性与取代基的种类、数目和位置有关。在黄酮苷元分子中引入羟基后，则亲水性增强，亲脂性降低，而羟基甲基化后，则亲脂性增强，亲水性降低。如黄酮类一般为多羟基化合物，不溶于石油醚，故可与脂溶性杂质分开，但川陈皮素（$5,6,7,8,3',4'$-六甲氧基黄酮）却可溶于石油醚。

2. 黄酮苷类化合物　黄酮类化合物的羟基苷化后，亲水性增强。一般易溶于热水、甲醇、乙醇等极性溶剂，难溶或不溶于乙醚、三氯甲烷、苯等有机溶剂。黄酮苷分子中糖基数目和位置对其溶解性有影响，多糖苷的水溶性大于单糖苷，单糖苷的糖链越长，亲水性越强。

三、酸碱性

（一）酸性

黄酮类化合物因分子中多具有酚羟基，故显酸性，可溶于碱性水溶液、吡啶、甲酰胺及二甲基甲酰胺等中。其酸性强弱与酚羟基数目和位置有关。以黄酮为例，其酚羟基酸性强弱顺序依次为：

$$7,4'-二 OH > 7 \text{ 或 } 4'-OH > 一般酚羟基 > 5-OH$$

由于 7-OH 或 $4'$-OH 位于 C=O 基的对位，在 p-π 共轭效应的影响下，可使酸性增加，而 5-OH 因能与 4-位羰基形成分子内氢键，故酸性较弱。一般酚羟基包括 6-、8-、$2'$-、$3'$-、$5'$-、$6'$-位羟基。利用黄酮类化合物具有的酸性及其酸性强弱的不同，可进行提取和 pH 梯度萃取分离。

✎ 练一练

下列黄酮类化合物中酸性最强的是（　　）

A. 5-OH 黄酮　　　　　　　　B. 7-OH 黄酮　　　　　　　C. 5,7-二 OH 黄酮

D. 7,$4'$-二 OH 黄酮　　　　　E. 3,$4'$-二 OH 黄酮

答案解析

（二）碱性

黄酮类化合物分子中 γ-吡喃酮环上的 1-位氧原子因具有未共用电子对，故表现出微弱的碱性，可与强无机酸如浓硫酸、浓盐酸等生成锌盐，但锌盐极不稳定，加水即可分解。

此外，黄酮类化合物溶于浓硫酸中生成的锌盐，表现出特殊的颜色，可用于鉴别。如黄酮、黄酮醇类显黄色至橙色并有荧光，二氢黄酮类显橙色（冷时）至紫红色，查尔酮类显橙红色至洋红色等，异黄酮、二氢异黄酮类显黄色。

四、显色反应 📱微课4

黄酮类化合物的显色反应多与分子结构中存在的酚羟基和 γ-吡喃酮环有关。常见的显色反应主要有还原反应、与金属盐类试剂的络合反应、硼酸显色反应、碱性试剂显色反应等。

（一）还原反应

1. 盐酸－镁粉反应 此方法是鉴别黄酮类化合物最常用的颜色反应。

方法 将试样溶于 1ml 甲醇或乙醇中，加入少许镁粉（或锌粉）振摇，再滴加几滴浓盐酸，1～2 分钟内（必要时微热）即可显色。

多数黄酮、黄酮醇、二氢黄酮及二氢黄酮醇类化合物显橙红色～紫红色，少数显紫色～蓝色。分子中当 B 环上有—OH 或—OCH$_3$ 取代时，呈现的颜色亦即随之加深。但查耳酮、橙酮、儿茶素类则无该显色反应。异黄酮类除少数外，也不显色。

利用此反应进行黄酮类化合物鉴别时，需注意花色素类及部分橙酮、查耳酮等在浓盐酸下形成锌盐也会显红色，出现假阳性，故必要时应做对照试验，即在试样溶液中只加浓盐酸，不加镁粉，若产生红色则表明试样溶液中含有花色素、某些查耳酮或橙酮化合物。

2. 四氢硼钠反应 四氢硼钠（NaBH$_4$）是对二氢黄酮类化合物专属性较高的一种还原剂。

方法 在试样液中加等量的 2% NaBH$_4$ 的甲醇溶液，1 分钟后再加浓盐酸或浓硫酸数滴即可；也可在滤纸上进行，将试样液滴于滤纸上，喷 2% NaBH$_4$ 的甲醇溶液，1 分钟后再加浓盐酸，观察现象。

四氢硼钠与二氢黄酮类或二氢黄酮醇类产生红色～紫红色，与其他黄酮类化合物均不显色。若 A 环与 B 环有一个以上—OH 或—OCH$_3$ 取代，则颜色加深。其他黄酮类化合物均不显色，借此区别。

（二）金属盐类试剂的络合反应

黄酮类化合物分子结构中如果具有 3-羟基、4-羰基或 5-羟基、4-羰基或邻二酚羟基，可与许多金属盐类试剂如铝盐、锆盐、镁盐、锶盐等发生反应，生成有色的络合物或沉淀，有的还产生荧光，可用于检识。

1. 三氯化铝反应 常用试剂为 1% 三氯化铝乙醇溶液。

方法 样品的乙醇溶液加 1% 三氯化铝乙醇溶液，生成的络合物多呈黄色，在紫外灯下显鲜黄色荧光，可用于定性及定量分析。但 4′-羟基黄酮醇或 7,4′-二羟基黄酮醇显天蓝色荧光。此反应可在滤纸、薄层板上或试管中进行。

2. 锆盐-枸橼酸反应 常用试剂为 2% 二氯化氧锆（$ZrOCl_2$）甲醇溶液，此反应可用于鉴别 3-OH 或 5-OH 的存在。

方法 取供试品 $0.5 \sim 1.0mg$，用 10ml 甲醇加热溶解，再加 2% $ZrOCl_2$ 甲醇溶液 1ml，显黄色后，再加入 2% 枸橼酸甲醇溶液，观察颜色变化。

黄酮类化合物结构中若有游离 3-OH 或 5-OH 时，均可与 $ZrOCl_2$ 试剂生成黄色的锆络合物。因两种锆络合物对酸的稳定性不同，3-OH、4-酮基生成的锆络合物比 5-OH、4-酮基的锆络合物更加稳定（但二氢黄酮醇除外），当在反应液中加入 2% 枸橼酸甲醇溶液时，3-OH 黄酮溶液仍为鲜黄色，而 5-OH 黄酮溶液的黄色显著减退。此反应也可在滤纸上进行，得到的锆盐络合物斑点多呈黄绿色并有荧光。

锆络合物

3. 醋酸镁反应 常用试剂为醋酸镁甲醇溶液。此反应可在滤纸上进行。

方法 在滤纸上滴 1 滴供试液，再滴加醋酸镁甲醇溶液，于紫外光灯下观察。

二氢黄酮、二氢黄酮醇类显天蓝色荧光，若有 C_5-OH 时颜色更为明显。而黄酮、黄酮醇及异黄酮类等化合物则显黄色~橙色、黄色~褐色。

4. 氨性氯化锶反应 常用试剂为氨性氯化锶（$SrCl_2$）溶液，与含邻二酚羟基的黄酮类化合物反应显示不同颜色。

方法 取少许供试品置于小试管中，加入 1.0ml 甲醇溶解（必要时水浴加热），加入 3 滴 0.01mol/L 的氯化锶甲醇溶液，再加 3 滴被氨气饱和的甲醇溶液，如产生绿色~棕色乃至黑色沉淀，则表示有邻二酚羟基存在。

5. 三氯化铁反应 三氯化铁水溶液或醇溶液是常用的酚类显色试剂。多数黄酮类化合物分子中含有酚羟基，故呈阳性反应。黄酮类化合物依分子中所含的酚羟基数目及位置的不同，可呈现紫色、绿色、蓝色等不同颜色。

（三）硼酸显色反应

当黄酮类化合物分子中有 时，在无机酸或有机酸存在条件下，可与硼酸反应，产生亮黄色。一般在草酸存在下显黄色并具有绿色荧光，但在枸橼酸丙酮存在的条件下，则只显黄色而无荧光。5-OH 黄酮及 6'-OH 查耳酮类的结构符合上述要求，因此呈现阳性反应。而有同样羟基结构的二氢黄酮、异黄酮、橙酮等则多为阴性反应。借此反应可将 5-OH 黄酮、6'-OH 查耳酮类化合物与其他类型的黄酮类化合物区分开。

（四）碱性试剂反应

黄酮类化合物与碱性溶液可以生成黄色、橙色或红色等，观察与碱性试剂反应后溶液颜色的变化情况，对于鉴别黄酮类化合物的类型有一定意义。也可将黄酮类化合物与碱性试剂通过在滤纸上的反应，在可见光或紫外光下观察，根据颜色变化情况来鉴别黄酮类化合物。注意用氨熏处理后呈现的颜色变化置空气中随即褪去，但经碳酸钠水溶液处理而呈现的颜色置空气中却不褪色。此外，利用碱性试剂显色反应还可帮助鉴别分子中某些结构特征。

1. 黄酮类　黄酮类在冷和热的氢氧化钠水溶液中能产生黄色～橙红色。

2. 二氢黄酮类　在冷碱中呈黄色～橙色，放置一段时间或加热则呈深红色～紫红色，此为二氢黄酮类在碱性条件下开环后变成查耳酮之故。

3. 黄酮醇类　在碱液中先呈黄色，当溶液中通入空气后，因3-羟基易被氧化，溶液即转变为棕色。

4. 查尔酮类或橙酮类　在碱液中很快产生红色或紫红色。

💗**药爱生命**

银杏又称白果，银杏树又称白果树。有文献记载，银杏树早在两亿七千万年前就已存在，到了一亿七千万年前，银杏树几乎占据了世界的各个角落。到了冰川运动时期，大多数银杏树奇怪地灭绝了，仅少数活了下来，并保留了许多原始特征。人们通过对银杏树的研究，能够进一步了解远古时期地球的状况，所以银杏树也被称为"活化石"。银杏树生长缓慢，寿命极长，从栽种到结果需要二十多年，约三十多年后才能大量结果，因此又名"公孙树"。

在我国仍有一定数量千年以上银杏树，其中最有名的山东莒县浮来山定林寺内四千年银杏树，最近几年网红银杏树——陕西西安观音禅寺千年银杏树（据说李世民种植），以及山东郯城银杏古梅园（广福寺）三千年银杏树。银杏树是国家一级保护植物，被称为植物界"活化石"，植物中的"熊猫"，需要每个人的爱护、保护。

第三节　黄酮类化合物的提取与分离

PPT

一、提取

黄酮类化合物在植物的花、叶、果实等组织中常以苷的形式存在，而在坚硬的木质部中则多以游离苷元的形式存在。由于苷和苷元的极性差别较大，在溶剂中的溶解度不同，故提取时应根据黄酮及其苷的存在部位及其溶解性选用合适的提取溶剂及方法。

大多数游离的黄酮苷元宜用极性较小的溶剂，如三氯甲烷、乙醚、乙酸乙酯等进行提取，而对多甲氧基的黄酮苷元还可用苯进行提取。黄酮苷类和极性大的苷元（如羟基黄酮、双黄酮、橙酮、查耳酮等），一般可用乙酸乙酯、丙酮、乙醇、甲醇、水或某些极性较大的混合溶剂如乙醇（甲醇）-水（1∶1）进行提取。一些多糖苷类则可用沸水进行提取。在提取花色苷类时可加少量0.1%盐酸。但提取一般黄酮苷类时则应慎重，否则有可能发生水解反应。为了避免在提取过程中黄酮苷类发生酶水解，可按一般提取苷的方法预先破坏酶的活性。

由于黄酮类化合物在植物体内存在的部位不同，所含杂质亦不一样，对提取得到的粗提物可用溶剂萃取法进行精制处理。如植物叶或种子的醇提取液，可用石油醚处理除去叶绿素等脂溶性色素及油脂等。而某些提取物的水溶液经浓缩后可加入多倍量的浓醇，沉淀除去蛋白质、多糖等水溶性杂质。

有时也可用逆流分配法，如用水－乙酸乙酯、正丁醇－石油醚等溶剂系统进行连续萃取。

（一）热水提取法

由于黄酮苷类易溶于水，提取时常将原料投入沸水中以破坏酶的活性，即热水提取法。此方法成本低、安全、设备简单，适合于工业化生成。但蛋白质、多糖等水溶性杂质也容易被提取出来，可将水提取液浓缩后加入数倍量的浓醇，即水提醇沉法将其沉淀除去。如淫羊藿苷及淫羊藿次苷可用此法提取。

（二）醇类提取法

乙醇或甲醇是提取黄酮类化合物最常用的溶剂。一般用60%左右的醇提取黄酮苷类，90%～95%的高浓度醇提取游离黄酮。例如，橙皮苷的提取可采用50%或60%的乙醇进行渗漉提取；银杏叶总黄酮采用60%乙醇回流提取，收率大大高于水煎煮法；葛根总黄酮可用95%的乙醇或甲醇进行冷浸提取。由于黄酮类化合物在植物体内存在的部位不同，所含杂质亦不一样，对提取得到的粗提物可用溶剂萃取法进行精制处理。如植物叶或种子的醇提取液，可用石油醚处理除去叶绿素等脂溶性色素及油脂等。

（三）碱溶酸沉法

根据黄酮类化合物多在结构中具有酚羟基，可用碱水或碱性乙醇进行提取，提取液加酸酸化后，黄酮类化合物即游离，再经沉淀析出或用有机溶剂萃取。该法因具有经济、安全、使用方便等优点而被广泛应用。常用的碱水有饱和石灰水溶液、5%碳酸钠水溶液或稀氢氧化钠溶液等。若药材为花类或果实类时，宜用石灰水提取，可使药材中的酸性多糖如果胶、黏液质等水溶性杂质生成钙盐而沉淀，不被溶出，有利于黄酮类化合物的纯化。

用碱溶酸沉法提取时，应注意所用碱液的浓度不宜过高，以免在强碱性条件下，尤其加热时破坏黄酮母核；加酸酸化时，酸性也不宜过强，否则生成𨦀盐，会使析出的黄酮类化合物又重新溶解，使产率降低。

二、分离

黄酮类化合物的分离主要是根据其极性差异、酸性强弱、分子量大小和有无特殊结构等进行，但单体的分离主要以色谱法为主。

（一）溶剂萃取法

用水或不同浓度的醇提取得到的浸出物成分复杂，往往不能直接析出黄酮类化合物，需采用不同极性的溶剂进行萃取，使游离黄酮与黄酮苷分离、极性小与极性大的黄酮分离。例如先用乙醚从水溶液中萃取游离黄酮，再用乙酸乙酯或正丁醇萃取得到黄酮苷。萃取得到的组分，可进一步用pH梯度萃取法、色谱法等进行分离。

（二）pH梯度萃取法

此法是利用黄酮苷类化合物酚羟基数目及位置不同，其酸性强弱也不同的性质，分离不同酸度的黄酮苷元。规律如下：

酸性：　7,4'-二羟基　＞　7-或4'-羟基　＞　一般酚羟基　＞　5-羟基
　　　　　↓　　　　　　　↓　　　　　　　　　↓
　　　溶于NaHCO₃中　　溶于Na₂CO₃中　　　溶于不同浓度的NaOH中

将黄酮混合物溶于亲脂性如乙醚、苯等有机溶剂中，依次用5% NaHCO₃、5% Na₂CO₃、0.2% NaOH、4% NaOH溶液萃取，分别萃取出含不同羟基的黄酮化合物的酚盐，然后将各碱性萃取液酸化，回收溶剂或再用亲脂性有机溶剂萃取，即得到酸性不同的单体黄酮苷元。

（三）柱色谱法

柱色谱法常用的填充剂有硅胶、聚酰胺、大孔吸附树脂、氧化铝、葡聚糖凝胶及纤维素粉等，其中以硅胶、聚酰胺最常用。

1. 硅胶柱色谱　此法是目前分离黄酮类化合物常用的方法，应用范围较广。主要适用于分离黄酮、黄酮醇、异黄酮、二氢黄酮、二氢黄酮醇等。对于多羟基黄酮、黄酮醇及其糖苷类等极性较大化合物的分离，可加水去活化后使用。

分离黄酮苷元常用三氯甲烷－甲醇混合溶剂作洗脱剂，分离黄酮苷类时，可用三氯甲烷－甲醇－水或乙酸乙酯－丙酮－水作洗脱剂。

2. 聚酰胺柱色谱　此法是分离黄酮类化合物较为理想的方法。聚酰胺的吸附作用是通过其酰胺羰基与黄酮类化合物分子上的酚羟基形成氢键缔合而产生的。聚酰胺对黄酮类化合物的吸附强弱与黄酮类化合物分子中酚羟基的数目与位置，以及溶剂与聚酰胺或与黄酮类化合物之间形成氢键缔合能力的大小有关。溶剂分子与聚酰胺或黄酮类化合物形成氢键缔合的能力越强，则聚酰胺对黄酮类化合物的吸附作用越弱。黄酮类化合物在聚酰胺柱上有如下规律：

（1）苷元相同，洗脱的先后顺序是：三糖苷、双糖苷、单糖苷、苷元。

（2）母核上酚羟基数目增多，洗脱速度相应减慢。分子中酚羟基数目相同时，酚羟基所处的位置也有影响。处于羰基间位或对位的酚羟基，吸附力强于羰基邻位的酚羟基，故后者先被洗脱。

（3）分子中芳香核、共轭双键越多吸附力越强。如查耳酮结构中的共轭双键较二氢黄酮多，故查耳酮比相应的二氢黄酮难于洗脱。

（4）不同类型的黄酮类化合物，洗脱先后顺序一般为：异黄酮、二氢黄酮醇、黄酮、黄酮醇。

上述几点规律也适用于黄酮类化合物在聚酰胺薄层色谱上的行为。

聚酰胺柱色谱分离黄酮类化合物时，常用不同浓度的甲醇或乙醇进行梯度洗脱。分离苷元时，也可用三氯甲烷－甲醇－丁酮－丙酮（40∶20∶5∶1）或苯－石油醚－丁酮－甲醇（60∶26∶3.5∶3.5）等作洗脱剂。

3. 葡聚糖凝胶柱色谱　常用于分离黄酮类化合物的凝胶有 Sephadex G 型和 Sephadex LH-20 型。其分离原理是分离黄酮苷类时，分子筛作用起主导作用，黄酮苷类按分子量由大到小顺序依次被洗脱。分离黄酮苷元时，主要以吸附作用分离，吸附程度取决于游离黄酮类化合物的酚羟基数目，酚羟基数目越多，与凝胶吸附力越强，越难洗脱。

葡聚糖凝胶柱色谱中常用的洗脱剂有：①碱性水溶液（如 0.1mol/L NH$_4$OH）、含盐水溶液（0.5mol/L NaCl 等）；②醇及含水醇，如甲醇、甲醇－水（不同比例）、t-丁醇－甲醇（3∶1）、乙醇等；③其他溶剂，如甲醇－三氯甲烷、含水丙酮等。

在实际工作中常将上述色谱法与各种经典分离方法配合应用，以达到较为满意的分离效果。

第四节　黄酮类化合物的检识

PPT

一、理化检识

从中药中提取分离的黄酮类单体化合物，需要通过物理和化学方法进行检识。物理方法主要依据化合物的形态、颜色、熔点、比旋度等物理性质进行检识。化学方法可通过显色反应，利用黄酮类化合物的还原反应、与金属盐类试剂的络合反应、硼酸显色反应及与碱性试剂反应等进行检识。

二、色谱检识

（一）薄层色谱

薄层色谱是目前鉴定黄酮类化合物最常用的方法之一，黄酮类化合物的薄层色谱一般采用硅胶或聚酰胺为吸附剂。

1. 硅胶薄层色谱 常用于分离和鉴定弱极性黄酮类化合物，特别是极性较弱的苷元，如大多数游离黄酮，也可用于黄酮苷的分离与检识。分离检识游离黄酮时常用混合溶剂作为展开剂，如甲苯－甲酸甲酯－甲酸（5∶4∶1）、苯－甲醇（95∶5）、三氯甲烷－甲醇（95∶5）等展开系统，实际工作中常根据待检识成分极性大小适当调整溶剂种类及比例。检识黄酮苷则采用极性较大的溶剂系统展开，如正丁醇－醋酸－水（3∶1∶1）、三氯甲烷－甲醇－水（65∶45∶12）、乙酸乙酯－甲酸－水（8∶1∶1）等。

2. 聚酰胺薄层色谱 此法适应范围较广，特别适合于分离和鉴定含有游离酚羟基的黄酮及其苷类。因聚酰胺对黄酮类化合物吸附能力较强，展开剂需要有较强极性，故在大多数展开剂中含有醇、酸或水。对于黄酮苷元，常用的展开剂有三氯甲烷－甲醇（94∶6）、三氯甲烷－甲醇－丁酮（12∶2∶1）、苯－甲醇－丁酮（60∶20∶20）等；黄酮苷类常用的展开剂有甲醇－水（1∶1）、丙酮－95%乙醇－水（2∶1∶2）、水饱和的正丁醇－醋酸（100∶1）等。在聚酰胺薄层色谱中，各种黄酮类化合物的吸附规律与聚酰胺柱色谱相同。

（二）纸色谱

纸色谱适用于各种天然黄酮类化合物及其苷类混合物的分离和鉴定，可采用单向或双向色谱进行展开。苷元一般采用极性相对较小的"醇性"展开剂，如正丁醇－醋酸－水（4∶1∶5 上层，BAW）或叔丁醇－醋酸－水（3∶1∶1，TBA）等。检识黄酮苷类宜采用极性相对较大的"水性"展开剂，如含盐酸或醋酸的水溶液等。鉴定苷和苷元混合物时，常采用双向纸色谱展开，第一向通常采用"醇性"展开剂展开，第二向常用"水性"展开剂展开，能将大多数黄酮及其苷类较好分离。

花色苷类的鉴定，需在展开剂中加适量浓酸，如用含浓盐酸的溶剂进行展开，才能得到较好的结果。

黄酮类化合物大多具有颜色，且在紫外光下出现不同荧光或呈有色斑点，以氨熏或喷10% Na_2CO_3水溶液后常产生明显的颜色变化，可用于斑点位置确定。此外，还可喷2% $AlCl_3$甲醇溶液，于紫外灯下观察。该法也适用于黄酮类化合物的薄层色谱显色。

第五节 黄酮类化合物的应用实例

PPT

实例一 银杏叶中黄酮类化学成分的提取分离技术

银杏为银杏科植物银杏（*Ginkgo biloba* L.）的干燥叶，味甘、苦、涩，性平。具有活血化瘀、通络止痛、敛肺平喘、化浊降脂的功效。用于瘀血阻络、胸痹心痛、中风偏瘫、肺虚咳喘、高脂血症。

（一）银杏叶中主要有效成分的结构、理化性质

银杏叶中含有黄酮、萜内酯、酚酸、聚异戊烯醇等，其中银杏叶黄酮、萜内酯、聚异戊烯醇是主要有效成分。银杏叶中黄酮类化合物主要有槲皮素、山柰酚、异鼠李素等，萜内酯类包括银杏内酯A、银杏内酯B、银杏内酯C、白果内酯等。《中国药典》采用高效液相色谱法以总黄酮醇苷含量为指标成分进行含量测定，总黄酮醇苷的含量不得少于0.40%。

银杏双黄酮又名白果双黄酮、银杏黄素、银杏素，为淡黄色粉末，可溶于甲醇、乙醇等有机溶剂。

槲皮素为芦丁的水解产物，黄色针状结晶（稀乙醇），可溶于乙醇、甲醇、丙酮、乙酸乙酯、冰醋酸及吡啶等，不溶于水、苯、乙醚、三氯甲烷及石油醚等溶剂。

山奈酚为黄色结晶状粉末，微溶于水，溶于热乙醇、乙醚和二甲基亚砜（DMSO）等有机溶剂。

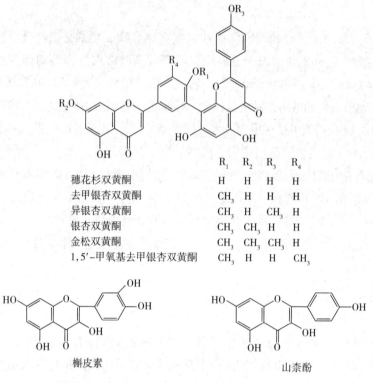

	R_1	R_2	R_3	R_4
穗花杉双黄酮	H	H	H	H
去甲银杏双黄酮	CH_3	H	H	H
异银杏双黄酮	CH_3	H	CH_3	H
银杏双黄酮	CH_3	CH_3	H	H
金松双黄酮	CH_3	CH_3	CH_3	H
1,5'-甲氧基去甲银杏双黄酮	CH_3	H	H	CH_3

槲皮素　　　　　　　　　　山奈酚

（二）银杏叶中黄酮类成分的提取分离

1. 工艺流程

（1）大孔吸附树脂法（图4-1）

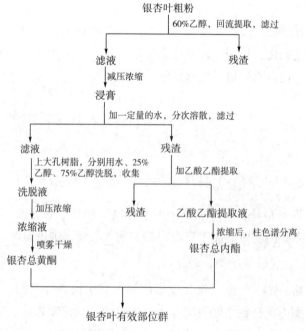

图4-1　大孔吸附树脂法提取分离银杏叶有效部位群流程图

（2）超临界流体萃取法（图4-2）

银杏叶粗粉

　　↓ 55%乙醇溶液，78℃提取1小时，滤过，浓缩

乙醇浸膏

　　↓ 混悬于95%乙醇中

乙醇清液

　　↓ 加入SFE萃取釜，萃取压力12665.625kPa，
　　　45℃萃取45分钟，分离压力6586.125kPa

萃取物

　　↓ 10%盐酸调pH 3~5，微热，静置析出沉淀，滤过

沉淀

　　↓ 干燥

银杏叶有效部位群

图4-2　超临界流体萃取法提取分离银杏叶有效部位群流程图

2. 流程说明　利用银杏叶中的有效成分可溶于乙醇，可用不同浓度的乙醇作提取溶剂，采用大孔吸附树脂法和超临界流体萃取法，均能得到银杏叶的有效部位群。

实例二　陈皮中黄酮类化学成分的提取分离技术

陈皮为芸香科植物橘（*Citrus reticulata* Blanco）及其栽培变种的干燥成熟果皮。药材分为"陈皮"和"广陈皮"。性温，味辛而苦，有理气健脾、燥湿化痰之功效，可用于胸脘胀满，食少吐泻，咳嗽痰多等症。陈皮的主要有效成分橙皮苷，具有维生素P样作用，多制成甲基橙皮苷供药用。

（一）陈皮中主要有效成分的结构、理化性质

陈皮中的化学成分主要有橙皮苷、新橙皮苷、川陈皮素、柑橘素、二氢川陈皮素及5-去甲二氢川陈皮素等黄酮类化合物，以及D-柠檬烯、β-月桂烯、α-蒎烯、β-蒎烯等挥发油成分。此外，还含有柠檬苦素、生物碱、β-谷甾醇等成分。《中国药典》以橙皮苷为指标成分对陈皮进行含量测定。要求陈皮中橙皮苷含量不得少于3.5%；广陈皮中橙皮苷含量不得少于2.0%，对广陈皮，另外要求测定川陈皮素和橘皮素的总量，总量不得少于0.42%。

橙皮苷又名陈皮苷，为无色细树状针形结晶（pH 6~7沉淀所得）。易溶于稀氢氧化钠水溶液及吡啶，可溶于70℃以上热水、60℃二甲基甲酰胺及甲酰胺，在冷水中溶解度小，微溶于甲醇及热冰醋酸，几乎不溶于丙酮、苯及三氯甲烷。

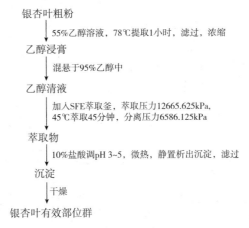

橙皮苷

橙皮素　　　　　　　　　　　川陈皮素

（二）陈皮中橙皮苷的提取分离

1. 工艺流程（图4-3）

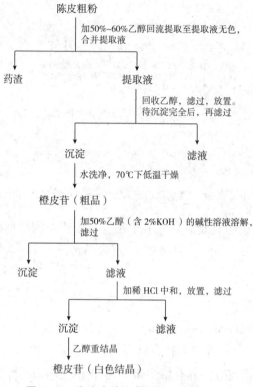

图4-3 陈皮中陈皮苷提取分离流程图

2. 流程说明 橙皮苷在冷水和甲醇中溶解度小，可溶于热醇，故橙皮苷可用热乙醇作溶剂进行提取。为使橙皮苷与共存杂质分离，可用碱溶酸沉法除去杂质，并用乙醇重结晶得到橙皮苷纯品。

实例三 黄芩中黄酮类化学成分的提取分离技术

黄芩为是唇形科植物黄芩（*Scutellaria baicalensis* Georgi）的干燥根。为常用的清热解毒药，具有清热燥湿、泻火解毒、止血、安胎的功效，是许多中成药或中药方剂中的组分。黄芩中主要成分是黄酮类化合物，黄芩苷是黄芩的抗菌有效成分，对革兰阳性和革兰阴性细菌有抑制作用，此外，还有降转氨酶作用。临床上用于上呼吸道感染、肺炎、急性扁桃体炎、急性咽炎、痢疾等疾病的治疗。黄芩苷元磷酸酯钠可用于治疗过敏、哮喘等。

（一）黄芩中主要有效成分的结构、理化性质

黄芩中已确定结构的化学成分有三十多种，主要有黄芩苷、黄芩素、汉黄芩素及其苷等黄酮类化合物，以及挥发油、氨基酸、甾醇、糖类等成分，其中汉黄芩苷有较强的抗癌活性。黄芩苷和汉黄芩苷均为黄酮7-羟基与葡萄醛酸结合形成的苷，分子中含有羧基，在植物体内常以镁盐形式存在。《中国药典》以黄芩苷为指标成分采用高效液相色谱法进行鉴别和含量测定，要求黄芩苷含量不得少于9.0%。

黄芩苷为淡黄色针状结晶，易溶于 N,N-二甲基甲酰胺、吡啶等碱性溶液，难溶于甲醇、乙醇、丙酮等有机溶剂，几乎不溶于水。

黄芩素为黄色针状结晶，易溶于甲醇、乙醇、丙酮、乙酸乙酯，微溶于三氯甲烷、乙醚，溶于稀氢氧化钠呈绿色。由于黄芩素分子中具有邻三酚羟基结构，性质不稳定，在空气中易被氧化成醌式衍

生物而显绿色，此为炮制或贮存保管不当时黄芩变绿的主要原因。在提取分离时应注意防止酶解和氧化。

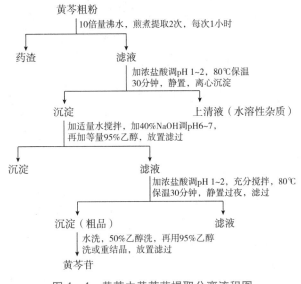

黄芩苷　　　　　　　黄芩素（黄色）　　　　　　绿色

（二）黄芩中黄芩苷的提取分离

1. 工艺流程（图 4-4）

黄芩粗粉
10倍量沸水，煎煮提取2次，每次1小时

药渣　　　　　　滤液
加浓盐酸调pH 1~2，80℃保温
30分钟，静置，离心沉淀

沉淀　　　　　　上清液（水溶性杂质）
加适量水搅拌，加40%NaOH调pH6~7，
再加等量95%乙醇，放置滤过

沉淀　　　　　　滤液
加浓盐酸调pH 1~2，充分搅拌，80℃
保温30分钟，静置过夜，滤过

沉淀（粗品）　　　　滤液
水洗，50%乙醇洗，再用95%乙醇
洗或重结晶，放置滤过

黄芩苷

图 4-4　黄芩中黄芩苷提取分离流程图

2. 流程说明　黄芩苷在植物体内以镁盐形式存在，水溶性较大，用热水提取即可提出。但提取液中水溶性杂质较多，需将提取液酸化，使黄芩苷等沉淀析出。酸化时应注意加热至80℃保温30分钟，使析出的细小沉淀合并成较大颗粒下沉而易于过滤。碱化时要严格控制溶液的 pH < 7，否则会降低黄芩苷的收率。在碱液中加95%乙醇，使含醇量控制在50%左右，可降低杂质的溶解度，使杂质与黄芩苷钠盐分离。

实例四　满山红中黄酮类化学成分的提取分离技术

满山红为杜鹃花科植物兴安杜鹃（*Rhododendron dauricum* L.）的干燥茎叶，又称山石榴、映山红。性寒，味较苦、微辛，具有止咳祛痰的功效，临床用于治疗慢性支气管炎及痰多咳嗽等症，其中杜鹃素是满山红叶治疗气管炎的主要有效成分。

（一）满山红中主要有效成分的结构、理化性质

从满山红叶中已分离出的化学成分主要有杜鹃素、8-去甲基杜鹃素、山柰酚、槲皮素、杨梅素、金丝桃苷、异金丝桃苷及莨菪亭、伞形酮、梫木毒素、牻牛儿醇、薄荷醇、杜松脑和 α、β、γ-桉叶醇，以及鞣质、树脂、酚类等成分。其中杜鹃是满山红叶治疗气管炎的主要有效成分，属黄酮类化合物。《中国药典》以杜鹃素为指标成分对满山红进行含量测定，要求杜鹃素含量不得少于0.08%。

杜鹃素又名法尔杜鹃素，可溶于甲醇、乙醚和稀碱溶液，难溶于水。

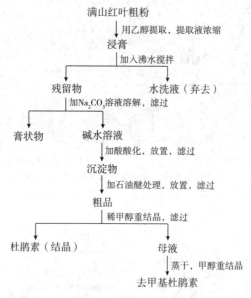

杜鹃素

（二）满山红中杜鹃素的提取分离

1. 工艺流程（图 4-5）

满山红叶粗粉
↓ 用乙醇提取，提取液浓缩
浸膏
↓ 加入沸水搅拌

残留物 ——— 水洗液（弃去）
↓ 加Na₂CO₃溶液溶解，滤过

膏状物 ——— 碱水溶液
↓ 加酸酸化，放置，滤过
沉淀物
↓ 加石油醚处理，放置，滤过
粗品
↓ 稀甲醇重结晶，滤过

杜鹃素（结晶） ——— 母液
↓ 蒸干，甲醇重结晶
去甲基杜鹃素

图 4-5 满山红中杜鹃素提取分离流程图

2. 流程说明 杜鹃素可溶于甲醇、乙醚和稀碱溶液，故可采用乙醇作溶剂回流提取，提取液浓缩后，在浸膏中加入沸水除去水溶性杂质，再利用杜鹃素可溶于稀碱水溶液的性质，用碳酸钠溶液溶解，稀碱水溶液加酸酸化后即可得到杜鹃素。

实例五 葛根中黄酮类化学成分的提取分离技术

葛根为豆科植物野葛 [*Pueraria lobata*（Willd.）Ohwi] 的干燥根，习称野葛，味甘、辛，性凉。具有解肌退热、生津止渴、透疹、升阳止泻、通经活络等作用。用于外感发热头痛、项背强痛、口渴、消渴、麻疹不透、热痢等症。

（一）葛根中主要有效成分的结构、理化性质

葛根中主要黄酮类化合物有葛根素（perarin）、葛根苷（xylopuerarin）、大豆苷（daidzin）、大豆素（daidzein）、大豆素-7,4'-二葡萄糖苷（daidzein-7,4'-diglucoside）、木糖葛根素（perarin-xyloside）等。《中国药典》以葛根素为指标成分对葛根进行含量测定，要求葛根素含量不得少于 2.4%。

葛根素为棱晶，mp. 187℃（分解），易溶于乙醇，不与中性醋酸铅反应生成沉淀。

葛根苷为棱晶，易溶于乙醇。

大豆素为棱晶，mp. 320℃（分解），易溶于乙醇。

大豆苷为针晶，mp. 236~237℃（分解），无荧光，易溶于乙醇。

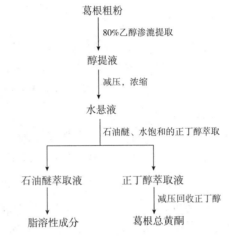

	R_1	R_2	R_3
大豆素	H	H	H
大豆苷	H	glc	H
葛根素	glc	H	H

（二）葛根中总黄酮的提取分离

1. 工艺流程

（1）溶剂萃取法（图4-6）

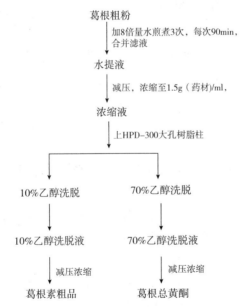

```
                        葛根粗粉
                          │ 80%乙醇渗漉提取
                        醇提液
                          │ 减压，浓缩
                        水悬液
                          │ 石油醚、水饱和的正丁醇萃取
          ┌───────────────┴───────────────┐
      石油醚萃取液                    正丁醇萃取液
          │                              │ 减压回收正丁醇
      脂溶性成分                      葛根总黄酮
```

图4-6 溶剂萃取法提取分离葛根总黄酮流程图

（2）大孔吸附树脂法（图4-7）

```
                        葛根粗粉
                          │ 加8倍量水煎煮3次，每次90min，
                          │ 合并滤液
                        水提液
                          │ 减压，浓缩至1.5g（药材）/ml，
                        浓缩液
                          │ 上HPD-300大孔树脂柱
          ┌───────────────┴───────────────┐
      10%乙醇洗脱                    70%乙醇洗脱
          │                              │
      10%乙醇洗脱液                  70%乙醇洗脱液
          │ 减压浓缩                      │ 减压浓缩
      葛根素粗品                      葛根总黄酮
```

图4-7 大孔吸附树脂法提取分离葛根总黄酮流程图

2. 流程说明　采用溶剂提取法提取葛根粗粉中黄酮类化合物，利用石油醚脱脂，正丁醇萃取得到葛根总黄酮。根据黄酮类化合物性质的不同，采用大孔吸附树脂法，用不同浓度的乙醇洗脱，得到葛根素粗品及葛根总黄酮。

实训四　槐米中芸香苷的提取分离、水解及检识

【实训目的】

1. 能够运用碱溶酸沉法对槐米中的芸香苷进行提取。

2. 能够运用重结晶法精制芸香苷。

3. 学会酸水解法制备槲皮素的操作技术。

4. 学会芸香苷和槲皮素的理化检识和色谱检识操作。

【实训原理】

槐米为豆科植物槐（*Sophora japonica* L.）的干燥花及花蕾。具有凉血止血、清肝泻火的作用。其所含主要化学成分为芸香苷，又称芦丁，在槐米中含量可高达 12% ~ 20%，药理实验证明芸香苷有调节毛细血管渗透性，保持和恢复毛细血管正常弹性的作用，临床上用作毛细血管性止血药，并用于高血压的辅助治疗。以芸香苷为原料可制备槲皮素。

芸香苷为浅黄色粉末或细针状结晶（水），mp. 188 ~ 190℃（无水），mp. 176 ~ 178℃（含 3 分子结晶水）。在冷、热水溶解度不同，冷水（1∶10 000）、沸水（1∶200），可溶于丙酮、乙酸乙酯、吡啶及碱性溶剂中，几乎不溶于苯、乙醚、三氯甲烷及石油醚等溶剂。

槲皮素为黄色针状结晶（稀乙醇），mp. 314℃（分解）。在热乙醇中的溶解度为（1∶23）、冷乙醇中为（1∶290），可溶于甲醇、丙酮、乙酸乙酯、冰醋酸及吡啶等溶剂，不溶于水、苯、乙醚、三氯甲烷及石油醚等。

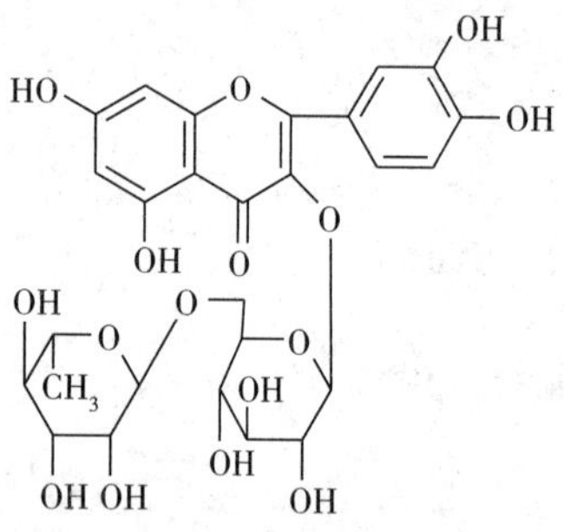

芸香苷 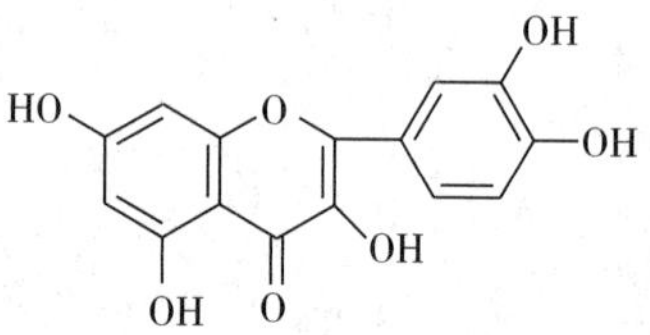　　　　　　　　　　　　　　　槲皮素

利用芸香苷分子结构中含有多个酚羟基，显弱酸性，能与碱作用生成盐而溶于碱水，加酸酸化后又能沉淀析出的性质，采用碱溶酸沉法进行提取。

利用芸香苷在热水中溶解度大，在冷水中溶解度小的性质，用水作溶剂进行重结晶精制。

利用芸香苷结构中具有苷键，能被酸水解生成苷元槲皮素和葡萄糖、鼠李糖的性质，用 2% 稀硫酸作溶剂进行水解。

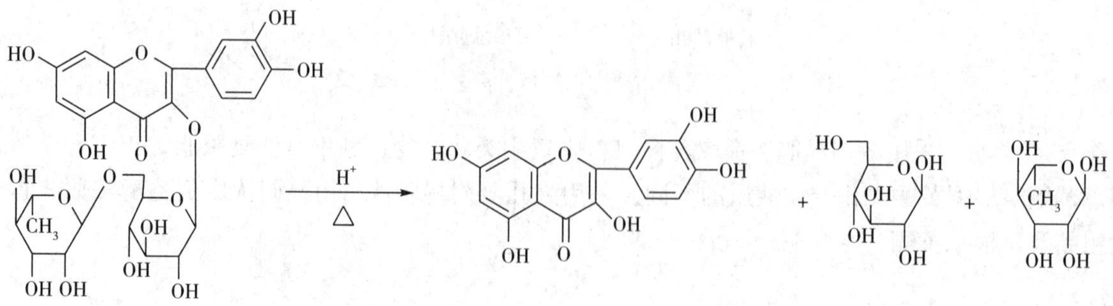

【实训仪器与试药】

1. 仪器 烧杯、电热套、冷凝管、圆底烧瓶、滤纸、广泛 pH 试纸、聚酰胺薄膜、中速层析滤纸（4cm×15cm）、试管、滴管。

2. 试药 槐米、石灰乳、0.4% 硼砂水溶液、浓盐酸、正丁醇、醋酸、氨水、乙醇、活性炭、70% 乙醇、1% 氢氧化钠溶液、1% 三氯化铝乙醇溶液、2% 三氯化铁溶液、10% α-萘酚乙醇溶液、浓硫酸、2% 硫酸溶液、葡萄糖标准品、鼠李糖标准品、芸香苷标准品、槲皮素标准品、氢氧化钡、氨制硝酸银试液。

【实训操作】

（一）芸香苷的提取

称取槐米20g（压碎）于烧杯中，加0.4% 硼砂水溶液200ml，在搅拌下加石灰乳调节 pH 8~9，加热煮沸20分钟，随时补充失去的水分和保持 pH 8~9，倾出上清液，用纱布趁热过滤，滤渣同样操作再提取一次，过滤，合并两次滤液，放冷，用盐酸调节 pH 3~4，放置析晶，待全部结晶析出后，抽滤，用蒸馏水洗涤结晶，抽干，室温干燥，得芸香苷粗品，称重，计算收得率。

（二）芸香苷的精制

称取粗品芸香苷2g，充分研细后置于烧杯加蒸馏水400ml，煮沸至芸香苷全部溶解，趁热抽滤，滤液放置析晶，得芸香苷精制品，再将其于60~70℃下干燥，称重，计算收得率。

（三）芸香苷的水解

取芸香苷1g，研细后置于圆底烧瓶中，加入2% 硫酸水溶液80ml，加热微沸30分钟，待出现的鲜黄色沉淀不再增加为止，放冷，抽滤，保存滤液作为制备糖的色谱检识供试液，沉淀物用纯化水洗至中性，晾干，得槲皮素粗品。再用70% 乙醇重结晶得黄色小针状槲皮素结晶，晾干，称重，计算收得率。

（四）芸香苷和槲皮素的检识

1. 化学检识

（1）盐酸-镁粉反应 分别取芸香苷和槲皮素少许，分别用1~2ml 乙醇水浴微热溶解，加入镁粉适量，浓盐酸数滴，观察并记录实验现象。

（2）三氯化铝反应 将芸香苷和槲皮素的乙醇溶液分别点在滤纸片上，滴加1% 三氯化铝乙醇溶液1滴，于紫外灯下观察荧光，并记录实验现象。

（3）三氯化铁反应 将样品溶液1ml，加入1~2滴2% 三氯化铁溶液，观察并记录实验现象。

（4）Molisch 反应（α-萘酚-浓硫酸试验） 取芸香苷和槲皮素少许，分别用1~2ml 乙醇溶解，加10% α-萘酚乙醇溶液1ml，振摇后倾斜试管，沿试管壁缓缓加入约1ml 浓硫酸，静置，观察两液界面颜色变化，并记录实验现象。

2. 色谱检识

（1）芸香苷和槲皮素的聚酰胺色谱

色谱材料：聚酰胺薄膜。

展开剂：乙醇-水（7∶3）。

供试品：自制芸香苷的乙醇溶液；自制槲皮素乙醇溶液。

对照品：1% 芸香苷标准品乙醇溶液；1% 槲皮素标准品乙醇溶液。

显色剂：置日光及紫外光灯（365nm）下观察色斑颜色，再喷洒1% 三氯化铝试剂。

观察记录：记录图谱及斑点颜色，分别计算各斑点的 R_f 值。

（2）糖的纸色谱检识

色谱材料：中速色谱滤纸（4cm×15cm）。

展开剂：正丁醇－醋酸－水（4∶1∶5 上层，BAW）。

供试品：取水解芸香苷之后的滤液，置水浴上加热，在搅拌下加适量氢氧化钡细粉调至中性（pH 7），过滤，滤除沉淀物，滤液浓缩至 1ml 左右，放冷后供纸色谱点样用。

对照品：1% 葡萄糖对照品溶液；1% 鼠李糖对照品溶液。

显色剂：①喷氨制硝酸银试液后，加热，出现棕褐色斑点。②喷苯胺－邻苯二甲酸试剂，于 105℃ 加热 10 分钟，显棕色或棕红色斑点。

观察记录：记录图谱及斑点颜色，分别计算各斑点 R_f 值。

【实训注意】

1. 提取芸香苷时加入硼砂的目的是为了保护结构中的邻二酚羟基不被氧化，并使邻二酚羟基不与钙离子络合（因钙盐络合物不溶于水），使芸香苷不受损失，提高产率。

2. 加入石灰乳既可以调节提取液的 pH 值，使提取过程在碱性条件下进行，又可以与槐米中共存的多糖类成分（黏液汁、果胶等）生成钙盐沉淀而使之除去。实验过程中应严格控制溶液的 pH 值和加热煮沸的时间，以保证产率。

3. 用浓盐酸酸化时，调节溶液 pH 值不能过低（一般为 pH 3～4），否则会使析出的芸香苷沉淀与酸生成鉎盐而重新溶解，使收率下降。

4. 芸香苷的提取方法除了碱溶酸沉法外，还可以利用芸香苷在热水中溶解度大，在冷水中溶解度小的性质，用沸水为溶剂进行提取，提取液放冷即得芸香苷粗品。也可用乙醇或甲醇为溶剂用回流法提取，提取液回收溶剂后所得的浸膏，经除去脂溶性杂质后，纯化水洗涤，过滤，沉淀物干燥即得芸香苷。

5. 槲皮素以乙醇重结晶时，如所用的乙醇浓度过高（90% 以上），一般不易析出结晶。此时可在乙醇溶液中滴加适量纯化水，使呈微浊状态，放置，槲皮素即可析出。

【实训思考】

1. 试述从槐米中提取、精制芸香苷的方法及原理。

2. 用碱溶酸沉法提取芸香苷为什么用石灰乳而不用氢氧化钠调节溶液的 pH 值？

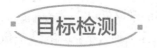

目标检测

答案解析

一、选择题

（一）单项选择题

1. 黄酮类化合物的基本骨架为（　　）

    A. $C_6-C_6-C_3$　　　　　　　　B. $C_6-C_6-C_6$　　　　　　　　C. $C_3-C_6-C_3$

    D. $C_6-C_3-C_3$　　　　　　　　E. $C_6-C_3-C_6$

2. 下列化合物与 $NaBH_4$ 反应生成紫色～紫红色的是（　　）

    A. 黄酮醇类　　　　　　　　B. 黄酮类　　　　　　　　C. 二氢黄酮类

    D. 异黄酮　　　　　　　　E. 查尔酮

3. 能溶解在 5% $NaHCO_3$ 水溶液中的化合物是（　　）

A. 3,5,7-三羟基黄酮　　　　B. 7,4′-二羟基黄酮　　　　C. 3,6-二羟基花色素

D. 5-羟基异黄酮　　　　　　E. 3-羟基异黄酮

4. 鉴别中药中黄酮类化合物最常用的显色反应是（　　）

A. 四氢硼钠反应　　　　　　B. 三氯化铝反应　　　　　C. 三氯化铁反应

D. 盐酸-镁粉反应　　　　　 E. 二氯氧锆反应

5. 碱溶酸沉法提取芸香苷，用石灰乳调 pH 值时，应调至（　　）

A. pH 6~7　　　　　　　　　B. pH 7~8　　　　　　　　C. pH 8~9

D. pH 9~10　　　　　　　　 E. pH 10~12

6. 存在于葛根中具有增加冠脉流量、改善微循环等作用的成分属于（　　）

A. 黄酮　　　　　　　　　　B. 黄酮醇　　　　　　　　C. 二氢黄酮

D. 异黄酮　　　　　　　　　E. 黄烷醇

7. 含双黄酮类化合物，具有扩张血管，增加冠脉及脑血管流量，降低血黏度等功效的药材是（　　）

A. 黄芩　　　　　　　　　　B. 槐米　　　　　　　　　C. 银杏

D. 满山红　　　　　　　　　E. 陈皮

8.《中国药典》收载的中药满山红是以（　　）为指标成分进行质量控制

A. 杜鹃素　　　　　　　　　B. 芦丁　　　　　　　　　C. 杨梅素

D. 山奈酚　　　　　　　　　E. 槲皮素

9. 色原酮环 C_2、C_3 间为单键，B 环连接在 C_2 位的黄酮类化合物是（　　）

A. 黄酮醇　　　　　　　　　B. 异黄酮　　　　　　　　C. 查耳酮

D. 二氢黄酮　　　　　　　　E. 黄烷醇

10. 槲皮素属于（　　）类化合物

A. 黄酮　　　　　　　　　　B. 黄酮醇　　　　　　　　C. 二氢黄酮

D. 查耳酮　　　　　　　　　E. 异黄酮

（二）多项选择题

11. 具有旋光性的黄酮苷元有（　　）

A. 黄酮　　　　　　　　　　B. 二氢黄酮醇　　　　　　C. 查耳酮

D. 黄烷醇　　　　　　　　　E. 二氢黄酮

12. 黄酮苷类化合物常用的提取方法有（　　）

A. 碱溶解酸沉淀法　　　　　B. 乙醇提取法　　　　　　C. 水蒸气蒸馏法

D. 沸水提取法　　　　　　　E. 酸提取碱沉淀法

13. 以黄酮类化合物为主要有效成分的中药有（　　）

A. 黄连　　　　　　　　　　B. 槐米　　　　　　　　　C. 大黄

D. 银杏　　　　　　　　　　E. 薄荷

14. 下列属于黄酮醇类化合物的是（　　）

A. 槲皮素　　　　　　　　　B. 山奈酚　　　　　　　　C. 芦丁

D. 木犀草素　　　　　　　　E. 芹菜素

15. 槲皮素的检识反应有（　　）

A. 盐酸-镁粉反应　　　　　 B. 四氢硼钠反应　　　　　C. 三氯化铁反应

D. α-萘酚-浓硫酸反应　　　 E. 三氯化铝反应

二、名词解释

1. 黄酮类化合物

2. 交叉共轭体系

三、问答题

1. 采用碱溶酸成法提取黄酮类化合物的原理是什么？

2. 如何检识药材中含有黄酮类化合物？

（张建海）

书网融合……

重点回顾　　　微课　　　习题

第五章　醌类化合物的提取分离技术

<table>
<tr><td rowspan="7">学习目标</td><td>知识目标：</td></tr>
<tr><td>1. 掌握　醌类化合物结构与分类、理化性质、提取分离及检识。</td></tr>
<tr><td>2. 熟悉　醌类化合物的应用；常用含醌类化合物中药的质量控制成分。</td></tr>
<tr><td>3. 了解　醌类化合物的生物活性及分布。</td></tr>
<tr><td>技能目标：
学会常用中药中醌类化合物的提取分离及检识技术。</td></tr>
<tr><td>素质目标：</td></tr>
<tr><td>具备科学严谨的作风；独立思考的能力；建立药品质量安全意识及培养开拓创新的精神。</td></tr>
</table>

导学情景

情景描述： 70多岁的王大爷最近经常便秘，而且肚子胀气，断断续续已经一两个月了，对生活造成了不少困扰。为此他去社区医院就诊，检查后，接诊医生为他开了3天药量的处方，番泻叶每天1次，每次10g，并建议他多吃水果蔬菜。

情景分析： 便秘是常见病，其发病机制很复杂，临床大多服用泻药对症处理。

讨论： 王大爷患了什么疾病？一般使用哪些中药治疗？

学前导语： 日常生活中常用的中药类泻药多含蒽醌类化合物，如大黄、芦荟、番泻叶等。那么蒽醌类化合物有什么样的结构，理化性质如何，怎样提取分离得到？

醌类（quinones）化合物是中药中一类具有醌式结构的化学成分，主要分为苯醌、萘醌、菲醌和蒽醌四种类型，其中以蒽醌及其衍生物尤为重要。

醌类化合物在高等植物中分布比较广泛，如蓼科的大黄、何首乌、虎杖，豆科的决明子、番泻叶，百合科的芦荟，唇形科的丹参，茜草科的茜草，紫草科的紫草等，均含有醌类化合物。除高等植物外，醌类化合物在一些低等植物如地衣类、藻类及菌类中也有存在。醌类化合物多数存在于植物的根、皮、叶和心材中，也存在于植物的茎、果实和种子中。

醌类化合物的生物活性是多方面的，如大黄中游离羟基类化合物具有抗菌作用，大黄和番泻叶中的番泻苷类化合物具有较强的致泻作用，茜草中的茜草素类成分具有止血作用，紫草中的萘醌类成分具有抗菌、抗病毒及止血作用，丹参中丹参醌类具有扩张冠状动脉的作用，用于治疗冠心病、心肌梗死等。此外，醌类化合物还具有抗氧化、驱绦虫、解痉、利尿、利胆、镇咳、平喘等作用。

看一看

醌类化合物的生物合成途径

醌类化合物的生源合成通过乙酰-丙二酸（acetae-malonate）、莽草酸-琥珀酰苯甲酸（shikimic acid-succinoylbenzoic acid）、芳香氨基酸等多种途径实现。如乙酰-丙二酸途径（AA-MA途径）能生成脂肪酸、酚类、醌类等成分。

PPT

第一节 醌类化合物的结构与分类

一、苯醌类

苯醌类（benzoquinones）化合物从结构上分为对苯醌和邻苯醌两大类。邻苯醌结构不稳定，故中药中存在的苯醌类化合物多为对苯醌的衍生物，其结构中常有—OH、—CH$_3$、—OCH$_3$或其他烃基侧链等取代基。

对苯醌　　　　　　邻苯醌

苯醌类化合物在高等植物和低等植物中均有分布，如中药凤眼草果实中的2,6-二甲氧基对苯醌，具有较强的抗菌作用；白花酸藤果以及矩叶酸藤果果实中分离得到的信筒子醌（embelin），具有驱虫作用。

2,6-二甲氧基对苯醌　　　　　　信筒子醌

广泛存在于自然界中包括微生物、高等植物和动物体内的泛醌类（ubiquinones）是生物氧化反应中的一类辅酶，又称辅酶Q类（coenzymes Q），是自然界中广泛存在的脂溶性醌类化合物。自然界中存在的是辅酶Q$_6$～Q$_{10}$，其中辅酶Q$_{10}$（$n=10$）已用于治疗心脏病、高血压及癌症。

辅酶Q$_{10}$（$n=10$）

二、萘醌类

萘醌类（naphthoquinones）化合物分为 α-(1,4)、β-(1,2) 及 amphi-(2,6) 三种类型。天然存在的多为 α-萘醌类衍生物，它们多为橙黄色或橙红色结晶，少数呈紫色。

α-(1,4)萘醌　　　　β-(1,2)萘醌　　　　amphi-(2,6)萘醌

萘醌类化合物在高等植物和低等植物中均有分布，多具有显著的生物活性。如胡桃叶及其未成熟果实中的胡桃醌（juglone）具有抗菌、抗癌及中枢神经镇静作用；中药紫草及软紫草中分离得到的一系列紫草素及异紫草素衍生物，具有止血、抗炎、抗菌、抗病毒及抗癌作用，《中国药典》采用紫外分

光光度法测定紫草药材中羟基萘醌总含量，以左旋紫草素计，不得少于 0.80%；维生素 K 类化合物具有促血液凝固作用，可用于新生儿出血、肝硬化及闭塞性黄疸出血等症，如自然界中广泛存在的维生素 K_1 和维生素 K_2 类。

胡桃醌

紫草素 R= ⋯ OH

异紫草素 R= ◀ OH

维生素 K_1　R=

维生素 K_2 类　R=

三、菲醌类

菲醌类（phenanthraquinones）化合物分为邻菲醌、对菲醌两种类型。邻菲醌有 Ⅰ 和 Ⅱ 两种形式。

邻菲醌（Ⅰ）　　　　邻菲醌（Ⅱ）　　　　对菲醌

菲醌类化合物主要分布在唇形科、兰科、豆科、使君子科等高等植物中，尤其是唇形科的鼠尾草属、香茶菜属较普遍，在地衣中也有存在。常用中药丹参系鼠尾草属植物，从其根中分离得到数十种具有抗菌及扩张冠状动脉作用的邻菲醌类和对菲醌类化合物，如丹参酮Ⅰ、丹参酮Ⅱ_A、隐丹参酮、丹酚新醌 A、丹酚新醌 B、丹酚新醌 C 等。《中国药典》采用高效液相色谱法测定丹参药材中丹参酮Ⅱ_A、丹酚酸 B 含量，要求丹参酮Ⅰ、丹参酮Ⅱ_A、隐丹参酮的总量不得少于 0.25%，丹酚酸 B 不得少于 3.0%。丹参醌类成分具有抗菌、扩张冠状动脉作用。近年开发的丹参注射液是以丹参中水溶性成分为主的制剂，丹参滴丸则是以脂溶性丹参酮为主的制剂。

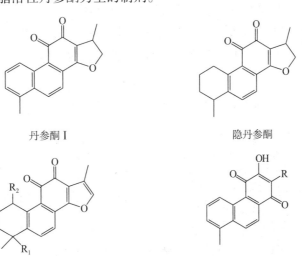

丹参酮Ⅰ　　　　　　　隐丹参酮

丹参酮Ⅱ_A	R_1=CH_3	R_2=H
丹参酮Ⅱ_B	R_1=CH_2OH	R_2=H
羟基丹参酮Ⅱ_A	R_1=CH_3	R_2=OH
丹参酸甲酯	R_1=COOCH_3	R_2=H

丹参新醌A	R=CH(CH_3)CH_2OH
丹参新醌B	R=CH(CH_3)_2
丹参新醌C	R=CH_3

丹参为常用中药，始见于《神农本草经》，被列为上品，早在 2000 年前已被应用，历代本草古籍对其均有收录。其味苦，微寒，入心、肝经。具有通经止痛、活血祛瘀、清心除烦、凉血消痈的功效。现代药理研究表明丹参能改善血液循环，提高机体耐缺氧能力，具有扩张冠状动脉、抗凝血、降血脂等药理作用，临床上用于治疗冠心病、心绞痛、脑动脉粥样硬化、缺血型中风、脑血栓形成等。丹参中主要含菲醌类化合物如丹酚酸类、丹参酮类以及挥发油等成分。丹参对心脑血管的保护作用一直是研究热点。复方丹参滴丸是以丹参为主药的一种中药制剂，是全球首例进行了美国 FDAⅢ 期随机、双盲、国际多中心大规模临床试验的复方中药制剂和中国原创新药。2018 年 9 月，复方丹参滴丸在美国获得销售许可权。复方丹参滴丸 23 年的国际化历经之路犹如中医药在改革开放中探索前行的缩影。

四、蒽醌类

蒽醌类（anthraquinones）化合物可分为单蒽核和双蒽核两大类，包括蒽醌衍生物及其不同程度的还原产物，如蒽酚、蒽酮、氧化蒽酚及蒽酮二聚体等，是醌类中数量最多的一类化合物，也是一种重要的天然色素。

蒽醌类化合物在植物界分布广泛，主要存在于高等植物中，如蓼科、鼠李科、茜草科、豆科、玄参科、百合科、紫葳科、马鞭草科等，在真菌、地衣和动物中也有发现。常分布于植物的根、皮、叶及心材中。常见含蒽醌类的中药有大黄、何首乌、虎杖、决明子、芦荟、番泻叶、茜草等。此类化合物是一类重要的活性成分，具有泻下、抑菌、利尿、止血、抗癌等作用。

（一）单蒽核类

1. 蒽醌及其苷类 天然蒽醌以 9,10-蒽醌最为常见，其基本母核为：

1,4,5,8位为α位

2,3,6,7位为β位

9,10位为meso位（又称中位）

天然蒽醌类化合物主要以游离蒽醌及蒽醌苷的形式存在于植物体内。在蒽醌母核上常有羟基、羟甲基、甲氧基和羧基取代，其中以羟基蒽醌类化合物为主。根据羟基在蒽醌母核上的分布情况，可将羟基蒽醌衍生物分为以下两种类型。

（1）**大黄素型** 该类化合物的特点是羟基分布在两侧的苯环上，多数呈黄色。中药大黄中的主要蒽醌衍生物多属大黄素型，其蒽醌衍生物多与葡萄糖结合成苷存在，且多为单糖苷和双糖苷。从大黄中分离得到蒽醌、二蒽酮、芪、苯丁酮、单宁等化合物，其中蒽醌类及其衍生物含量为 3%～5%，分为游离型与结合型，游离型包括大黄酚、大黄素、大黄素甲醚、芦荟大黄素、大黄酸等。结合型包括大黄酚-8-O-β-D-葡萄糖苷、大黄酚-8-O-β-D-龙胆双糖苷。《中国药典》以总蒽醌和游离蒽醌为指标成分，采用高效液相色谱法测定大黄药材和饮片中芦荟大黄素、大黄酸、大黄素、大黄酚和大黄素甲醚等总蒽醌的含量，要求药材总蒽醌不得少于 1.5%，游离蒽醌不得少于 0.2%。

大黄酚（chrysophanol）	$R_1=CH_3$	$R_2=H$
大黄素（emodin）	$R_1=CH_3$	$R_2=OH$
大黄素甲醚（physcion）	$R_1=CH_3$	$R_2=OCH_3$
芦荟大黄素（aloe-emodion）	$R_1=H$	$R_2=CH_2OH$
大黄酸（rhein）	$R_1=H$	$R_2=COOH$

大黄酚-8-O-β-D-葡萄糖苷　　　　大黄酚-8-O-β-D-龙胆双糖苷

（2）茜草素型　该类化合物的特点是羟基分布在一侧的苯环上，多为橙黄色至橙红色。中药茜草中的主要羟基蒽醌衍生物多属此类型，具有抗菌、抗炎作用。茜草中除含有游离蒽醌外，还有连木糖或葡萄糖的单糖苷和双糖苷类衍生物。

茜草素（alizarin）	$R_1=H$	$R_2=H$
羟基茜草素（purpurin）	$R_1=H$	$R_2=OH$
伪羟基茜草素（pseudopurpurin）	$R_1=COOH$	$R_2=OH$

2. 蒽酚（或蒽酮）衍生物　蒽醌类化合物在酸性介质中可被还原，生成蒽酚及其互变异构体蒽酮，蒽酚或蒽酮又可氧化成蒽醌。

蒽酚（或蒽酮）的羟基衍生物一般存在于新鲜植物中，该类成分可以慢慢被氧化成蒽醌类成分。例如在新鲜的中药大黄、虎杖根中同时含有羟基蒽醌类衍生物和蒽酚、蒽酮的羟基衍生物，但加工贮存两年以上基本检识不到蒽酚、蒽酮类化合物。

👁 看一看

大黄为什么要久放才能用？

蒽酚、蒽酮衍生物多存在于新鲜植物中，该类成分对黏膜有很强的刺激性，内服可引起剧烈呕吐等不良反应。但蒽酚、蒽酮不稳定，受光线、空气和温度的影响易氧化成蒽醌，因此新鲜大黄可储存一至两年，至药材中只有微量蒽酚、蒽酮类才可供药用。

如果蒽酚类衍生物的 *meso*-位羟基与糖缩合成苷时，其性质比较稳定，只有经过水解除去糖才能被氧化转变成蒽醌类衍生物。羟基蒽酚类化合物对真菌具有较强的杀灭作用，是治疗皮肤病有效的外用药，如柯桠素（chrysarobin）治疗疥癣等症效果较好。

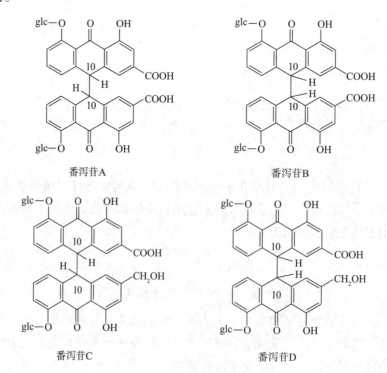

柯桠素

自然界中还有少量蒽酮衍生物存在，芦荟为百合科植物库拉索芦荟叶汁经浓缩的干燥品，主要活性成分是羟基蒽酮类衍生物，味苦、性寒，具有泻下通便、清肝泻火、杀虫的功效，用于热结便秘、惊痫抽搐等病症，其中泻下的主要有效成分为芦荟苷（barbaloin）属于碳苷类化合物。《中国药典》以芦荟苷为指标成分进行含量测定，要求芦荟苷含量不得少于 16.0%。

芦荟苷

（二）双蒽核类

1. 二蒽酮类 二蒽酮类成分可以看成是两分子的蒽酮通过碳-碳键连接而成的化合物，多为 C_{10}-$C_{10'}$ 结合。如大黄及番泻叶中致泻的主要有效成分番泻苷 A、B、C、D（sennoside A、B、C、D）等皆为二蒽酮类衍生物。

番泻苷A

番泻苷B

番泻苷C

番泻苷D

二蒽酮类化合物的 C_{10}-$C_{10'}$ 键易于断裂生成相应的蒽酮类化合物。如大黄及番泻叶中含有的番泻苷 A，其致泻作用是因其在肠内转变为大黄酸蒽酮而发挥作用。

番泻苷A　　　　　　　　　　　　大黄酸蒽酮

? 想一想

大黄中的番泻苷 A 是如何发挥致泻作用的？

答案解析

2. 二蒽醌类　蒽醌类脱氢缩合或二蒽酮类氧化均可形成二蒽醌类。脱氢的位置和数目不同产生出不同形式的二聚体产物，以单键相连的形式为多。如存在于豆科决明属植物中的山扁豆双醌（cassiamine）；黄色霉素（luteoskyrin）存在于变质大米中，微量可引起肝硬化。

山扁豆双醌　　　　　　　　　　　黄色霉素

第二节　醌类化合物的理化性质

PPT

一、性状

　　天然醌类化合物往往呈一定颜色，其颜色与母核上酚羟基的数目有关。取代基的助色团越多，颜色也随之加深，呈现黄、橙、棕红色以至紫红色等。苯醌和萘醌多以游离态存在，较易结晶。蒽醌类化合物多为黄色至橙红色固体，有一定的熔点。游离蒽醌多有完好的结晶形状，多数蒽醌苷较难得到完好的结晶体。蒽醌类化合物一般都具荧光，并随 pH 变化而显示不同颜色。

二、升华性

　　小分子的苯醌和萘醌类具有挥发性，能随水蒸气蒸馏。游离蒽醌一般具有升华性，常用于鉴别，常压下加热可升华而不分解，能随水蒸气蒸馏，此性质常用于对此类成分的提取和纯化。

三、溶解性

　　游离醌类苷元的极性较小，易溶于甲醇、乙醇、苯、乙醚和三氯甲烷等有机溶剂，难溶于水。与糖结合成苷后极性增大，易溶于乙醇、甲醇，可溶于热水，但在冷水中的溶解度降低，不溶或难溶于苯、乙醚和三氯甲烷等亲脂性有机溶剂。蒽醌的碳苷难溶于水及常见的有机溶剂，易溶于吡啶。羟基蒽醌苷及苷元因具有酚羟基，可溶于碱性溶液中，加酸酸化后又可析出沉淀，这一性质可用于提取分离。有些醌类化合物不稳定，应注意避光处理或保存。

四、酸碱性

（一）酸性

醌类化合物多数含有酚羟基，少数含有羧基，呈一定的酸性，可在碱性水溶液中成盐溶解，加酸酸化后转为游离态而从水中沉淀析出，即碱溶酸沉法。

醌类化合物酸性强弱与分子中是否存在羧基、酚羟基的数目及结合位置有关。

1. 含有羧基的醌类化合物酸性较强。2-羟基苯醌或在萘醌的醌核上有羟基时，实际上为插烯酸结构，由于受到邻近醌式羰基的影响表现出与羧基相似的酸性。能溶于 $NaHCO_3$ 水溶液中。

2. 萘醌及蒽醌苯环上的 β-羟基的酸性强于 α-羟基的酸性。由于 β-羟基受羰基吸电子作用影响，使羟基上氧原子的电子云密度降低，对质子的吸引力降低，质子解离度增大，因此酸性较强。而 α-羟基蒽醌中 α-羟基和相邻的羰基容易形成分子内氢键，降低质子的解离度，而使酸性减弱。含 β-羟基的蒽醌可溶于碳酸钠溶液，而含 α-羟基的蒽醌不溶于碳酸氢钠溶液，只能溶于氢氧化钠溶液中。

β-羟基蒽醌 　　　　　　　　　　　　　　α-羟基蒽醌

3. 酚羟基数目增多则酸性越强，但与位置有关。无论 α 位或 β 位，随着羟基数目的增加，其酸性都有一定程度的增加。但酚羟基若形成分子内氢键，则酸性下降。如 1,5 与 1,4-二羟基蒽醌上的酚羟基各自均能与不同羰基氧形成分子内氢键，而 1,8-二羟基蒽醌上的两个酚羟基只能与同一羰基形成分子内氢键，因此 1,5 或 1,4-二羟基蒽醌的酸性要小于 1,8-二羟基蒽醌；1,2-二羟基蒽醌由于在分子内形成连续氢键，尽管其羟基数目多于 β-羟基蒽醌，但其酸性要小于 β-羟基蒽醌。

β-羟基蒽醌 　　　1,2-二羟基蒽醌 　　　1,8-二羟基蒽醌 　　　1,5-二羟基蒽醌

根据醌类酸性强弱的差别，可用碱梯度萃取法进行分离。即根据醌类化合物的酸性强弱不同，依次采用不同碱度的碱水萃取，即 pH 梯度萃取法。以游离蒽醌类化合物为例，其酸性强弱排序为：含 —COOH > 含两个以上 β-OH > 含一个 β-OH > 含两个以上 α-OH > 含一个 α-OH，故可从有机溶剂中依次用 5% $NaHCO_3$、5% Na_2CO_3、1% $NaOH$ 及 5% $NaOH$ 水溶液进行梯度萃取，从而达到分离的目的。

（二）碱性

由于羰基上氧原子的存在，蒽醌类化合物也具有微弱的碱性，能溶于浓硫酸生成𬭩盐，再转成阳碳离子，同时颜色显著加深，羟基蒽醌在浓硫酸中一般呈红色至红紫色。如大黄酚为暗黄色，溶于浓

硫酸变为红色，大黄素则由橙红变为红色，生成的锌盐不稳定，加水即分解，颜色褪去。

五、显色反应 📱微课5

醌类化合物的颜色反应主要基于其氧化还原性质以及分子中酚羟基的性质。

（一）Feigl 反应

醌类衍生物在碱性条件下经加热能迅速与醛类及邻二硝基苯反应，生成紫色化合物。反应机制如下：

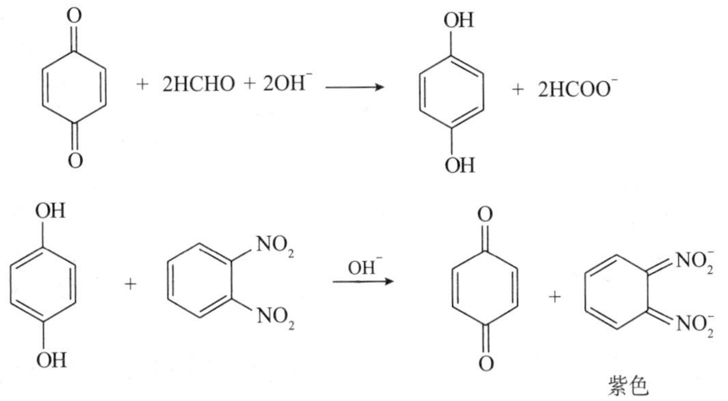

醌类化合物在反应前后无变化，仅起到传递电子的媒介作用。醌类成分含量越高，反应速度也就越快。实验时可取醌类化合物的水或苯溶液 1 滴，加入 25% Na_2CO_3 水溶液、4% 甲醛水溶液及 5% 邻二硝基苯的苯溶液各 1 滴，混合后置水浴上加热，在几分钟内即产生紫色。

（二）无色亚甲蓝显色反应

无色亚甲蓝溶液是检测苯醌类及萘醌类的专用显色剂，含有苯醌或萘醌的样品显色后在白色背景上呈现出蓝色斑点，可与蒽醌类化合物区别。此反应可在 PC 和 TLC 上进行，呈蓝色斑点。

无色亚甲蓝溶液的配制方法为将亚甲蓝 100mg 溶于乙醇 100ml 中，加入冰醋酸 1ml 及锌粉 1g，缓缓振摇至蓝色消失后备用。

（三）碱液反应（Bornträger 反应）

羟基醌类在碱性溶液中颜色改变并加深，多呈橙色、红色、紫红色及蓝色。例如羟基蒽醌类化合物遇碱显红色~紫红色的反应，称为 Bornträger 反应。反应机制如下：

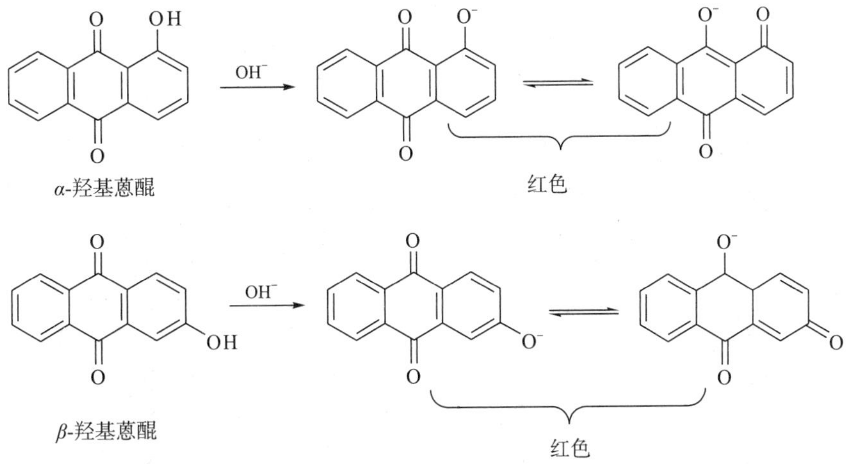

该显色反应与形成共轭体系的酚羟基及羰基有关，酚羟基在碱性溶液中形成酚氧负离子，氧原子的电子在共轭效应影响下转移到羰基氧原子上，形成新的共轭体系，发生颜色变化。此方法是检识中药中羟基蒽醌类成分存在的最常用方法之一。但羟基蒽酚、蒽酮、二蒽酮类化合物遇碱呈黄色，且往

往带有绿色荧光，只有将它们氧化成蒽醌后才显特征颜色。

本反应检查中药中是否含蒽醌类成分时，可取药材粉末约0.1g，加10%硫酸水溶液5ml，置水浴上加热2~10分钟，冷却后加2ml乙醚振摇，静置分取醚层溶液，加入1ml 5%氢氧化钠水溶液，振摇，如有羟基蒽醌存在，醚层则由黄色褪为无色，而水层则显红色。

练一练5-1

检查中草药中是否有羟基蒽醌类成分，常用试剂是（ ）

A. 盐酸 – 镁粉　　　　　　　　B. 对亚硝基二甲苯胺

C. 5%氢氧化钠水溶液　　　　　D. 醋酸镁

E. 碘化铋钾

答案解析

（四）与活性次甲基试剂反应（Kesting–Craven 法）

当苯醌和萘醌的醌环上有未被取代的位置时，在碱性条件下与一些含活性次甲基试剂（如乙酰乙酸乙酯、丙二酸酯、丙二腈）的醇溶液反应，生成蓝绿色或蓝紫色化合物。以苯醌与丙二酸酯反应为例，反应时丙二酸酯先与醌核生成产物（1），再进一步经电子转移生成产物（2）而显色。

（1）　　　　　　　　　　　　　　　（2）

萘醌的苯环上如有羟基取代，此反应将减慢或不反应。蒽醌类化合物因醌环两侧有苯环，故不发生该反应，可加以区别。

（五）与金属离子的反应

蒽醌类化合物中如果有α-酚羟基或邻二酚羟基结构时，则可与Pb^{2+}、Mg^{2+}等金属离子形成配合物。以醋酸镁为例，羟基蒽醌类化合物能与0.5%醋酸镁甲醇或乙醇溶液生成稳定橙黄色、橙红色、紫色、紫红色、蓝色等，反应很灵敏，生成的颜色随分子中羟基的位置而有所不同，可借以帮助识别羟基在蒽醌环中的结合位置，并可作为蒽醌类成分色谱显色、定性定量之用，生成产物可能具有以下结构：

蒽醌镁络合物（蓝色）　　　　　　　　　　　蒽醌镁络合物（橙色）

（六）对亚硝基 – 二甲苯胺反应

蒽酮类化合物尤其是1,8-二羟基蒽酮衍生物，其羰基对位亚甲基上的氢很活泼，可与0.1%对亚硝

基 – 二甲苯胺吡啶溶液反应缩合而成共轭体系较长的化合物，呈现各种颜色，如紫色、绿色、蓝色、灰色等。缩合物的颜色随分子结构不同而异，如1,8-二羟基蒽酮类均为绿色。据此可用于蒽酮类化合物的鉴定。

第三节 醌类化合物的提取与分离

由于醌类化合物在植物体内存在形式的多样性、复杂性，以及各种类型之间在极性和溶解度上的差异，其提取分离方法也是多种多样的。

一、提取

醌类化合物在植物体内常以游离苷元及苷的形式存在，故需根据其性质的不同选择不同的提取方法。

（一）有机溶剂提取法

游离的醌类化合物一般极性较小，可采用极性较小的有机溶剂提取，如三氯甲烷、乙醚等。以乙醇或甲醇为溶剂提取时，醌苷和苷元均可被提取出来。

一般常选甲醇、乙醇作为提取溶剂，可以提取药材中不同类型、性质互异的醌类成分，总提取物再进行下一步纯化与分离，可得到不同类型的醌类化合物。

对含脂质较多的药材应先脱脂再提取；对含糖量较高的药材应避免升温过高；对于苷的提取应尽量避免酶、酸和碱的作用，防止被水解；对于游离的多羟基醌类或含有羧基的醌类化合物，应先考虑它们的存在形式，如果以盐的形式存在于药材中，难以被有机溶剂溶出，提取前应先酸化为游离态，再用醇提取。

（二）碱溶酸沉法

多数天然醌类化合物含有酚羟基或羧基，具有一定酸性，可与碱成盐而溶于水溶液中，可直接用碱水溶液提取。碱提取液也可先用乙醚等溶剂萃取，除去脂溶性杂质，然后酸化使之游离析出，即碱溶酸沉法。也可先用酸性溶液处理，使醌类成分充分游离后再用有机溶剂提取，使用这种方法时注意pH的范围，避免某些醌类化合物结构改变。

（三）水蒸气蒸馏法

一些相对分子量小的具有挥发性的苯醌及萘醌类化合物可用水蒸气蒸馏法提取。

（四）其他方法

近年来超临界流体萃取法、超声波提取法及微波辅助提取法等在醌类成分提取中也有应用。这些新提取技术既提高了提取率，又避免醌类成分的分解，具有操作简便、时间短、提取效率高、环保等优点。

二、分离

醌类化合物主要根据其酸性、极性差异及分子量大小等进行分离纯化。

（一）游离蒽醌的分离

分离游离蒽醌类化合物的方法主要有 pH 梯度萃取法和色谱法。

1. pH 梯度萃取法　此方法是分离含游离羧基、羟基蒽醌类化合物的常用方法，是根据化合物的酸性强弱差别进行分离。此法适合于酸性差别较大的游离羟基蒽醌类化合物的分离，分离流程如下（图5-1）：

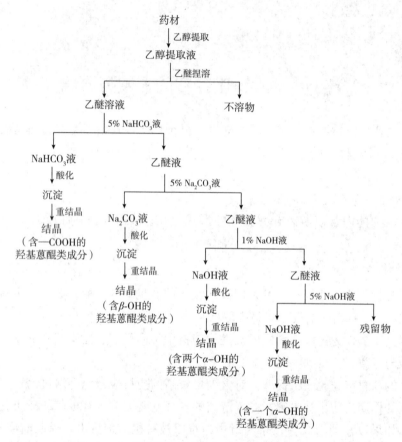

图 5-1　pH 梯度萃取法分离羟基蒽醌类化合物流程图

此方法是用不同强度的碱性水溶液，从有机溶剂中萃取不同酸性的游离蒽醌衍生物。但对于性质相似、酸性强弱相差不大的羟基蒽醌混合物的分离则存在着局限性。

2. 色谱法　色谱法是系统分离羟基蒽醌类化合物的最有效方法。当药材中含有一系列结构相近的蒽醌衍生物时，常需通过色谱方法才能得到彻底分离。对于结构相近的化学成分需多次分离才能收到较好的效果。

分离蒽醌衍生物常用的吸附剂有硅胶、聚酰胺，一般不用氧化铝，尤其不用碱性氧化铝，以避免与酸性的蒽醌类成分发生不可逆吸附而难以洗脱。

（二）蒽醌苷与游离蒽醌的分离

蒽醌苷类与游离蒽醌衍生物的极性相差较大，蒽醌苷极性较强，游离蒽醌衍生物则易溶于低极性有机溶剂。利用游离蒽醌溶于三氯甲烷的性质，将总提取物中的蒽醌苷类和蒽醌苷元初步分离。但需注意一些羟基蒽醌类衍生物在植物内多通过酚羟基或羧基与植物体中的镁、钾、钠、钙等结合成盐，为充分提取蒽醌类衍生物，必须预先加酸酸化使之全部游离后再提取。同理，用三氯甲烷等极性小的有机溶剂从水溶液中萃取蒽醌苷元时也必须使其游离，才能达到分离苷和苷元的目的。

（三）蒽醌苷类的分离

蒽醌苷类因分子中含有糖，故极性较大，水溶性较强，分离和纯化较困难，一般不易得到纯品，需要结合色谱法进行分离。在进行色谱分离前需要用溶剂法预处理粗提物，富集得到总蒽醌苷后，再用色谱法进一步分离。

在用溶剂法分离总蒽醌苷提取物时，一般用乙酸乙酯、正丁醇等有机溶剂，将蒽醌苷从水溶液中萃取出来，使之与水溶性杂质相互分离。如将虎杖浸膏的水溶液，先用三氯甲烷萃取，三氯甲烷中可得到大黄素等游离蒽醌类成分，水溶液继续以乙酸乙酯萃取，即得到大黄素苷类等成分。

色谱法是分离蒽醌苷类化合物最有效的方法，主要应用硅胶柱色谱、反相硅胶柱色谱和葡聚糖凝胶柱色谱等，使蒽醌苷类化合物得到有效分离。随着高效液相色谱和各种制备型中、低压液相色谱的应用，使蒽醌苷类化合物得到了更有效分离。近年来高速逆流色谱、毛细管电泳也已被广泛地应用于蒽醌苷类的分离。

应用葡聚糖凝胶柱色谱法分离蒽醌苷类成分主要依据分子大小的不同，如 Sephadex LH-20 能够将大黄中含有的蒽醌苷按分子量由大到小的顺序分别分离出来。将中药大黄的70%甲醇提取液加到凝胶柱上，并用70%甲醇洗脱，分段收集，则依次得到二蒽酮苷（番泻苷 B、A、D、C）、蒽醌二葡萄糖苷、蒽醌单糖苷、游离苷元。

练一练5-2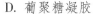

采用柱色谱分离蒽醌类成分，不宜选用的吸附剂是（ ）
A. 硅胶　　　　B. 碱性氧化铝　　　　C. 聚酰胺
D. 葡聚糖凝胶　　E. 反相硅胶

答案解析

第四节　醌类化合物的检识

PPT

一、理化检识

从中药中提取分离的醌类单体化合物，需要经过物理和化学方法鉴定。物理方法主要依据化合物的形态、颜色、熔点、比旋度等物理性质鉴定。化学方法一般可以利用 Feigl 反应、无色亚甲蓝反应和 Keisting-Craven 反应等来鉴定苯醌、萘醌，利用 Bornträger 反应初步确定羟基蒽醌类化合物，利用对亚硝基-二甲苯胺鉴定蒽酮类化合物。检识反应可在试管中进行，也可在 PC 或 TLC 上进行。

二、色谱检识

（一）薄层色谱

吸附剂常采用硅胶、聚酰胺。展开剂多采用混合溶剂，游离蒽醌可选用亲脂性溶剂系统展开，如苯-乙酸乙酯（75:25）、石油醚-甲酸乙酯-甲酸（15:5:1上层）、甲苯-二氯甲烷-冰醋酸（6:3:1）、石油醚-乙酸乙酯（8:2）等；蒽醌苷可采用极性较大的溶剂系统，如三氯甲烷-甲醇（3:1）、丁醇-丙酮-水（10:2:1）等。

蒽醌类化合物在可见光下多显黄色，在紫外光下则显黄棕、红、橙色等，用氨熏或喷 10% 氢氧化钾甲醇溶液、3% 氢氧化钠或碳酸钠溶液，颜色加深或变红，亦可用喷 0.5% 醋酸镁甲醇溶液，90 ℃加热 5 分钟再观察颜色变化。

（二）纸色谱

游离蒽醌的纸色谱一般在中性溶剂系统中进行，可用水、乙醇、丙酮等与石油醚、苯混合使其饱和，分层后取极性小的有机溶剂层进行展开。蒽醌苷类极性较强，需要选用极性较大的溶剂系统，如苯 – 丙酮 – 水（4∶1∶2），三氯甲烷 – 甲醇 – 水（2∶1∶1，下层）等。显色剂一般采用 0.5% 醋酸镁甲醇溶液，根据羟基的不同位置可显不同颜色的斑点，也可用 1% ~ 2% 氢氧化钠或氢氧化钾溶液喷雾，显红色斑点。

第五节　醌类化合物的应用实例

PPT

实例一　虎杖中蒽醌类化学成分及白黎芦醇苷的提取分离技术

虎杖系蓼科植物虎杖（*Polygonum cuspidstum* Sieb. Et Zucc.）的干燥根茎和根，又名阴阳莲。性微苦，微寒。具有利湿退黄、清热解毒、散瘀止痛、止咳化痰的功效。民间用于湿热黄疸、淋浊、风湿痹痛、痈肿疮毒、水火烫伤、闭经、跌打损伤、肺热咳嗽等。近年来用于烫伤、止血、消结石和降血脂等。现代药理研究表明虎杖具有抗菌、抗病毒及镇咳平喘作用，常用于治疗急性炎症、烧烫伤、肝炎、气管炎等。

（一）虎杖中主要有效成分的结构、理化性质

虎杖主要含有蒽醌类成分，此外还含有二苯乙烯类、黄酮类、水溶性多糖和鞣质等成分。蒽醌类成分包括大黄酚、大黄素、大黄素甲醚、大黄素甲醚葡萄糖苷、大黄素葡萄糖苷等，二苯乙烯类成分有白黎芦醇（resveratrol）及白黎芦醇苷（polydatin，虎杖苷），该类成分具有降低血脂的作用。《中国药典》采用高效液相色谱法测定虎杖中大黄素和虎杖苷的含量，大黄素不得少于 0.60%，虎杖苷不得少于 0.15%。

大黄酸为黄色针状结晶，mp. 321 ~ 322℃，330℃分解。能溶于碱、吡啶，微溶于乙醇、苯、三氯甲烷、乙醚和石油醚，不溶于水。

大黄素为橙黄色针状结晶（乙醇），mp. 256 ~ 257℃（乙醇或冰醋酸），能升华。易溶于乙醇、碱液，微溶于乙醚、三氯甲烷，不溶于水。

大黄素甲醚为砖红色单斜体结晶，mp. 203 ~ 207℃（苯）。溶于苯、三氯甲烷、吡啶及甲苯，微溶于醋酸及乙酸乙酯，不溶于甲醇、乙醇、乙醚和丙酮。

大黄酚为橙黄色六方形或单斜形结晶（乙醇或苯），mp. 196 ~ 197℃（乙醇或苯），能升华。易溶于沸乙醇，可溶于丙酮、三氯甲烷、苯、乙醚和冰醋酸，微溶于石油醚、冷乙醇，不溶于水。

大黄素甲醚葡萄糖苷为黄色针状结晶，mp. 235℃。

大黄素-8-*O*-β-D-葡糖糖苷为浅黄色针状结晶，mp. 190 ~ 191℃。

大黄素-1-*O*-β-D-葡糖糖苷，mp. 239 ~ 241℃。

白黎芦醇为无色针状结晶，mp. 256 ~ 257℃，216℃升华，易溶于乙醚、三氯甲烷、甲醇、乙醇、丙酮等。

白黎芦醇苷又名虎杖苷、云杉新苷，无色结晶，mp. 223 ~ 226℃（分解），易溶于甲醇、丙酮、热水，可溶于乙酸乙酯，微溶于冷水，但可溶于 Na_2CO_3 和 NaOH 水溶液，难溶于乙醚。

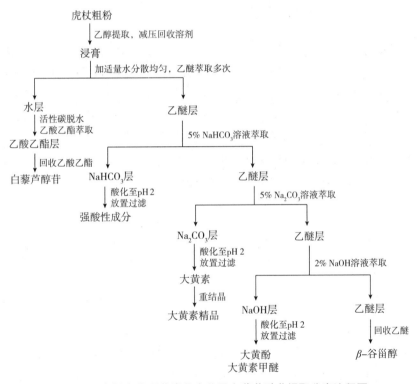

	R₁	R₂
大黄酚	CH₃	H
大黄素	CH₃	OH
大黄素甲醚	CH₃	OCH₃
大黄酸	H	COOH

大黄素-8-*O*-β-D-葡糖糖苷　R₁=H　R₂=glc
大黄素-1-*O*-β-D-葡糖糖苷　R₁=glc　R₂=H

白藜芦醇　　R=H
白藜芦醇苷　R=glc

（二）虎杖中蒽醌类化合物及白藜芦醇苷的提取分离

1. 工艺流程（图5-2）

图5-2　虎杖中蒽醌苷类化合物及白藜芦醇苷提取分离流程图

2. 流程说明　虎杖中的蒽醌类成分由于结构中羧基和酚羟基数目及位置不同而呈现不同强度的酸性。因此，在乙醚萃取出亲脂性成分后，利用pH梯度萃取法分离出离蒽醌类化合物。

大黄素和大黄素甲醚进一步分离可用磷酸氢钙柱色谱，以石油醚洗脱，先流出柱体的黄色色带，浓缩后经重结晶后可得到大黄酚，后洗脱出的黄色带，浓缩后经重结晶后可得到大黄素甲醚。

实例二　茜草中蒽醌类化学成分的提取分离技术

茜草（*Rubia cordifolia* L.）为茜草科茜草属植物的根及根茎，性寒、味苦、归肝经，具有凉血止血，祛瘀通经之功效。药理研究表明其有凝血止血、抗肿瘤、升高白细胞、免疫调节、保肝、抗炎、抗风湿、抗氧化、祛痰等作用，临床上用于吐血、崩漏下血、外伤出血、经闭瘀阻、关节痹痛、跌打肿痛等症，特别对心脑血管疾病疗效显著。

（一）茜草中主要有效成分的结构、理化性质

茜草中化学成分以蒽醌及其苷类化合物为主，如茜草素（alizarin）、羟基茜草素（purpurin）、异羟基茜草素、伪羟基茜草素、1-羟基蒽醌、1,2,4-三羟基蒽醌、1,3,6-三羟基-2-甲基蒽醌、1,3,6-三羟基-2-甲基蒽醌-3-O-β-D-吡喃葡萄糖苷、1,2-二羟基蒽醌-2-O-β-D-吡喃木糖（1→6)-β-D-吡喃葡萄糖苷、1,3-二羟基-2-羟甲基蒽醌-3-O-β-吡喃木糖（1→6)-β-D-吡喃葡萄糖苷等。此外，茜草中还含有少量萘醌及其苷类、环己肽类、萜类成分等。

茜草素为橙色针状结晶（乙醇），mp. 290℃。易溶于热甲醇和25℃的乙醚。能溶于苯、冰醋酸、吡啶、二硫化碳，微溶于水。

1-羟基蒽醌为橙黄色针晶（CHCl₃-石油醚），mp. 134~137℃，与碱液和醋酸镁溶液反应呈阳性。

1,3,6-三羟基-2-甲基蒽醌为橙黄色针晶（CH₃OH），mp. 242℃，具有升华性，与NaOH反应呈粉色，与醋酸镁反应呈橙色。

1,2,4-三羟基蒽醌为红色针晶（CHCl₃—CH₃OH），mp. 257~259℃，与碱液和醋酸镁反应呈阳性。

1,3,6-三羟基-2-甲基蒽醌-3-O-β-D-吡喃葡萄糖苷为黄色针晶（CH₃OH—C₅H₅N），mp. 278~279℃，与碱液、醋酸镁和Molisch反应均呈阳性。

1,2-二羟基蒽醌-2-O-β-D-吡喃木糖（1→6)-β-D-吡喃葡萄糖苷为黄色针晶（CH₃OH），熔点268~269℃，与碱液、醋酸镁和Molisch反应均呈阳性。

1,3-二羟基-2-羟甲基蒽醌-3-O-β-D-吡喃木糖（1→6)-β-D-吡喃葡萄糖苷为黄色针晶（CH₃OH—C₅H₅N），mp. 210~212℃，与碱液、醋酸镁和Molisch反应均呈阳性。

茜草素　　　R=H
羟基茜草素　R=H

	R_1	R_2	R_3	R_4	R_5
1,3,6-三羟基-2-甲基蒽醌	OH	CH₃	OH	H	OH
1-羟基蒽醌	OH	H	H	H	H
1,2,4-三羟基蒽醌	OH	OH	H	OH	H
1,3,6-三羟基-2-甲基蒽醌-3-O-β-D-吡喃葡萄糖苷	OH	CH₃	O-glc	H	OH
1,2-二羟基蒽醌-2-O-β-D-吡喃木糖(1→6)-β-D-吡喃葡萄糖苷	OH	O-xyl(1→6)glc	H	H	H
1,3-二羟基-2-羟甲基蒽醌-3-O-β-D-吡喃木糖(1→6)-β-D-吡喃葡萄糖苷	OH	CH₂OH	O-xyl(1→6)glc	H	H

（二）茜草中主要有效成分的提取分离

1. 工艺流程（图 5 - 3）

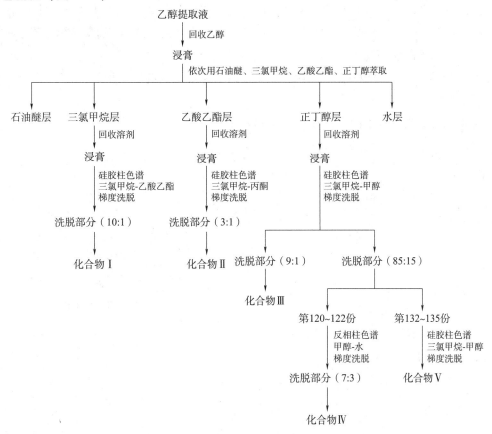

图 5 - 3 茜草中蒽醌类化合物提取分离流程图

化合物Ⅰ：1,3,6-三羟基-2-甲基蒽醌

化合物Ⅱ：1,3,6-三羟基-2-甲基蒽醌-3-*O*-β-D-吡喃葡萄糖苷

化合物Ⅲ：1,3,6-三羟基-2-甲基蒽醌-3-*O*-β-D-吡喃木糖(1→2)-β-(6'-*O*-Ac)吡喃葡萄糖苷

化合物Ⅳ：1,2-二羟基蒽醌-2-*O*-β-D-吡喃木糖(1→6)-β-D-吡喃葡萄糖苷

化合物Ⅴ：1,3-二羟基-2-羟甲基蒽醌-3-*O*-β-D-吡喃木糖(1→6)-β-D-吡喃葡萄糖苷

2. 流程说明　采用溶剂提取法进行提取，系统溶剂法进行分离，得到不同极性部分。对各极性部分应用色谱法如硅胶色谱法、反相色谱法等行分离。

实例三　番泻叶中蒽醌类化学成分的提取分离技术

番泻叶为豆科决明属植物狭叶番泻（*Cassia angustifolia* Vahl.）或尖叶番泻（*C. acutifolia* Delile）的干燥小叶，味甘、苦，性寒，归大肠经，是一种常用的泻下药，具有泄热行滞、通便利水之功效，主治热结积滞、便秘腹痛、水肿胀满。现代药理研究表明其具有抗菌、止血、致泻、肌肉松弛、解痉等作用，临床上可用于治疗便秘以及急性胃、十二指肠出血。此外，番泻叶浸剂灌肠可用于腹部术后恢复以及治疗急性胰腺炎、胆囊炎、胆石症、急性菌痢等症。

（一）番泻叶中主要有效成分的结构、理化性质

番泻叶中的主要活性成分为二蒽酮衍生物，是番泻叶中含量较高的有效部位，也是番泻叶泻下、止血的活性成分，包括番泻苷 A（sennoside A）、番泻苷 B（sennoside B）、番泻苷 C（sennoside C）、番泻苷 D（sennoside D）。狭叶番泻叶含番泻苷 A 及番泻苷 B（两者互为立体异构）、番泻苷 C 及番泻苷 D（两者互为立体异构）、芦荟大黄素双蒽酮苷（aloe-emodin bianthrone）、大黄酸葡萄糖苷、芦荟大黄素葡萄糖苷及少量的大黄酸、芦荟大黄素。尖叶番泻叶含蒽醌衍生物 0.85%~2.86%，其中有番泻苷 A、番泻苷 B、番泻苷 C、芦荟大黄素葡萄糖苷、大黄酸葡萄糖苷、大黄酸-1-葡萄糖苷及芦荟大黄素、大黄酸、异鼠李素、山奈酚、植物甾醇等。

番泻苷 A 为黄色粉末（丙酮 - 水），溶于碳酸氢钠水溶液，微溶于甲醇、乙醇、丙酮，不溶于水、苯、乙醚、三氯甲烷等。

芦荟大黄素双蒽酮为深棕色固体，熔点 >260℃（分解）。

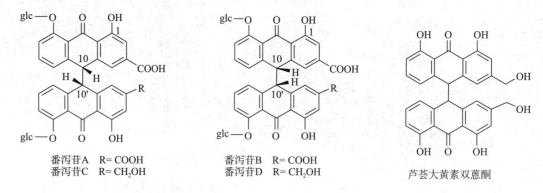

番泻苷A　R= COOH
番泻苷C　R= CH₂OH

番泻苷B　R= COOH
番泻苷D　R= CH₂OH

芦荟大黄素双蒽酮

（二）番泻叶中番泻苷 A 的提取分离

1. 工艺流程（图 5 - 4）

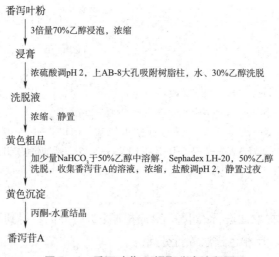

番泻叶粉

3倍量70%乙醇浸泡，浓缩

浸膏

浓硫酸调pH 2，上AB-8大孔吸附树脂柱，水、30%乙醇洗脱

洗脱液

浓缩、静置

黄色粗品

加少量NaHCO₃于50%乙醇中溶解，Sephadex LH-20，50%乙醇洗脱，收集番泻苷A的溶液，浓缩，盐酸调pH 2，静置过夜

黄色沉淀

丙酮-水重结晶

番泻苷A

图 5 - 4　番泻叶苷 A 提取分离流程图

2. 流程说明　采用溶剂提取法对番泻叶中番泻苷 A 进行提取，色谱法、结晶法等对番泻苷 A 进行分离纯化。番泻苷 A 是由 2 分子大黄酸蒽酮通过 C_{10}-$C_{10'}$ 相互结合而成。利用大孔吸附树脂富集番泻苷 A 粗品，再利用碱溶酸沉法、Sephadex LH-20 柱色谱、重结晶等方法分离纯化而获得。

实训五　大黄中游离蒽醌类化合物的提取分离及检识

【实训目的】

1. 掌握游离蒽醌类成分的提取方法。

2. 掌握 pH 梯度萃取法的原理及操作技术。

3. 熟悉蒽醌类化合物的检识方法。

【实训原理】

大黄的主要成分为蒽醌类衍生物，总含量为 2%~5%，其中游离羟基蒽醌类化合物仅占 1/10~1/5，主要为大黄酚、大黄素、大黄酸、芦荟大黄素、大黄素甲醚等。大多数羟基蒽醌类化合物是以苷的形式存在，如大黄酚葡萄糖苷、大黄素葡萄糖苷、大黄酸葡萄糖苷、芦荟大黄素葡萄糖苷及番泻苷 A、B、C、D。此外，还含有鞣质、脂肪酸及少量的土大黄苷和土大黄苷元。

因为大黄中羟基蒽醌类化合物多数以苷的形式存在，故可用稀酸溶液将蒽醌苷水解成苷元，利用游离蒽醌可溶于三氯甲烷的性质，用三氯甲烷将它们提取出来。由于各游离羟基蒽醌类化合物酸性不同，采用 pH 梯度萃取法进行分离。

【实训仪器与试药】

1. 仪器　圆底烧瓶、冷凝管、研钵、水浴锅、分液漏斗、烧杯、三角瓶、玻璃柱（1.5cm×20cm）、表面皿、试管、层析缸、pH 试纸、新华色谱滤纸（20cm×7cm）。

2. 试药　大黄粗粉、甲醇、盐酸、乙醚、5% KOH 溶液、5% Na_2CO_3 溶液、5% $NaHCO_3$ 溶液、0.5% NaOH 溶液、3% NaOH 溶液、层析用硅胶、CMC-Na、苯 – 乙酸乙酯（8:2）、苯 – 甲醇（8:1）、甲苯、氨、0.5% 醋酸镁、1% 大黄酸三氯甲烷溶液、1% 大黄素三氯甲烷溶液、1% 芦荟大黄素三氯甲烷溶液。

【实训操作】

（一）提取分离流程（图 5-5）

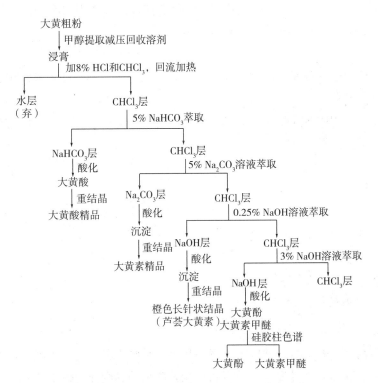

图 5-5　大黄中游离蒽醌类化合物提取分离流程图

（二）操作步骤

1. 游离蒽醌类的提取　取大黄粗粉 100g，加甲醇 600ml 回流提取 1 个小时，滤液减压回收甲醇至干，加 8% HCl 500ml，超声 5 分钟，加三氯甲烷 500ml，回流 1 小时，分出酸水层，三氯甲烷液中为总游离蒽醌，留作进一步分离和精制。

2. 游离蒽醌的分离和精制

（1）大黄酸的分离和精制　将上述三氯甲烷液移至分液漏斗中，用100ml 5% $NaHCO_3$ 水溶液萃取3~5次，碱液用量视碱水层萃取液色较浅为止。合并 $NaHCO_3$ 液，加浓 HCl 调 pH 2。放置，抽滤，沉淀以水洗至近中性，干燥，称重。

（2）大黄素的分离　以上用 $NaHCO_3$ 溶液萃取过的三氯甲烷液用100ml 5% Na_2CO_3 萃取3~5次，碱液用量视碱水层萃取液色较浅为止。合并碱液，加浓 HCl 调 pH 2。放置，抽滤，沉淀以水洗至中性，干燥，称重。

（3）芦荟大黄素的分离　以上用 Na_2CO_3 溶液萃取过的三氯甲烷液用100ml 0.25% NaOH 溶液萃取3~5次，碱液用量视碱水层萃取液色较浅为止。合并碱液，加浓 HCl 调 pH 2。放置，得橙色沉淀。抽滤，沉淀以水洗至中性，干燥，称重。

（4）大黄酚和大黄素甲醚的分离　萃取后留存的三氯甲烷液，减压回收三氯甲烷。根据大黄酚与大黄素甲醚的极性不同，采用硅胶吸附柱色谱进行分离。

柱色谱分离条件：

吸附剂：硅胶200~300目。

洗脱剂：环己烷-乙酸乙酯（10:1）。

样品的制备：大黄酚和大黄素甲醚混合物100mg，加入少量乙酸乙酯溶解后，于吸附剂中分散均匀，加热挥去乙酸乙酯。

湿法装柱后，将制备好的样品加入柱顶，加入洗脱剂，开始洗脱，流速控制在5ml/min，收集各流份（每份10~15ml），回收溶剂。各流份用硅胶薄层色谱检查，合并相同流份，回收溶剂至干，得到沉淀分别用乙酸乙酯重结晶，即得大黄酚和大黄素甲醚结晶。

3. 检识

（1）碱液试验　分别取各蒽醌化合物结晶少许，置于试管中，加1ml乙醇溶解，加数滴5%氢氧化钾试剂振摇，观察颜色变化。

（2）醋酸镁试验　分别取各蒽醌化合物结晶少许，置于试管中，加1ml乙醇溶解，加数滴0.5%醋酸镁乙醇溶液，观察颜色变化。

（3）薄层检识

吸附剂：硅胶 CMC-Na 薄层板。

样品：pH梯度萃取法和硅胶柱色谱法分离得到样品的三氯甲烷溶液。

对照品：1%大黄酸、1%大黄素、1%芦荟大黄素的三氯甲烷溶液。

展开剂：环己烷-乙酸乙酯（7:3）。

显色：先在紫外灯下观察，再用氨气熏后观察。

观察记录：记录图谱并计算 R_f 值。

【实训注意】

1. 大黄中蒽醌类化合物的种类、含量与大黄的品种、采收季节、加工方法及贮存时间均有关系。

2. 萃取所得的碱水液加酸后要放置一段时间，让游离出的蒽醌充分沉淀再抽滤。

3. HCl 酸化时产生大量 CO_2 气体，小心防止气体产生时内容物溢出。

4. 薄层色谱的展开剂可采用石油醚（60~90℃）-甲酸乙酯-甲酸（15:5:1）的上层溶液。

【实训思考】

1. 如何检识中药中是否存在蒽醌类成分？

2. pH梯度萃取法的原理是什么？

3. 在实训过程中采用 pH 梯度萃取法分离游离蒽醌，萃取过程中若出现乳化现象，应如何处理？

4. 大黄中 5 种羟基蒽醌化合物的酸性和极性大小应如何排列？为什么？

目标检测

答案解析

一、选择题

（一）单项选择题

1. 下列中药中含有蒽醌类成分的有 （ ）

    A. 黄连   B. 虎杖   C. 补骨脂   D. 秦皮   E. 紫草

2. 下列化合物酸性最强的是 （ ）

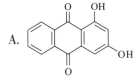

3. 下列蒽醌有升华性的是 （ ）

    A. 大黄酚葡萄糖苷   B. 大黄酚

    C. 番泻苷 A   D. 番泻苷 C

    E. 芦荟苷

4. 鉴别醌类化合物的显色反应是 （ ）

    A. 联苯二胺   B. 0.5% NaOH 水溶液

    C. 对亚硝基二甲苯胺   D. 对亚硝基苯甲酸

    E. Feigl 反应

5. 中药紫草中的醌类化合物多属于 （ ）

    A. 苯醌类   B. 萘醌类   C. 菲醌类   D. 蒽醌类   E. 蒽酚类

6. 从下列总蒽醌的乙醚溶液中，用冷 5% 的 Na_2CO_3 水溶液萃取，碱水层的成分是 （ ）

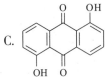
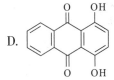

E.

7. 用于鉴别羟基蒽酮类化合物的反应是（　）

A. Feigl 反应   B. 无色亚加蓝反应

C. Bornträger 反应   D. 醋酸镁反应

E. 对亚硝基二甲苯胺

8. 中草药水煎液有显著泻下作用，可能含有（　）

A. 香豆素类化合物   B. 蒽醌苷类化合物

C. 黄酮苷类化合物   D. 皂苷类化合物

E. 强心苷类化合物

9. 下列蒽醌用聚酰胺薄层色谱分离，用苯 – 乙酸乙酯（3∶1）展开后，R_f 值最大的是（　）

A. 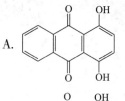   B.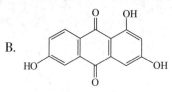

C. 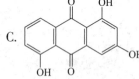   D.

E.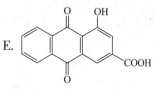

10. 属于 C–糖苷的醌类化合物是（　）

A. 芦荟苷   B. 番泻苷 A   C. 番泻苷 B   D. 番泻苷 C   E. 番泻苷 D

（二）多项选择题

11. 可用于区别蒽酮和蒽醌的显色反应是（　）

A. 加碱反应   B. 醋酸镁反应

C. 对亚硝基二甲苯胺反应   D. Kesting–Craven 反应

E. 三氯化铁反应

12. 下列有关游离蒽醌类化合物的论述，正确的是（　）

A. 多为有色固体   B. 具有升华性

C. 具有酸性   D. 具有荧光

E. 具有水溶性

13. 采用柱色谱分离蒽醌类成分，可选用的柱材料是（　）

A. 硅胶   B. 碱性氧化铝   C. 聚酰胺   D. 酸性氧化铝   E. 葡聚糖凝胶

14. 需要在碱性条件下进行的反应有（　）

A. Bornträger 反应   B. Feigl 反应

C. 无色亚甲蓝显色反应   D. Kesting – Craven 反应

E. 醋酸镁反应

15. 碱梯度萃取法可用于分离（　　）

A. 大黄酸和大黄素甲醚 　　B. 大黄酚和大黄素

C. 紫草素和异紫草素 　　D. 茜草素和伪茜草素

E. 番泻苷 A 和番泻苷 B

二、名词解释

1. 醌类化合物

2. pH 梯度萃取法

三、问答题

1. 如何检识某药材中是否含有蒽醌类成分？

2. 为什么 β-OH 蒽醌比 α-OH 蒽醌的酸性大？

（张雷红）

书网融合……

重点回顾　　　　微课　　　　习题

第六章　苯丙素类化合物的提取分离技术

PPT

学习目标

知识目标：

1. 掌握　香豆素类化合物的结构与分类、理化性质、提取分离及检识。

2. 熟悉　常用含香豆素类中药的质量控制成分；木脂素类化合物的结构与分类、理化性质。

3. 了解　香豆素、木脂素类化合物的应用、生物活性及分布。

技能目标：

学会常用中药中香豆素类化合物的提取分离及检识技术。

素质目标：

具备科学严谨的作风；独立思考的能力；树立药品质量安全意识及开拓创新的精神。

导学情景

情景描述：古代一位农夫咳喘不止，上吐下泻，燥热难当，请村医看病。问诊后，村医取了白蜡树的皮，熬水让农夫喝下，不过几日，农夫便痊愈。

情景分析：针对农夫的病症，需要平喘止咳，燥湿泻火，村医所用药材白蜡树皮即为秦皮。中药秦皮性味苦寒，具有清热燥湿、清肝明目、平喘止咳的功效，用于热毒泻痢、目赤肿痛、目生翳障等。秦皮始载于《神农本草经》，列为中品，以后历代主要本草均有记载，其主要有效成分为香豆素类成分。

讨论：村医所用的药材秦皮中的主要有效成分是什么？如何进行鉴定？

学前导语：中药秦皮中的主要有效成分为香豆素类化合物，那么香豆素类化合物结构性质如何？怎样提取分离得到？

苯丙素类（phenylpropanoids）是天然存在的一类含有一个或几个 C_6-C_3 单元的化合物，大多数在苯环上有酚羟基或烷氧基取代。此类成分广泛存在于植物界中，具有多种生物活性。广义而言，苯丙素类化合物包括简单苯丙素类（如苯丙烯、苯丙醇、苯丙酸等）、香豆素类、木脂素类、木质素类、黄酮类，涵盖了多数天然芳香化合物。狭义而言，苯丙素类化合物是指简单苯丙素类、香豆素类和木脂素类。本章主要对香豆素和木脂素类化合物进行介绍。

看一看

苯丙素类化合物的生物合成途径

从生物合成途径来看，苯丙素类均是由桂皮酸途径合成而来。具体而言，碳水化合物经莽草酸途径合成苯丙氨酸，然后在苯丙氨酸脱氨酶的作用下，脱去氨基生成桂皮酸衍生物，从而形成 C_6-C_3 基本单元。桂皮酸衍生物再经羟化、氧化、还原、醚化等反应，分别生成苯丙烯、苯丙醇、苯丙醛、苯丙酸等简单苯丙素类化合物。在此基础上，再经异构、环合反应生成香豆素类化合物，经缩合反应生成香豆素类、木脂素类等化合物。

第一节 香豆素类化合物的提取分离技术

香豆素（coumarin）又称香豆精，是一类具有苯骈 α-吡喃酮母核的天然产物的总称，在结构上可以看做是顺式邻羟基桂皮酸脱水形成的内酯类化合物，具有 C_6-C_3 的基本骨架。

香豆素　　　　　　　　　顺式邻羟基桂皮酸

香豆素及其苷在植物界分布广泛，特别是在伞形科、芸香科、菊科、豆科、茄科、兰科、木犀科、五加科等植物中。中药蛇床子、独活、白芷、前胡、秦皮、茵陈、补骨脂等均含有香豆素类成分。香豆素类化合物多以游离状态或苷的形式存在于植物的花、果实、茎和叶中，通常以幼嫩的枝叶中含量较高。

香豆素类化合物具有多方面的生物活性，是中药中含有的一类重要的生物活性成分，如伞形花内酯具有抗炎和止痛作用；秦皮甲素和秦皮乙素具有抗菌作用；补骨脂内酯具有光敏作用，可用于治疗白斑病；蛇床子中的蛇床子素能治疗湿疹、脚癣；花椒内酯临床上用于治疗心绞痛、白癜风、牛皮癣和银屑病等。

一、香豆素类化合物的结构与分类

（一）简单香豆素类

简单香豆素是指仅在其母核的苯环上有取代，且7位羟基与6位或者8位没有形成呋喃环或吡喃环的香豆素，取代基包括羟基、甲氧基、亚甲二氧基和异戊烯基等。天然香豆素中结构最简单的是伞形花内酯，即7-羟基香豆素，常被认为是香豆素类成分的母体（7位均有含氧功能基）。常见简单香豆素如秦皮中具有抗菌、消炎、止咳、平喘作用的七叶内酯（秦皮乙素，esculetin）和七叶苷（秦皮甲素，esculin）；滨蒿内酯（scoparone）是茵陈的主要有效成分，具有解痉、利胆功效。

七叶内酯　　　　　　　　七叶苷　　　　　　　　滨蒿内酯

（二）呋喃香豆素类

呋喃香豆素类是指其母核的7位羟基与6位或8位取代的异戊烯基缩合形成呋喃环的一系列化合物。根据稠合位置不同可分为线型和角型两种。

1. 6,7-呋喃香豆素类 指香豆素母核 C_7 位的羟基与 C_6 位异戊烯基缩合形成呋喃环的一系列化合物。结构中的呋喃环、苯环和 α-吡喃酮环同处于一条直线上，称作线型呋喃香豆素，此型香豆素以补骨脂素（psoralen）为代表，又称作补骨脂内酯型。如中药补骨脂中具有光敏作用的补骨脂素，《中国药典》采用高效液相色谱法测定补骨脂药材中补骨脂素和异补骨脂素含量，两者总含量不得少于 0.7%；存在于中药前胡中具有抗癌、抗菌活性及雌激素样作用的前胡素（peucedanin）。

补骨脂素 前胡素

2. 7,8-呋喃香豆素类 指香豆素母核 C_7 位的羟基与 C_8 位异戊烯基缩合形成呋喃环的一系列化合物。结构中的呋喃环、苯环和 α-吡喃酮环则在一条折线上，称作角型呋喃香豆素，此型以异补骨脂内酯（isopsoralen，白芷内酯）为代表香豆素，又称作异补骨脂内酯型。如补骨脂中的异补骨脂内酯，具有中枢抑制、解痉作用；紫花前胡中含有的茴芹内酯（pimpinellin）。

异补骨脂内酯 茴芹内酯

（三）吡喃香豆素类

吡喃香豆素类是指香豆素母核的 7 - 位羟基与 6 位或者 8 位取代的异戊烯基缩合形成吡喃环的一系列化合物。根据稠合位置不同亦可分为线型和角型两种。

1. 6,7-吡喃香豆素类 指香豆素母核 C_7 位的羟基与 C_6 位异戊烯基缩合形成吡喃环的一系列化合物。结构中的吡喃环、苯环和 α-吡喃酮环同处于一条直线上，称作线型吡喃香豆素。常见的 6,7 - 吡喃香豆素如美洲花椒中的花椒内酯（xanthyletin）及美花椒内酯（xanthoxyletin），具有抗菌、解痉、抑制癌细胞作用。

花椒内酯 美花椒内酯

2. 7,8-吡喃香豆素类 指香豆素母核 C_7 位的羟基与 C_8 位异戊烯基缩合形成吡喃环的一系列化合物。结构中的吡喃环、苯环和 α-吡喃酮环则在一条折线上，称作角型吡喃香豆素。常见如印度邪蒿果实中的邪蒿内酯（seselin），具有显著的抗真菌作用；中药前胡中白花前胡甲素（praeruptorin A）、白花前胡乙素（praeruptorin B），具有抗心律不齐的作用。《中国药典》采用高效液相色谱法测定药材中白花前胡甲素和白花前胡乙素含量，其中白花前胡甲素含量不少于 0.90%，白花前胡乙素不少于 0.24%。

邪蒿内酯 白花前胡甲素 白花前胡乙素

（四）异香豆素类

异香豆素是香豆素的异构体，在植物中存在的多数为二氢异香豆素的衍生物。如茵陈蒿中具有清利湿热、利胆退黄作用的茵陈炔内酯（capillarin）；日本植物仙鹤草中仙鹤草内酯（agrimonolide），具有松弛张力作用及抑制肠蠕动的作用。

茵陈炔内酯

仙鹤草内酯

（五）其他香豆素类

其他香豆素是在 α-吡喃酮环上有取代基，如 C_3 或 C_4 上常有苯基、羟基、异戊烯基等取代基或香豆素的二聚体及三聚体等。如印度黄檀中得到的黄檀内酯（daibergin），具有微弱的抗凝血作用及显著的增加冠脉流量的作用；亮菌甲素（armillarisin A）具有利胆、解痉止痛和消炎的作用；双七叶内酯（bisaesculetin）是香豆素的二聚体，具有抗菌、抗炎、镇静及镇痛的作用等。

黄檀内酯

亮菌甲素

双七叶内酯

❤ **药爱生命**

相传，唐朝元和年间，75 岁高龄的相国郑愚被皇上任命为海南节度使。年迈体衰的郑相国只好马不停蹄地去赴任。由于旅途劳顿和水土不服，使他"伤于内外，众疾俱作，阳气衰绝"而一病不起。后来，诃陵国李氏三番登府推荐中药"补骨脂"。郑相国按照李氏介绍的方法，服后七八日，渐觉应验，又连服十日，众疾竟霍然而愈。后郑愚常服此药品，82 岁时辞官回京，将此药广为介绍，并吟诗一首："七年使节向边隅，人言方知药物殊；奇得春光采在手，青娥休笑白髭须。"

中药补骨脂中含有苯丙素类成分香豆素，果实入药，《中国药典》收载，具有温肾助阳，纳气平喘，温脾止泻之功。补骨脂一直被老百姓喜爱，至今仍然发挥着防病治病的作用。

二、香豆素类化合物的理化性质 ⓔ 微课6

（一）性状

游离香豆素类成分大多为无色至淡黄色结晶状的固体，有比较敏锐的熔点。分子量小的游离香豆素具有芳香气味和挥发性，能随水蒸气蒸馏，具有升华性；香豆素苷类一般呈粉末或晶状体，多数无香味和挥发性，不具有升华性。

（二）荧光性

香豆素类化合物在紫外光下大多数具有荧光，在碱液中荧光增强，荧光强弱的有无和分子中取代基的种类和位置有关。香豆素母核本无荧光，C_7 位羟基取代的香豆素则呈现强烈的蓝色荧光，甚至在可见光下即可辨认，加碱后荧光更强；C_7 位的邻位 C_6 和 C_8 位引入羟基，则荧光减弱或消失；C_7 位羟基甲基化或为非羟基基团时，荧光将减弱或消失。如蛇床子素结构中 C_7 位羟基甲基化导致蛇床子素的荧光很弱。多烷氧取代的呋喃香豆素类荧光颜色为黄绿色或褐色。

（三）溶解性

游离香豆素类易溶于甲醇、乙醇、苯、乙醚、三氯甲烷等有机溶剂，可溶于沸水，一般难溶或不溶于冷水；香豆素苷能溶于水、甲醇、乙醇，难溶于三氯甲烷、乙醚、苯等低极性有机溶剂。

（四）内酯性质

香豆素分子中具有内酯结构，在稀碱液中可水解开环，生成溶于水的顺式邻羟基桂皮酸盐；再加酸溶液酸化后，顺式邻羟基桂皮酸盐又环合形成难溶于水的内酯，即香豆素类沉淀。由于香豆素类成分在酸碱溶液中反应的可逆性，可利用这一性质，采用碱溶酸沉法提取分离香豆素类成分。

但如果香豆素类成分在碱液中长时间放置，加热或紫外线照射，水解生成的顺式邻羟基桂皮酸盐则转变为更稳定的反式邻羟基桂皮酸衍生物，此时，再经酸化也不能环合成香豆素类成分。

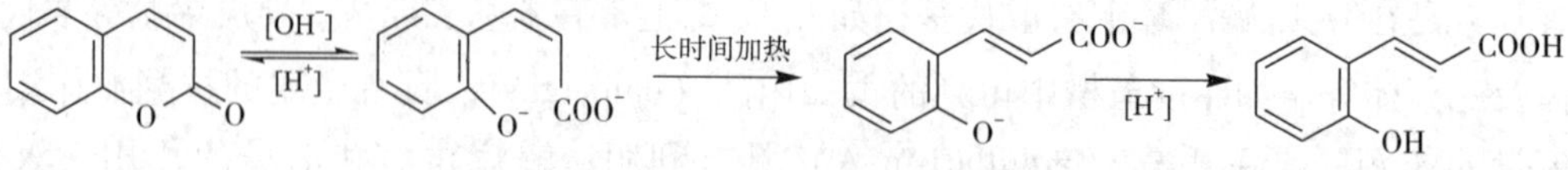

香豆素　　　　　顺式邻羟基桂皮酸盐　　　　反式邻羟基桂皮酸盐

香豆素类与浓碱共沸，使内酯环破坏得到裂解产物——酚类或酚酸类。因此在用碱液提取香豆素类成分时，必须注意碱液的浓度，避免长时间加热，以防结构被破坏。

（五）显色反应

1. 异羟肟酸铁反应　香豆素类具有内酯结构，在碱性条件下开环与盐酸羟胺缩合成异羟肟酸，在酸性条件下再与三价铁离子络合生成异羟肟酸铁而显红色。

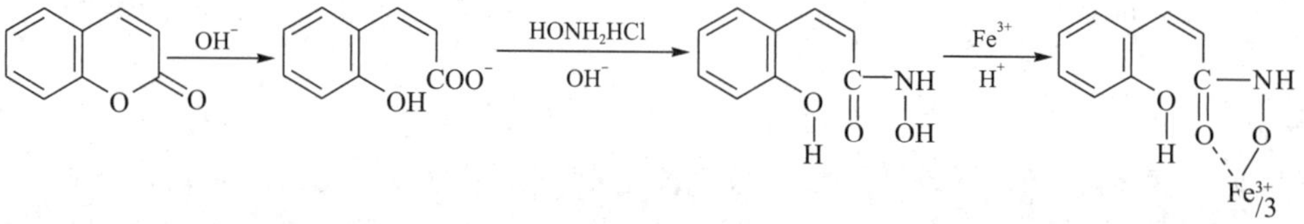

红色

2. 三氯化铁反应　含有酚羟基的香豆素在酸性条件下可与三氯化铁试剂产生污绿色至蓝绿色，酚羟基数目越多，颜色越深。

3. Gibb′s 反应　香豆素类成分在碱性条件（pH 9~10）下内酯环水解产生酚羟基，如果其对位（6 位）无取代，则与 2,6-二氯（溴）苯醌氯亚胺（Gibb′s 试剂）反应而显蓝色。利用此反应可判断香豆素分子中 C_6 是否有取代基存在。

在碱性条件下，Gibb′s 试剂可与酚羟基对位的活泼氢发生缩合呈蓝色。反应机制如下：

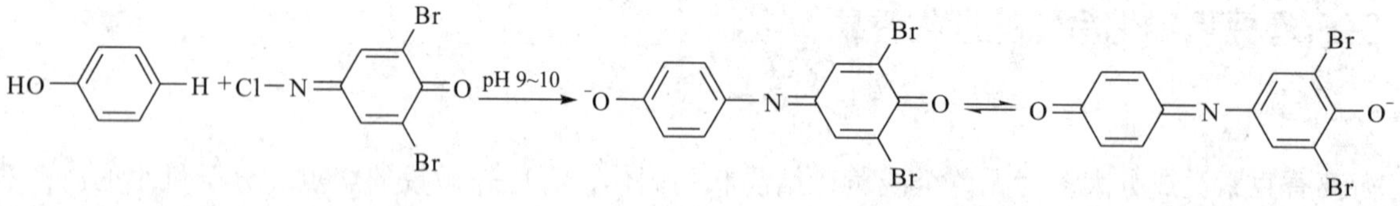

2,6-二溴苯醌氯亚胺　　　　　　　　　　　　　　　　　　蓝色

4. Emerson 反应　与 Gibb′s 反应类似，香豆素类成分如在 6 位无取代，内酯环在碱性条件下开环后与 Emerson 试剂（4-氨基安替比林和铁氰化钾）反应生成红色。此反应也可用于判断香豆素分子中 C_6 有无取代基存在。

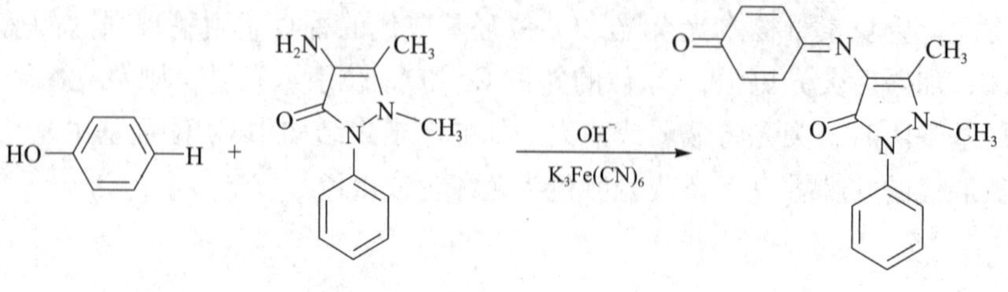

4-氨基安替比林　　　　　　　　　　　　　　红色

5. 重氮化试剂反应　香豆素结构中酚羟基的邻位或对位未被取代，则能与重氮化试剂反应生成红色或紫红色的偶氮化合物。

三、香豆素类化合物的提取与分离

（一）提取

中药中的香豆素类化合物以苷元和苷的形式存在，香豆素的内酯环可在碱性条件下开环，因此提取香豆素类成分时，既要考虑苷元与苷的极性差异，同时也要考虑香豆素内酯结构的化学性质，从而选择合适的提取方法和溶剂。具有挥发性的香豆素类亦可用水蒸气蒸馏法提取。

1. 溶剂提取法　根据香豆素类化合物的溶解性，选用不同溶剂进行提取，游离香豆素极性较小，具有亲脂性，可用低极性有机溶剂如乙醚、乙酸乙酯等提取；香豆素苷极性较大，亲水性强，常用水、醇等极性溶剂加热提取。若药材中同时含有多种香豆素类成分，也可采用系统溶剂法提取，即中药提取物依次用石油醚、乙醚、乙酸乙酯和正丁醇萃取，每个部分需结合其他方法再进一步分离。如从前胡中提取香豆素类成分，先用乙醇回流提取，回收溶剂得醇浸膏，加少量水分散浸膏，先以石油醚脱脂，然后以乙酸乙酯萃取得到脂溶性部分（香豆素苷元类），再以正丁醇萃取得到极性部分（香豆素苷类）。

2. 碱溶酸沉法　香豆素类化合物大多连有酚羟基，能与碱反应成盐溶于水，且结构中均具有内酯环，而内酯环能在热碱液中开裂，与碱反应生成羧酸盐溶于水，加酸又重新环合成内酯而析出。常用 0.5% 氢氧化钠水溶液加热提取，提取液可用乙醚等亲脂性有机溶剂萃取除去杂质后，加酸调节 pH 到中性，适当浓缩后，再酸化，香豆素及其苷即可析出。

需要注意的是，碱溶酸沉法所加碱液的浓度不宜太浓，加热时间不宜过长，温度不宜过高，以免破坏内酯环。另外，部分对酸碱敏感的香豆素，如 8 位有酰基的香豆素水解后不易环合成内酯，5 位有羟基的香豆素闭环时容易异构化，不宜用此法提取。

？ 想一想

碱溶酸沉法提取香豆素类化合物时需注意什么？

答案解析

3. 水蒸气蒸馏法　小分子游离香豆素具有挥发性，可采用水蒸气蒸馏法进行提取。

4. 超临界流体提取法　极性小的游离香豆素可直接提取，而苷类则可通过加入乙醇等极性溶剂作夹带剂来提取。

（二）分离

根据香豆素类化合物极性强弱不同的特性，先将提取物用水溶解，以乙醚或三氯甲烷、乙酸乙酯萃取，可得到香豆素苷元；也可用极性强弱不同的溶剂顺次萃取，得到不同的极性部位。同一中药中往往含有结构类似、极性相近的一种或几种类型的香豆素类化合物，用常规的溶剂法、结晶法难以分离。通常采用色谱法进行分离纯化，常用的色谱分离方法有柱色谱、制备薄层色谱和高效液相色谱。

柱色谱分离一般采用硅胶为吸附剂，洗脱剂可先用薄层色谱试验筛选，常用的洗脱系统有环己烷 - 乙酸乙酯、石油醚 - 乙酸乙酯、三氯甲烷 - 丙酮等。氧化铝一般不用于香豆素类成分的分离。香豆素苷类的分离可用反相硅胶柱色谱。大孔吸附树脂、葡聚糖凝胶柱色谱等也可用于香豆素类成分的分离。

制备薄层色谱是分离纯化香豆素类化合物的方法之一，香豆素类成分在薄层板上很容易以荧光斑点确定。利用高效液相色谱法分离香豆素类化合物也较为普遍，如果分离极性很小的香豆素类，一般用正相高效液相色谱；而对于极性较强的香豆素苷类分离，则用反相高效液相色谱。

四、香豆素类化合物的检识

从中药中提取分离得到的香豆素类化合物，在运用光谱等手段进行进一步的结构测定前，需要进行理化检识及色谱检识，以增加结构测定的可靠性。检识亦可应用于含有香豆素类中药的真伪鉴别。

（一）理化检识

香豆素类化合物的物理鉴定主要利用香豆素的形态、颜色等物理性质及熔点、比旋度等物理常数进行。化学方法可通过异羟肟酸铁、三氯化铁、Gibb's 等显色反应进行检识。由于香豆素对各种显色试剂灵敏度不同，所以通常需采用三种以上显色试剂进行检识。

（二）色谱检识

香豆素类化合物的色谱检识常采用薄层色谱、纸色谱法，具有微量、快速、准确等优点，在实际工作中应用较为广泛。

1. 薄层色谱法　薄层色谱鉴定香豆素最常用的吸附剂是硅胶，其次是纤维素和氧化铝，展开剂常采用偏酸性的混合溶剂或中等极性的混合溶剂。常用的展开剂有甲苯 – 甲酸乙酯 – 甲酸（5∶4∶1）、正己烷 – 乙酸乙酯（7∶3）等。

2. 纸色谱法　香豆素分子中多含酚羟基呈弱酸性，纸色谱时，在酸性溶剂系统中呈分子状态，解离度小，展开效果好；在碱性溶剂系统中呈离子状态，R_f值相对较小；在中性溶剂系统中则易产生拖尾现象。常用正丁醇 – 醋酸 – 水（4∶1∶5 上层，BAW）为展开剂进行展开。

多数羟基香豆素在紫外光下有强烈的荧光，所以纸色谱或薄层色谱展开后，首选荧光观察，可看到蓝、棕、绿、黄等荧光。也可喷异羟肟酸铁试剂、三氯化铁试剂、Emerson 试剂或重氮化试剂等通过显色观察。

✖ 练一练

异羟肟酸铁反应是香豆素中（　　）的反应

A. 香豆素 C_6 位无取代　　　　　　B. 内酯结构

C. 游离酚羟基　　　　　　　　　　　D. 香豆素酚羟基对位无取代

E. 甲氧基

答案解析

第二节　木脂素类化合物的提取分离技术

木脂素（Lignans）是一类由苯丙素衍生物氧化聚合而成的天然化合物，通常所指是其二聚物，少数是三聚物和四聚物。在植物界分布较广，主要存在于被子植物和裸子植物中，在植物木质部和树脂中存在较多，多数以游离状态存在，少数与糖结合成苷。

木脂素呈多方面生物活性，如鬼臼中的鬼臼毒素能显著抑制癌细胞的增殖；芝麻中的芝麻醇、松脂酚具有很强的抗氧化作用；牛蒡子苷元和牛蒡子苷，具有扩张血管，降低血压作用及抗炎活性；五味子酯甲具有抗肝炎作用；聚苯木脂素丹参酸乙，具有清除自由基、溶解纤维蛋白、增加冠脉血流量作用；厚朴酚具有明显而持久的中枢性肌肉松弛、中枢神经抑制作用等。

一、木脂素类化合物的结构与分类

木脂素结构比较复杂，一般分为简单木脂素类、环木脂素、联苯环辛烯型木脂素、聚木脂素等类型。如中药牛蒡中牛蒡子苷（arctiin）属于简单木脂素，具有扩张血管、降低血压作用；鬼臼毒素（podophyllotoxin）属于环木脂素，存在于桃儿七中，具有抗小细胞肺癌、淋巴癌、白血病、睾丸肿瘤等作用；五味子中五味子酯甲（schisantherin）属于联苯环辛烯型木脂素，具有抗肝炎活性；丹参中的丹酚酸 B（salvianolic acid B）属于聚木脂素，具有清除自由基、溶解纤维蛋白、增加冠脉血流量等作用。

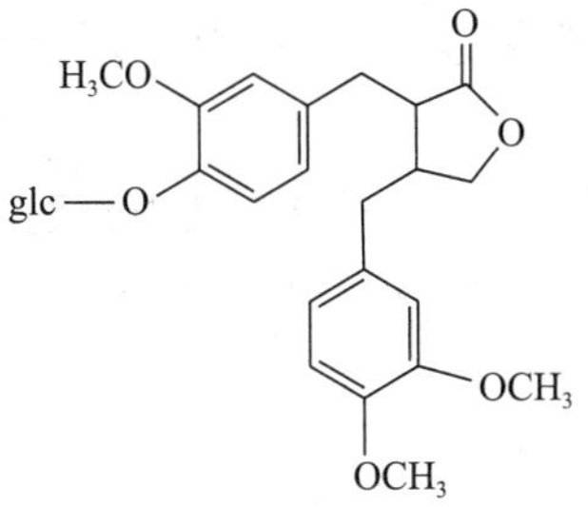

牛蒡子苷

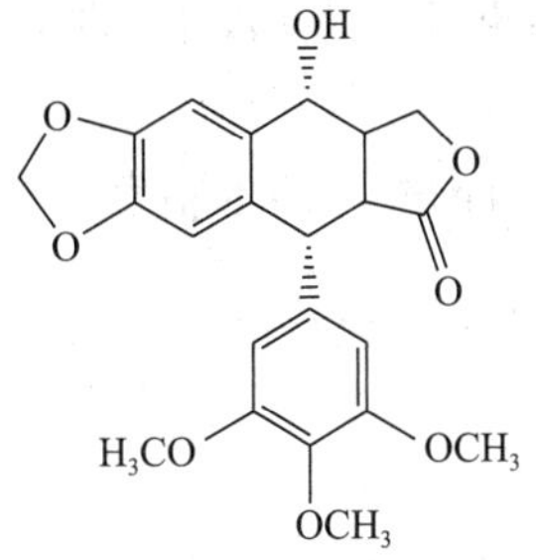

鬼臼毒素

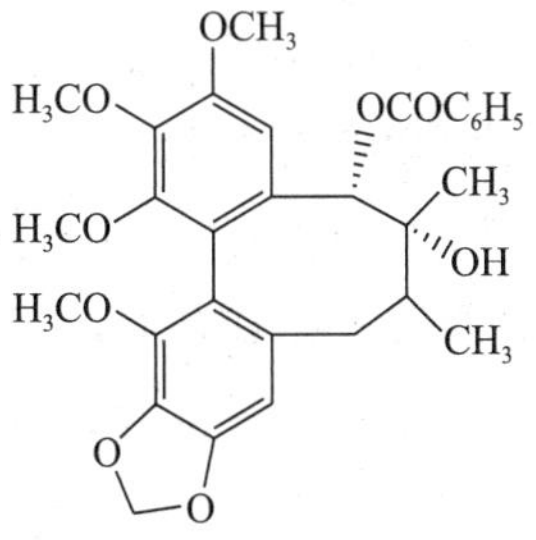

五味子酯甲

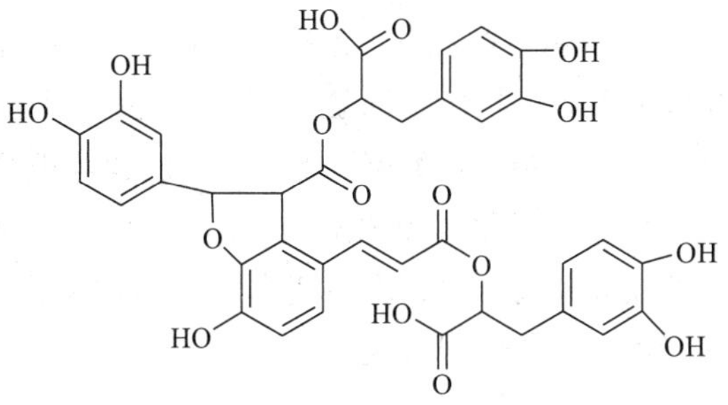

丹酚酸B

二、木脂素类化合物的理化性质

（一）性状及溶解性

木脂素类化合物一般为无色或白色结晶，无挥发性，少数可升华。游离木脂素多具亲脂性，易溶于乙醚、苯、三氯甲烷、乙酸乙酯、乙醇等溶剂，难溶于水。木脂素苷水溶性较大。具有酚羟基的木脂素类化合物可溶于碱水。

（二）光学活性与异构化作用

木脂素分子中常有多个手性碳原子，具有光学活性，遇酸或碱易发生异构化，从而改变其光学活性和生物活性。如左旋鬼臼毒素在碱性溶液中内酯环构型发生异构化，转变为右旋的苦鬼臼毒素，失去抗癌活性。

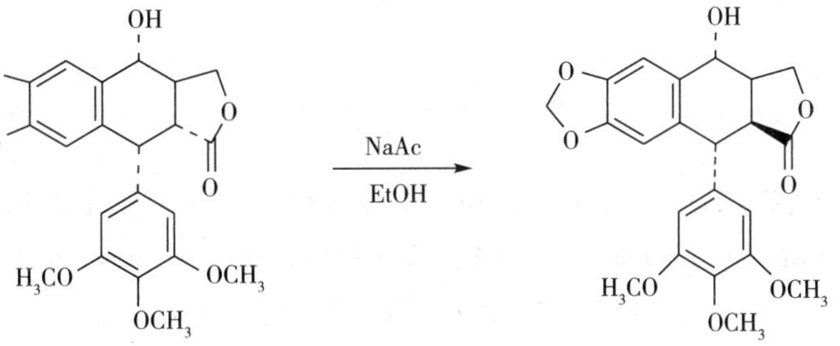

鬼臼毒素 $\xrightarrow[\text{EtOH}]{\text{NaAc}}$ 苦鬼臼毒素

由于木脂素的生物活性与手性碳原子的构型有关，因此在提取分离过程中应注意操作条件，尽量避免与酸、碱接触，防止构型改变所导致的活性变化。

（三）显色反应

木脂素分子结构中含有酚羟基、亚甲二氧基和内酯环等，可发生一系列的颜色反应。

1. 酚羟基的反应　含有酚羟基的木脂素类化合物可与三氯化铁、重氮化试剂反应。

2. 亚甲二氧基的反应　含有亚甲二氧基的木脂素类化合物可与 Labat 试剂、Ecgrine 试剂反应。

Labat 试剂反应：样品加浓硫酸后，再加没食子酸，可产生蓝绿色。

Ecgrine 试剂反应：样品加浓硫酸后，再加变色酸，并保持温度在 70~80℃ 20 分钟，可产生蓝紫色。

3. 异羟肟酸铁反应　含有内酯环的木脂素可发生异羟肟酸铁反应，溶液变为紫红色。

三、木脂素类化合物的提取与分离

（一）提取

大多数木脂素类化合物在植物体内与大量树脂状物共存，在溶剂处理过程中容易树脂化，此为提取分离木脂素类成分的难点。常用的提取方法有溶剂法、碱溶酸沉法。

1. 溶剂法　利用木脂素类成分可溶于亲水性有机溶剂的性质，提取时先采用甲醇或丙酮等亲水性溶剂提取，浓缩成浸膏后，再用石油醚、三氯甲烷、乙醚、乙酸乙酯等依次萃取，利用游离木脂素易溶于乙醚、三氯甲烷，木脂素苷类可溶于甲醇、乙醇等极性较大的溶剂，而得到极性不同的部位。

2. 碱溶酸沉法　具有酚羟基或内酯结构的木脂素，在碱液中酚羟基成盐或内酯环开环成盐而溶于水，与其他脂溶性成分分离。但碱液易使木脂素异构化，从而失去或降低生理活性，故此法不宜用于有旋光活性的木脂素，以免构型改变。

（二）分离

色谱技术是分离木脂素最有效的方法。常用的吸附剂有硅胶和中性氧化铝，以石油醚－乙酸乙酯、石油醚－乙醚、苯－乙酸乙酯、三氯甲烷－甲醇等梯度洗脱，分离效果较好。也可采用分配色谱、大孔吸附树脂色谱、高速逆流色谱等进行分离。

四、木脂素类化合物的检识

木脂素类化合物的检识常采用色谱法，即薄层色谱和纸色谱。硅胶薄层色谱的展开剂常用苯－甲醇、三氯甲烷－甲醇、石油醚－甲酸乙酯－甲酸等系统展开。显色可利用木脂素在紫外光下呈暗斑，或使用通用显色剂，如1%茴香醛－浓硫酸试剂，110℃加热5分钟；5%磷钼酸乙醇溶液，120℃加热至斑点显色；10%硫酸乙醇溶液，110℃加热5分钟。或可用硅胶 GF_{254} 薄层色谱。

第三节　苯丙素类化合物的应用实例

实例一　秦皮中香豆素类化学成分的提取分离技术

秦皮为木犀科植物苦枥白蜡树（*Fraxinus rhynchophylla* Hance）、白蜡树（*Fraxinus chinensis* Roxb.）、尖叶白蜡树（*Fraxinus szaboana* Lingelsh.）、宿柱白蜡树（*Fraxinus stylosa* Lingelsh.）的干燥枝皮或干皮。味苦，性寒，归肝、胆、大肠经。具有清热解毒、收涩、明目之功效，主治热痢、泄泻、赤白带下、目赤肿痛、目生翳膜。

（一）秦皮中主要有效成分的结构、理化性质

秦皮中主要含有秦皮甲素和秦皮乙素，并含秦皮苷、秦皮素、紫丁香苷等。药理研究表明，七叶内酯和七叶苷对细菌性痢疾具有较强的抑制作用，是临床治疗痢疾的有效成分。《中国药典》采用高效液相色谱法测定，并规定本品按干燥品计，含秦皮甲素、秦皮乙素的总量不得少于1.0%。

秦皮甲素（七叶苷）为针状晶体（热水），mp. 204～206℃。可溶于沸水、热乙醇、甲醇、吡啶和乙酸乙酯，难溶于冷水。

秦皮乙素（七叶内酯）为棱状结晶（冰醋酸），mp. 268～270℃。易溶于热乙醇及冰醋酸，溶于稀碱，几乎不溶于乙醚和沸水，显蓝色荧光。

秦皮素为片状结晶（乙醇水溶液），mp. 227～228℃。溶于乙醇及盐酸水溶液，微溶于乙醚和沸水。

秦皮苷的水合物为黄色针状结晶（水或稀乙醇溶液），mp. 205℃（无水物）。易溶于热乙醇及热水，微溶于冷水。

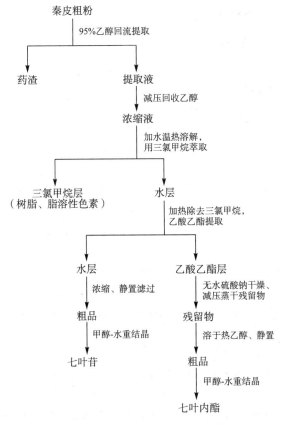

（二）秦皮中香豆素类化合物的提取分离

1. 工艺流程（图6-1）

图6-1　秦皮中香豆素类成分提取分离流程图

2. 流程说明　采用95%乙醇提取秦皮中的香豆素类成分，提取液浓缩后用三氯甲烷除去脂溶性杂质，再利用七叶苷和七叶内酯在乙酸乙酯中的溶解度不同而分离。

实例二　蛇床子中香豆素类化学成分的提取分离技术

蛇床子为伞形科植物蛇床 ［*Cnidium monnieri*（L.）Cuss.］的干燥成熟果实，性温、味辛、苦。温肾壮阳、燥湿、祛风、杀虫。用于阳痿、宫冷、寒湿带下、湿痹腰痛，外治外阴湿疹、滴虫性阴道炎等。

（一）蛇床子中主要有效成分的结构、理化性质

蛇床子主要含有挥发油和香豆素类成分，果实含挥发油约1.3%，香豆素类成分包括蛇床子素（osthole）、欧前胡素（imperatorin）、佛手柑内酯（bergapten）、异虎耳草素（isopimpinellin）等。

蛇床子素又名甲氧基欧芹酚、欧芹酚甲醚，棱柱状结晶（乙醚），针状结晶（稀乙醇），mp. 83～84℃。溶于甲醇、乙醇、三氯甲烷、丙酮、乙酸乙酯和沸石油醚，不溶于水和冷石油醚。

欧前胡素又名前胡内酯、白芷乙素，棱柱结晶（乙醚），长细针晶（热水）。mp. 102℃。易溶于沸水、三氯甲烷，溶于苯、乙醇、乙醚、石油醚和碱性氢氧化物，不溶于水。

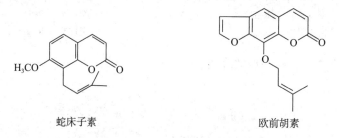

蛇床子素　　　　　　　　　　　　　欧前胡素

（二）蛇床子中香豆素类化合物的提取分离

1. 工艺流程（图6-2）

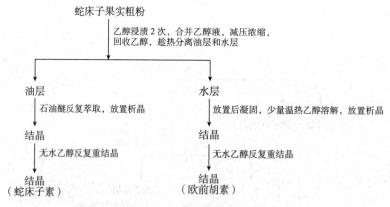

图6-2　蛇床子中香豆素类成分提取分离流程图

2. 流程说明　根据蛇床子素和欧前胡素易溶于乙醇的性质，将蛇床子粗粉用乙醇浸泡提取，然后减压回收乙醇，分离油层和水层。

实例三　连翘中木脂素类化学成分的提取分离技术

连翘为木犀科植物连翘 ［*Forsythia suspensa*（Thunb.）Vahl.］的干燥成熟果实，野生、栽培均有。连翘根及连翘叶亦供药用。连翘具有清热解毒、消肿散结之功效。主治温热、丹毒、斑疹、疮疡肿毒、小便淋漓等症。药理学研究表明，连翘具有抗病毒、抑菌、降血压、抑制弹性蛋白酶活力、抗内毒素、

镇吐、抗肝损伤、抗炎等作用。

（一）连翘中主要有效成分的结构、理化性质

连翘主要含有木脂素类、三萜类化合物等，成分比较复杂。木脂素成分主要有：连翘苷（forsythin, phillyrin）、连翘苷元（phillygenin）、连翘酯苷 A（forsythosides A）、罗汉松脂苷（matairesinol）、罗汉松苷（matairesinoside）等。三萜类成分主要有：白桦脂酸、齐墩果酸、熊果酸等。另外还含有苯乙醇苷类化合物、黄酮类化合物等。《中国药典》以挥发油、连翘苷和连翘酯苷 A 为指标成分对连翘进行含量测定，要求青翘的挥发油含量不得少于 2.0%（ml/g），青翘的连翘酯苷 A 含量不得少于 3.5%，老翘的连翘酯苷 A 含量不得少于 0.25%，对连翘苷含量不得少于 0.15%。

连翘苷为针状结晶（稀乙醇），mp. 154~155℃，$[\alpha]_D$ +48.5°（乙醇）。

连翘苷 A 为浅黄色粉末，mp. 133~135℃，$[\alpha]_D$ +48.5°（乙醇），为咖啡酰基苯乙醇苷。

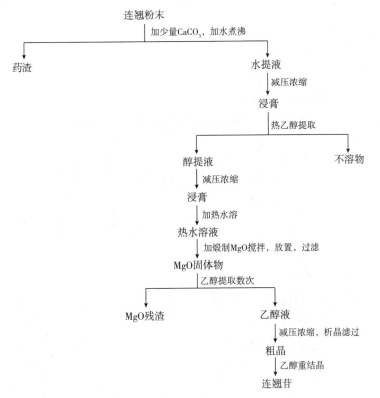

连翘苷　　　　　　　　　　　　　　　　　连翘酯苷A

（二）连翘中连翘苷的提取分离

1. 工艺流程（图6-3）

```
                        连翘粉末
                          │加少量CaCO₃，加水煮沸
          ┌───────────────┴───────────────┐
        药渣                            水提液
                                          │减压浓缩
                                        浸膏
                                          │热乙醇提取
                          ┌───────────────┴───────────────┐
                        醇提液                          不溶物
                          │减压浓缩
                        浸膏
                          │加热水溶
                       热水溶液
                          │加煅制MgO搅拌，放置，过滤
                      MgO固体物
                          │乙醇提取数次
          ┌───────────────┴───────────────┐
       MgO残渣                          乙醇液
                                          │减压浓缩，析晶滤过
                                        粗晶
                                          │乙醇重结晶
                                        连翘苷
```

图6-3　连翘苷提取分离流程图

2. 流程说明　本方法是较早使用的从连翘叶中分离连翘苷的一种方法，简便易行。现在多采用硅胶柱色谱进行分离，连翘苷通过重结晶再进一步纯化。

实例四　牛蒡子中木脂素类化学成分的提取分离技术

牛蒡子为菊科两年生草本植物牛蒡（*Arctium lappa* L.）的干燥成熟果实，味辛、苦，性寒，归肺、胃经。具有疏散风热、清热解毒透疹、宣肺利咽散肿。用于热毒疮肿尚未溃者，常与地丁、野菊花等清热解毒药配伍。

（一）牛蒡子中主要有效成分的结构、理化性质

牛蒡子果实含牛蒡子苷，水解生成牛蒡子苷元及葡萄糖。又含罗汉松脂酚及络石苷元。

牛蒡子苷为白色粉末（甲醇），mp. 110 ~ 112℃。溶于甲醇、乙醇和沸水，不溶于三氯甲烷和石油醚。

牛蒡子苷元为白色结晶（丙酮），mp. 90 ~ 92℃。易溶于沸水、三氯甲烷，溶于苯、乙醇和碱性氢氧化物，不溶于水。

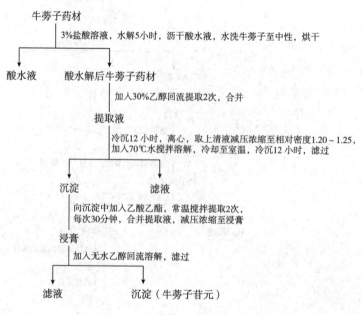

牛蒡子苷元　R=H
牛蒡子苷　　R=glc

（二）牛蒡子中牛蒡子苷元的提取分离

1. 工艺流程（图6-4）

牛蒡子药材
↓ 3%盐酸溶液，水解5小时，沥干酸水液，水洗牛蒡子至中性，烘干

酸水液　　酸水解后牛蒡子药材
　　　　　↓ 加入30%乙醇回流提取2次，合并

提取液
↓ 冷沉12小时，离心，取上清液减压浓缩至相对密度1.20 ~ 1.25，加入70℃水搅拌溶解，冷却至室温，冷沉12小时，滤过

沉淀　　　　　　滤液
↓ 向沉淀中加入乙酸乙酯，常温搅拌提取2次，每次30分钟，合并提取液，减压浓缩至浸膏

浸膏
↓ 加入无水乙醇回流溶解，滤过

滤液　　　　　沉淀（牛蒡子苷元）

图6-4　牛蒡子苷元提取分离流程图

2. 流程说明　根据牛蒡子苷在酸水液中易水解的性质，将牛蒡子粗粉用稀盐酸浸提，水解产物——牛蒡子苷元易溶于低浓度的乙醇，采用30%乙醇进行提取。

实训六　秦皮中香豆素类化合物的提取分离及检识

【实训目的】

1. 掌握提取分离香豆素类化合物的原理及方法。

2. 掌握香豆素类化合物的检识技术。

【实训原理】

根据秦皮中的七叶内酯、七叶苷均能溶于沸乙醇，再利用两者在乙酸乙酯中溶解度的不同进行分离。

【实训仪器与试药】

1. 仪器　回流提取器、分液漏斗、250ml 圆底烧瓶、冷凝管、水浴锅、硅胶 G 薄层板、紫外光灯。

2. 试药　95%乙醇、三氯甲烷、乙酸乙酯、盐酸、盐酸羟胺、甲醇、氢氧化钠、三氯化铁、正丁醇、醋酸、甲酸、三氯化铁－铁氰化钾试液、2%七叶苷对照品甲醇液、2%七叶内酯对照品甲醇液。

【实训操作】

1. 七叶内酯、七叶苷的提取　取秦皮粗粉50g 置回流提取装置中，用95%乙醇回流提取 3 次，每次 20 分钟，合并提取液，减压浓缩，得浓缩物。

2. 七叶内酯、七叶苷的分离　浓缩物加水温热混悬，加等体积三氯甲烷萃取 2 次，除去非极性杂质。水液挥去残留的三氯甲烷，加等体积的乙酸乙酯萃取 2 次合并萃取液。水液浓缩析晶滤过，甲醇、水反复重结晶得七叶苷。乙酸乙酯液加无水硫酸钠脱水，减压蒸干，残留物用甲醇溶解，适当浓缩后放置过夜析晶滤过，水、甲醇反复重结晶得七叶内酯。

3. 检识

（1）荧光　取样品少量，加入乙醇0.5ml 溶解，用毛细管滴于滤纸上，在紫外光灯（254nm）下观察。

（2）三氯化铁反应　取样品少量，加入乙醇0.5ml 溶解，加入1%三氯化铁试剂2～3滴，观察颜色变化。

（3）异羟肟酸铁反应　取样品少量，加 0.5ml 乙醇溶解，加10%盐酸羟胺甲醇溶液数滴，10%氢氧化钠5～6滴，水浴加热2分钟，放冷后加5%盐酸数滴（pH 3～4），加5%三氯化铁2～3滴，观察颜色变化。

（4）色谱检识

吸附剂：硅胶 GF$_{254}$薄层板。

样品：自制七叶苷甲醇溶液；自制七叶内酯甲醇溶液。

对照品：2%七叶苷对照品甲醇液；2%七叶内酯对照品甲醇液。

展开剂：三氯甲烷－甲醇－甲酸（6∶1∶0.5）。

显色剂：三氯化铁－铁氰化钾试剂（1∶1）。

【实训注意】

1. 提取秦皮中七叶内酯、七叶苷时，减压回收乙醇至浓缩液即可分离。

2. 两相溶剂萃取法操作时应注意不要用力振摇，将分液漏斗轻轻旋转摇动，以免产生乳化现象。

在进行两相溶液萃取时，力求萃取完全。

【实训思考】

1. 七叶内酯和七叶苷在结构和性质上有何异同点？实训过程中，如何利用它们的共性和个性？怎样提取和分离？

2. 通过提取分离秦皮中的七叶内酯和七叶苷，试述两相溶剂萃取法的原理是什么？操作时要注意哪些问题？萃取操作中若已发生乳化应如何处理？

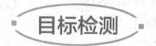 目标检测

答案解析

一、选择题

（一）单项选择题

1. 邪蒿内酯属于（ ）型香豆素

    A. 呋喃香豆素   B. 吡喃香豆素   C. 简单香豆素

    D. 木脂素   E. 异香豆素

2. 游离香豆素类成分大多为（ ）

    A. 无色至淡黄色的液体   B. 无色至淡黄色结晶状的固体   C. 深黄色结晶状的固体

    D. 白色的液体   E. 黄色固体

3. 香豆素苷能溶于（ ）

    A. 水、甲醇、乙醚   B. 水、甲醇、乙醇   C. 三氯甲烷、乙醚、苯

    D. 水、甲醇、苯   E. 乙醚、乙酸乙酯、水

4. 香豆素类化合物在碱液中荧光（ ）

    A. 增强   B. 减弱   C. 不变

    D. 无荧光   E. 先减弱在增强

5. 利用（ ）反应可判断香豆素分子中 C_6 位是否有取代基存在

    A. Gibb's 试剂或 Emerson 试剂   B. 异羟肟酸铁   C. 碱液反应

    D. 四氢硼钠反应   E. 重氮化试剂

6. 具有挥发性的香豆素亦可用（ ）提取

    A. 水蒸气蒸馏法   B. 升华法   C. 熏蒸法

    D. 碱溶酸沉淀法   E. 溶剂提取法

7. 薄层色谱鉴定香豆素最常用的吸附剂是（ ）

    A. 硅胶   B. 活性炭   C. 凝胶树脂

    D. 氧化铝   E. 聚酰胺

8. 香豆素类化合物的检识常采用（ ）

    A. 碱液反应   B. 异羟肟酸铁反应   C. 盐酸镁粉反应

    D. 三氯化铁反应   E. 碘化铋钾反应

9. 木脂素与 Labat 试剂反应，显（ ）

    A. 蓝绿色   B. 紫色   C. 无色

    D. 黄色   E. 橙色

10. 五味子中成分主要是（ ）

A. 简单香豆素　　　　B. 呋喃香豆素　　　　C. 联苯环辛烯型木脂素

D. 吡喃香豆素　　　　E. 异香豆素

（二）多项选择题

11. 下面属于简单香豆素结构的是（　　）

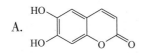

12. 游离香豆素类易溶于（　　）等有机溶剂

A. 甲醇　　　　　　　B. 乙醇　　　　　　　C. 苯

D. 乙醚　　　　　　　E. 水

13. 香豆素的提取可采用（　　）

A. 溶剂提取法　　　　B. 碱溶酸沉法　　　　C. 水蒸气蒸馏法

D. 水提醇沉法　　　　E. 醇提水沉法

14. 下面属于苯丙素的有（　　）

A. 黄檀内酯　　　　　B. 茴芹内酯　　　　　C. 葛根素

D. 茜草素　　　　　　E. 挥发油

15. 下列中草药中含有香豆素的是（　　）

A. 五味子　　　　　　B. 白芷　　　　　　　C. 秦皮

D. 前胡　　　　　　　E. 蛇床子

二、名词解释

1. 香豆素类化合物

2. 木脂素类化合物

三、简答题

1. 小分子香豆素可以用什么方法提取，为什么？

2. 如何检视药材中含有香豆素类化合物？

（张冀莎）

书网融合……

📑 重点回顾　　　📱 微课　　　📑 习题

第七章　生物碱类化合物的提取分离技术

学习目标

知识目标：
1. **掌握**　生物碱类化合物的结构与分类、理化性质、提取分离及检识。
2. **熟悉**　生物碱类化合物的应用；常用含生物碱类中药的质量控制成分。
3. **了解**　生物碱类化合物的生物活性及分布。

技能目标：
学会常用生物碱类化合物的提取分离及检识技术。

素质目标：
具备科学严谨的作风；独立思考的能力；树立药品质量安全意识及开拓创新的精神。

导学情景

情景描述：众所周知，急性肠炎是一种常见的疾病，多因饮食不洁所致。目前用于治疗细菌感染引起的急性肠炎的药物多为盐酸小檗碱片或复方黄连素片。

情景分析：中药黄连中的小檗碱多以盐酸盐的形式存在，即盐酸小檗碱，或称为黄连素。黄连具有清热燥湿、泻火解毒的功能。主要用于湿热痞满、呕吐吞酸、泻痢、黄疸、高热神昏、心火亢盛、心烦不寐、心悸不宁、血热吐衄、目赤牙痛、消渴、痈肿疔疮；外治湿疹、湿疮、耳道流脓。其制剂常用于清热燥湿、止泻止痢。

讨论：请问黄连中的小檗碱属于何种类型化合物？除黄连外，还有哪些中药中也含有小檗碱？

学前导语：中药黄连中具有止泻作用的主要化学成分小檗碱为生物碱类化合物，那么生物碱类化合物有何结构特点？如何进行提取分离及检识？

生物碱（alkaloids）是指来源于生物界的一类含氮有机化合物，大多数具有氮杂环结构，呈碱性并有较强的生物活性。但也有一些例外，如秋水仙碱的氮原子不在环内，几乎没有碱性。有些来源于生物界的含氮衍生物如氨基酸、蛋白质、维生素等化合物不属于生物碱的范畴。

生物碱主要分布于植物界，在动物界中也存在（如麝香中的麝香吡啶等）。绝大多数生物碱分布在高等植物中，尤其是双子叶植物，如毛茛科植物黄连、乌头、附子，防己科植物汉防己、北豆根，罂粟科植物罂粟、延胡索，茄科植物洋金花、颠茄、莨菪，豆科植物苦参、苦豆子，马钱子科植物马钱子，小檗科植物三颗针等50余个科120多个属中。单子叶植物中分布较少，如百合科（川贝母、浙贝母）、石蒜科、兰科等。裸子植物中除麻黄科、红豆杉科、三尖杉科、松柏科等少数科外，大多不含生物碱。低等植物中只有极个别植物存在，如麦角生物碱存在于菌类植物中、烟碱存在于蕨类植物中。

生物碱在植物体的各个器官和组织都可能存在，但对某种植物来说，往往集中在某一器官，如麻黄生物碱主要集中于茎中，以髓部含量高；黄柏生物碱主要集中于树皮部分。生物碱含量高低还受生长环境和季节等因素的影响，如欧洲产的麻黄，其麻黄碱的含量很低，而我国产的麻黄则含量较高，产于山西大同附近的麻黄又较其他地区的高，并且以秋末冬初采收的含量最高。

在植物体内，绝大多数生物碱与共存的有机酸（如柠檬酸、酒石酸、草酸等）结合成生物碱盐，少数生物碱与无机酸（硫酸、盐酸等）成盐，还有的生物碱呈游离状态，极少数生物碱以苷、氮氧化物的形式存在。

生物碱大多具有显著而特殊的生物活性。如阿片中的吗啡（morphine）具有强烈的镇痛作用，可待因（codeine）具有止咳作用，麻黄中的麻黄碱（ephedrine）具有平喘作用，黄连、黄柏中的小檗碱具有抗菌消炎作用，长春花中的长春新碱（vincristine）、三尖杉中的高三尖杉酯碱（homoharringtonine）、喜树中的喜树碱（camptothecin）等均具有很好的抗肿瘤作用等。目前临床应用的生物碱已有百余种之多，生物碱的研究一直是中药化学的重要研究领域之一。

👁 **看一看**

生物碱的生物合成途径

一般认为一次代谢产物氨基酸是生物碱的生物合成初始物，主要包括鸟氨酸、赖氨酸、苯丙氨酸、酪氨酸、色氨酸、邻氨基苯甲酸、组氨酸等，这些氨基酸的骨架大部分保留在所合成的生物碱中。另外，甲戊二羟酸和乙酸酯也是生成一些生物碱的重要前体。生物碱生物合成的主要化学反应包括环合反应和碳－氮键的裂解。

PPT

第一节　生物碱类化合物的结构与分类

生物碱类化合物的分类方法有多种，有按植物来源分类，如长春花生物碱、麻黄生物碱等；按化学结构类型分类，如莨菪烷类生物碱、异喹啉类生物碱等；按生物碱溶解性分类，如水溶性生物碱、脂溶性生物碱等；按生源途径分类，如由鸟氨酸、赖氨酸衍生的生物碱，由色氨酸衍生的生物碱等。近年来，生源结合化学分类法愈来愈被人们认同，该方法既能反映生物碱的生源，同时又兼顾了化学结构特点。

生物碱类化合物的种类繁多，分类依据不同。根据生物碱的化学结构可分为以下主要类型。

一、有机胺类生物碱

有机胺类生物碱是指氮原子不结合在环状结构内的一类生物碱。如存在于麻黄中的具有平喘作用的麻黄碱（ephedrine），丽江山慈菇中具有抗癌作用的秋水仙碱（colchicine），益母草中具有收缩子宫、降压作用的益母草碱（leonurine）等。

麻黄碱　　　　　　　秋水仙碱　　　　　　　　益母草碱

二、吡咯烷类生物碱

吡咯烷类生物碱由吡咯或四氢吡咯衍生而成，来源于鸟氨酸代谢途径。主要包括简单吡咯烷类和吡咯里西啶类。

（一）简单吡咯烷类生物碱

由吡咯或四氢吡咯衍生的生物碱。如存在于益母草中的具有祛痰、镇咳作用的水苏碱（stachydrine）和新疆党参中具降压作用的党参碱（codonopsine）等。

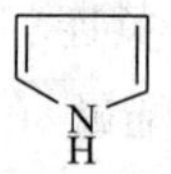

吡咯 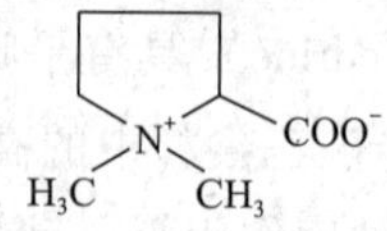　　　　　　　水苏碱 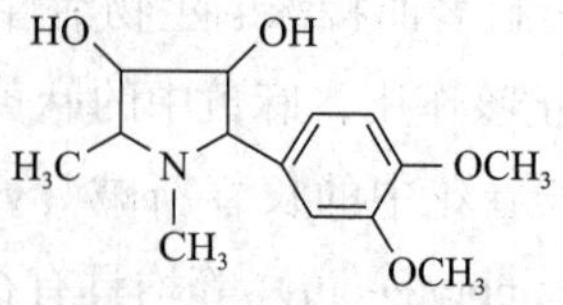　　　　　　　　　党参碱

（二）吡咯里西啶类生物碱

此类生物碱是由两个吡咯烷共用一个氮原子的稠环衍生物。这类生物碱的生物活性较强，但毒性也较大。如野百合中具有抗癌作用的野百合碱（monocrotaline）等。

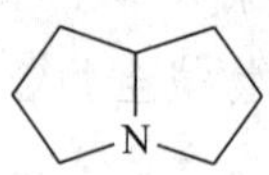

吡咯里西啶 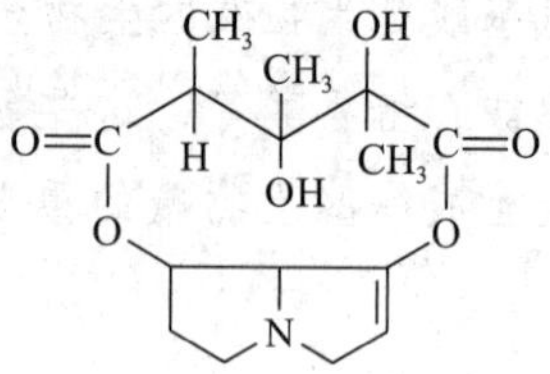　　　　　　　　　　野百合碱

三、吡啶类生物碱

吡啶类生物碱由哌啶或吡啶衍生而成，来源于赖氨酸代谢途径，主要分为以下类型：

（一）简单吡啶类生物碱

此类生物碱结构简单，有的呈液体。如槟榔中具有驱绦虫作用的槟榔碱（arecoline）、槟榔次碱（arecaidine）和烟草中杀虫成分烟碱（nicotine），以及八角枫中具有松弛横纹肌的毒藜碱（anabasine）均为液体。

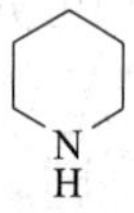

哌啶 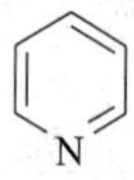　　　　　　吡啶 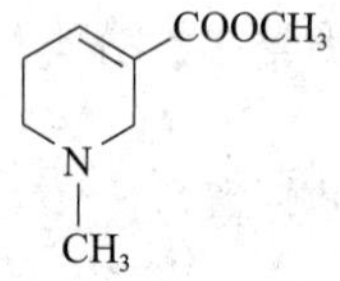　　　　　　槟榔碱

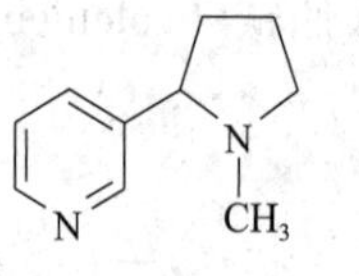

烟碱 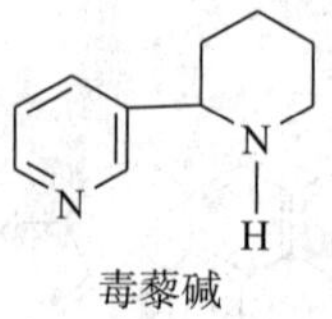　　　　　　　　毒藜碱

（二）喹喏里西啶类生物碱

此类生物碱是两个哌啶共用一个氮原子的稠环衍生物。如从苦参和山豆根中分离得到的具有抗癌活性的苦参碱（matrine）和氧化苦参碱（oxymatrine），均属于此类化合物，《中国药典》采用高效液相色谱法测定山豆根药材中苦参碱和氧化苦参碱的总量不得少于 0.70%。

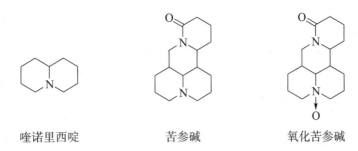

喹诺里西啶   苦参碱   氧化苦参碱

（三）吲哚里西啶类生物碱

此类生物碱由一个哌啶和一个吡咯共用一个氮原子的稠环衍生物。数目较少，如存在于一叶萩中具有兴奋中枢神经作用的一叶萩碱（securinine）。

吲哚里西啶   一叶萩碱

四、莨菪烷类生物碱

莨菪烷类生物碱大多是由吡咯烷和哌啶骈合而成，来源于鸟氨酸代谢途径。在植物体内常以有机酸酯的形式存在，有一元酯和二元酯，也有非酯。如天仙子中主要的生物碱有抗胆碱作用和镇痛解毒作用的莨菪碱（hyoscyamine）和东莨菪碱（scopolamine）；山莨菪中能治疗急性微循环性疾病的山莨菪碱（anisodamine）和具有解痉、解有机磷中毒作用的樟柳碱（anisodine）。从南美"圣草"古柯树叶中分离得到的可卡因（cocaine）作为先导化合物，设计合成了一系列优良的局麻药，如利多卡因（lidocaine）、普鲁卡因（procaine）。

莨菪烷   莨菪碱（阿托品）   东莨菪碱

山莨菪碱   樟柳碱   可卡因

五、异喹啉类生物碱

异喹啉类生物碱以苯骈吡啶为基本母核，氮原子在 β-位，来源于苯丙氨酸和酪氨酸途径。除简单异喹啉外，其他类型的多数都以苄基异喹啉为前体衍生而成。主要分为以下四种类型：

（一）简单异喹啉类生物碱

例如存在于鹿尾草中的降压成分萨苏林（salsoline）和萨苏里丁（salsolidine）。

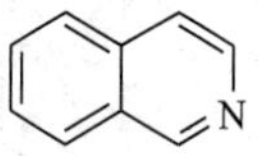

异喹啉

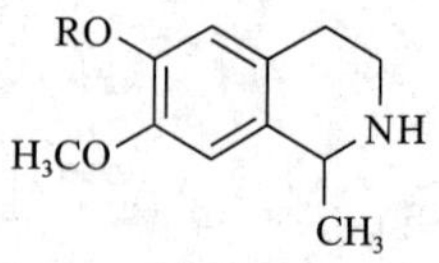

萨苏林　　R=H
萨苏里丁　R=CH₃

（二）苄基异喹啉类生物碱

此类生物碱在 1 位连有苄基，有单苄基异喹啉类或双苄基异喹啉类衍生物。如罂粟中具有解痉作用的罂粟碱（papaverine），乌头中强心成分去甲乌药碱（demethylcoclaurine）。

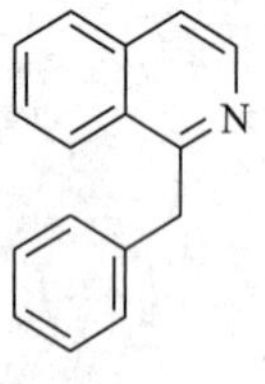

苄基异喹啉 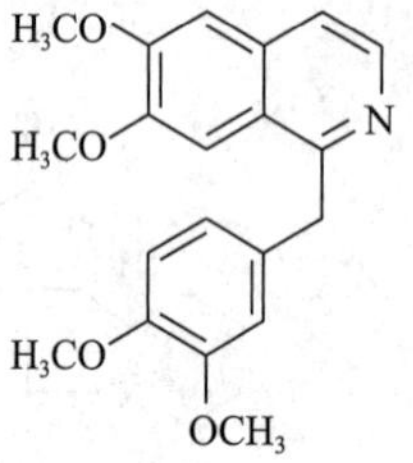　　　　　罂粟碱 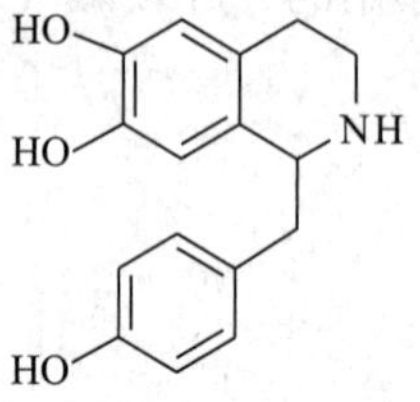　　　　　　去甲乌药碱

双苄基异喹啉类是由二分子的苄基异喹啉衍生物通过醚键连接而成。如防己主要含有粉防己碱（tetrandrine）和防己诺林碱（fangchinoline），粉防己碱具有抗心肌缺血、抑制血小板聚集、解痉、抗炎、抗溃疡、保肝等作用；防己诺林碱具有抗炎镇痛、降压、抗肿瘤等作用，《中国药典》采用高效液相色谱法测定防己药材中粉防己碱和防己诺林碱的总量不得少于 1.6%。

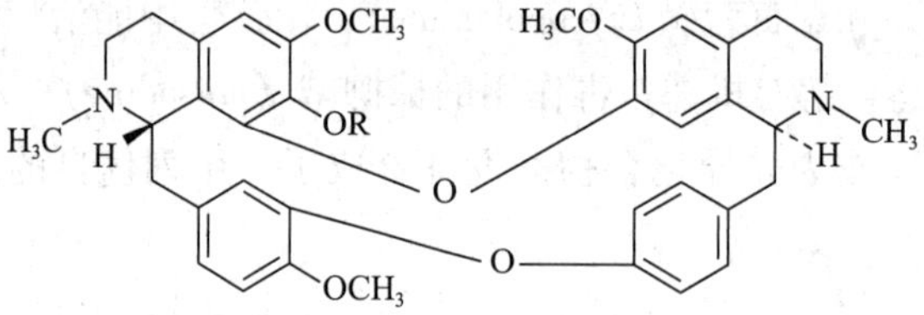

粉防己碱　　　　R=CH₃
防己诺林碱　　　R=H

（三）原小檗碱类生物碱

此类生物碱结构是由两个异喹啉稠合而成。如黄连、黄柏、三颗针中的小檗碱（berberine）具有抗菌消炎作用；存在于延胡索中的延胡索乙素（tetrahydropalmatine）具有镇静止痛作用，《中国药典》采用高效液相色谱法测定延胡索中延胡索乙素的总量，不得少于 0.050%。

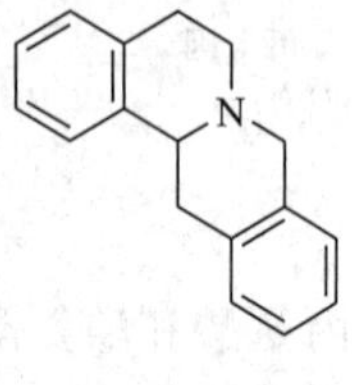

原小檗碱 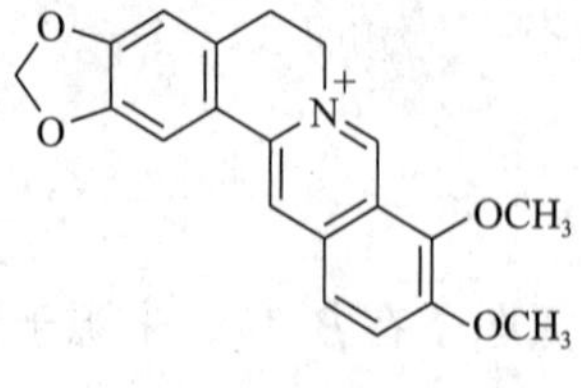　　　　　　小檗碱 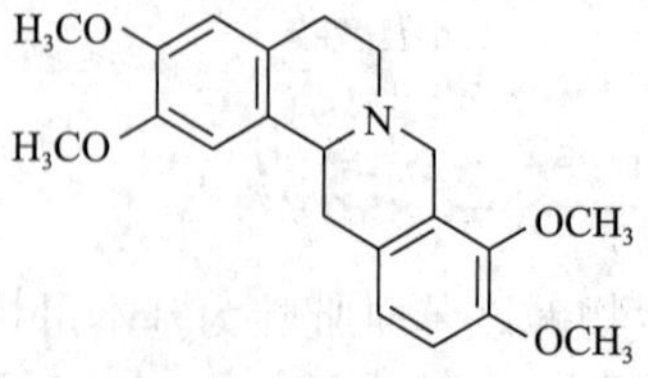　　　　　　延胡索乙素

（四）吗啡烷类生物碱

此类生物碱具有部分饱和的菲核，如罂粟中具有镇痛作用的吗啡碱（morphine）和可待因（codeine）。

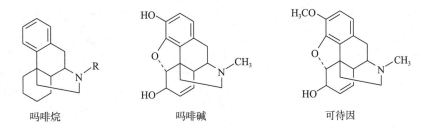

吗啡烷　　　　　　　吗啡碱　　　　　　　可待因

（五）阿朴啡类生物碱

此类生物碱是由苄基四氢异喹啉中苄基部分的苯环和四氢异喹啉部分的 8 位脱去一分子氢形成的四环化合物。如存在于马兜铃中具有降压作用的木兰碱（magnoflorine），存在于番荔枝中的土藤碱（tuduranine）等。

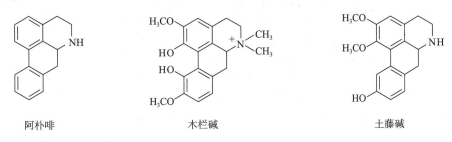

阿朴啡　　　　　　　木栏碱　　　　　　　土藤碱

（六）苯菲啶类生物碱

此类生物碱依据菲啶稠合基团不同，分为苯骈菲啶类和吡咯骈菲啶类。如白屈菜碱（chelidonine）属于苯骈菲啶类，石蒜碱（lycorine）属于吡咯骈菲啶类。

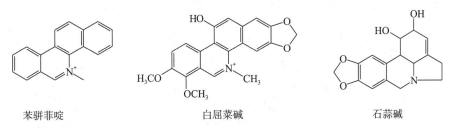

苯骈菲啶　　　　　　白屈菜碱　　　　　　石蒜碱

六、吲哚类生物碱

吲哚类生物碱是数量多、结构复杂的一类生物碱，约占已知生物碱的 1/4，来源于色氨酸途径。根据其结构主要分为五类：

（一）简单吲哚类生物碱

此类生物碱只含有一个吲哚母核。如菘蓝中抑制病毒生长的大青素 B（isatan B），蓼蓝中具有抗菌作用的靛青苷（indican）。

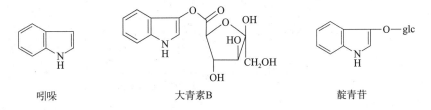

吲哚　　　　　　　　大青素B　　　　　　　靛青苷

（二）色胺吲哚类生物碱

此类生物碱结构比较简单，只有色胺部分组成的结构，含两个氮原子。如毒扁豆中具抗胆碱酯酶作用的毒扁豆碱（physostigmine），吴茱萸中具有抗肿瘤的吴茱萸碱（evodiamine）。

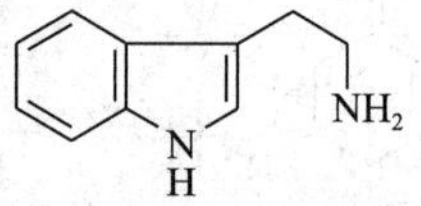

色胺 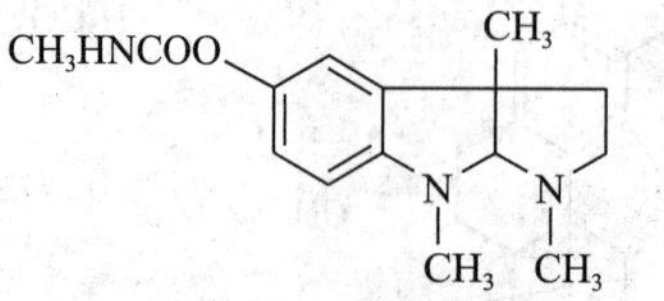　　　　　　毒扁豆碱 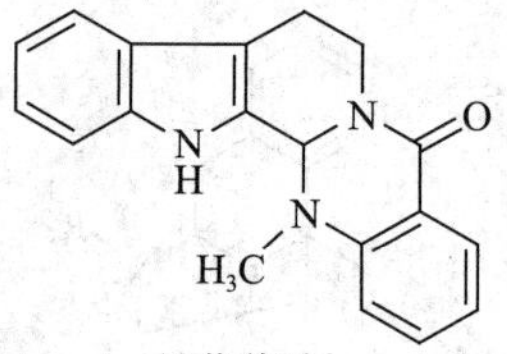　　　　　　吴茱萸碱

（三）半萜吲哚类生物碱

半萜吲哚类生物碱集中分布在麦角菌中，又称为麦角生物碱。分子中含有一个以吲哚环骈喹啉环构成的四环麦角碱母核体系，如具有兴奋子宫作用的麦角新碱（ergometrine）、麦角胺（ergotamine）等。

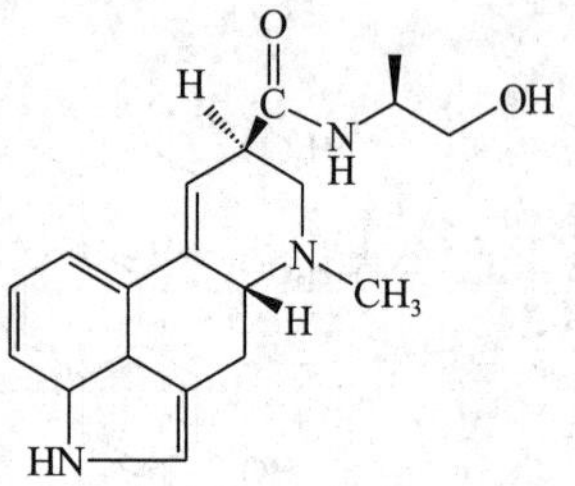

麦角新碱 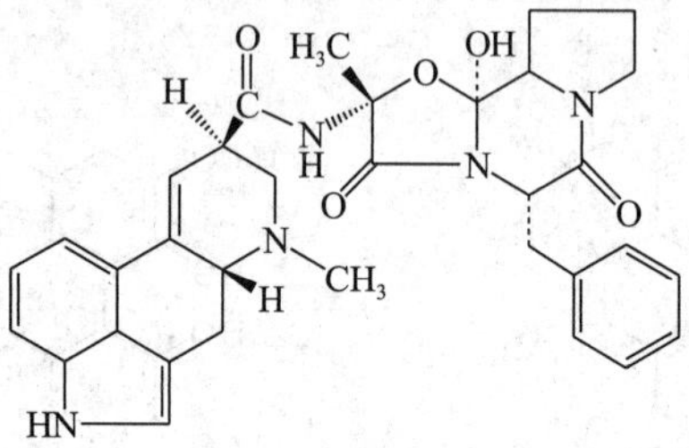　　　　　　　　　　　麦角胺

（四）单萜吲哚类生物碱

此类生物碱结构较复杂且数量多。如萝芙木中具有降压作用的利血平（reserpine）；大毒类中药马钱子中含有镇痛作用的士的宁（strychnine），《中国药典》采用高效液相色谱法测定马钱子中士的宁应为 1.20% ~ 2.20%，马钱子碱不得少于 0.80%。

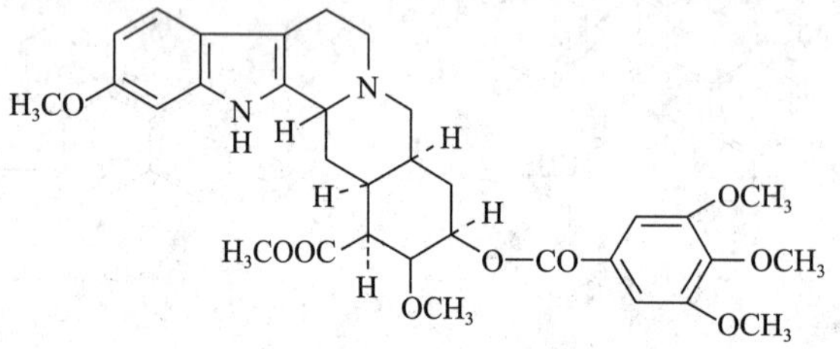

利血平 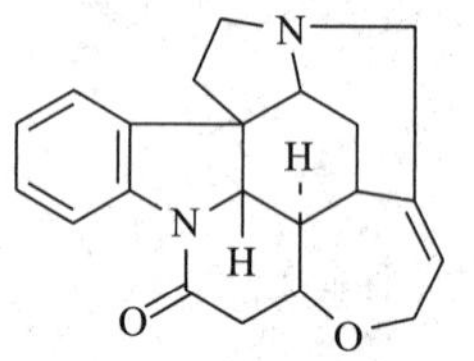　　　　　　　　　　　士的宁

（五）双吲哚类生物碱

此类生物碱由二分子单萜吲哚聚合而成。如长春花中具有抗癌活性的长春碱（vinblastine）和长春新碱（vincristine）。

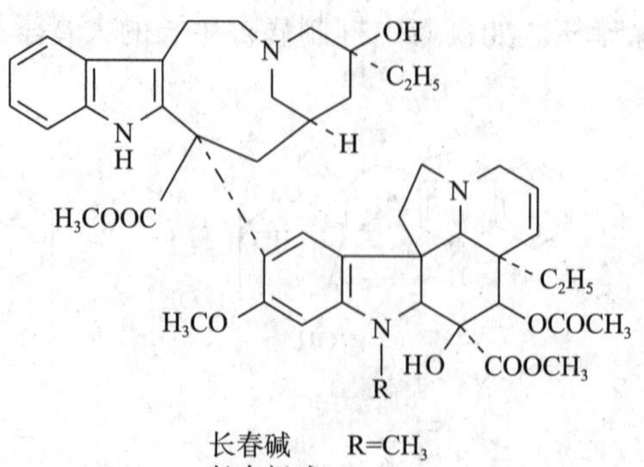

长春碱　　R＝CH₃
长春新碱　R＝CHO

七、萜类生物碱

萜类生物碱主要来源于异戊烯合成途径，按其结构中的碳原子个数可分为单萜、倍半萜、二萜及三萜生物碱。如具有抗炎镇痛作用的龙胆碱（gentianine），止痛退热作用的石斛碱（dendrobine），抗心律失常作用的关附甲素（guan‒fu base A）等。

龙胆碱　　　　　　　　　　石斛碱　　　　　　　　　　关附甲素

八、甾体类生物碱

根据甾体骨架分为孕甾烷生物碱、环孕甾烷生物碱和胆甾烷生物碱。甾体类生物碱是天然甾体的含氮衍生物，与萜类生物碱同属于非氨基酸来源生物碱。如从黄杨科野扇花叶中得到的野扇花碱（saracodine），具有增加冠脉流量、强心等作用的环常绿黄杨碱 D（cyclovirobuxine）以及属于胆甾烷碱类的维藜芦胺（veralkamine）。

野扇花碱　　　　　　　　环常绿黄杨碱D　　　　　　　维藜芦胺

❓ 想一想

中药川乌和附子来源于毛茛科植物乌头的母根和子根，有毒。其主要活性成分为乌头碱、次乌头碱和新乌头碱等生物碱类化合物。内服用药时一般需提前炮制，且要久煎。那么，为什么制川乌和附片在使用前需要久煎呢？

答案解析

第二节　生物碱类化合物的理化性质

PPT

一、性状

绝大多数的生物碱类化合物含有 C、H、O、N，极少数含有 Cl、S 等元素。大多数生物碱为结晶形固体，有些呈无定形粉末，少数在常温下为液体，液体生物碱大多不含氧原子，或氧原子以酯键存在，如烟碱、槟榔碱、毒藜碱等。液体生物碱在常压下可以蒸馏，个别固体生物碱如麻黄碱具有挥发性，可利用水蒸气蒸馏法提取。极少数生物碱具有升华性，如咖啡因。

多数生物碱有苦味。有些味极苦，如盐酸小檗碱；有些具有辣味，如胡椒碱；有些有甜味，如甜菜碱。

大多数生物碱呈无色或白色，少数生物碱分子结构因含有较长的共轭体系具有颜色，如小檗碱为黄色，药根碱呈红色等。有的生物碱在可见光下无色，而在紫外光下显荧光，如利血平。

二、旋光性

含有手性碳原子或本身为手性分子的生物碱，多具旋光性，大多数为左旋光性。生物碱的旋光性受手性碳构型、pH、温度及浓度等因素影响。如烟碱在中性条件下呈左旋光性，在酸性条件下则为右旋光性。麻黄碱在三氯甲烷溶液中呈左旋光性，在水溶液中为右旋光性。

生物碱的生物活性和旋光性密切相关。通常左旋光体生物活性强于右旋光体，如左旋莨菪碱的散瞳作用比右旋莨菪碱大 100 倍。但也有少数生物碱的右旋体生理活性强于左旋体，如右旋古柯碱的局部麻醉作用强于左旋古柯碱。

三、溶解性

生物碱在不同溶剂中的溶解性能与结构中氮原子的存在状态、分子大小、结构中功能团的种类和数目以及溶剂的种类等因素有关。大多数生物碱的溶解性符合一般规律，也有一些生物碱的溶解性比较特殊。

1. 游离生物碱

（1）亲脂性生物碱　大多数叔胺碱和仲胺碱有亲脂性，易溶于乙醚、苯、卤代烷类（如三氯甲烷）等亲脂性有机溶剂中，尤其在三氯甲烷中溶解度较大；在甲醇、乙醇、丙酮等亲水性有机溶剂也有较好的溶解度；不溶于或难溶于水，但易溶于酸水。

（2）亲水性生物碱　主要包括季铵型生物碱、某些含氮氧化物的生物碱及少数小分子叔胺碱等。

①季铵型生物碱　这类生物碱为离子型化合物，易溶于水和酸水，可溶于甲醇、乙醇及正丁醇等极性较大的有机溶剂，难溶于亲脂性有机溶剂。

②含 N-氧化物结构的生物碱　有些含 N-氧化物结构的生物碱，因其具有半极性的 $N{\rightarrow}O$ 配位键，其极性大于相应的叔胺碱，故水溶性增大，而脂溶性降低。如氧化苦参碱的水溶性大于苦参碱，苦参碱可溶于乙醚。

（3）具有特殊官能团的生物碱

①两性生物碱　这类生物碱结构中具有酸性基团，如酚羟基或羧基等，呈现出酸、碱两性。这类生物碱既可溶于酸水，也可溶于碱水溶液。含酚羟基的两性生物碱（常称为酚性生物碱），可溶于氢氧化钠等强碱性溶液，如吗啡、药根碱等。含羧基的两性生物碱常形成分子内盐，其溶解行为类似于水溶性生物碱，可溶于碳酸氢钠溶液，如槟榔次碱、那碎因等。

②具有内酯或内酰胺结构的生物碱　这类生物碱溶解性类似一般叔胺碱，但在强碱性溶液中加热，其内酯（或内酰胺）结构可开环形成羧酸盐而溶于水，酸化后环合析出，如喜树碱、苦参碱等。

此外，还有少数生物碱表现出的溶解行为既类似亲脂性生物碱，又类似水溶性生物碱，可溶于水、醇类，也可溶于亲脂性有机溶剂，如麻黄碱、烟碱等。

某些生物碱溶解性不符合上述规律，如石蒜碱难溶于有机溶剂而溶于水；喜树碱不溶于一般有机溶剂而易溶于酸性三氯甲烷等。

2. 生物碱盐　一般易溶于水，可溶于甲醇、乙醇，难溶或不溶于亲脂性有机溶剂。生物碱盐在水中的溶解性因其成盐的种类不同而有差异。一般情况下，生物碱无机酸盐的水溶性大于有机酸盐，无机酸盐中含氧酸盐的水溶性大于卤代酸盐；有机酸盐中小分子有机酸盐的水溶性大于大分子有机酸盐。

有些生物碱盐类的溶解性不符合上述规律。如奎宁、辛可宁、罂粟碱等的盐酸盐溶于三氯甲烷；麻黄碱草酸盐及小檗碱等一些季铵碱的卤代酸盐在水中溶解度较小或不溶等。

四、碱性

（一）碱性的产生及强度表示

生物碱分子中的氮原子具有孤电子对，能接受质子或给出电子而显碱性。

$$\rightarrow\!N: \quad + \quad H^+ = \left(\rightarrow\!N:H\right)^+$$

生物碱　　　　生物碱盐

生物碱的碱性强度可用酸式离解指数 pK_a 和碱式离解指数 pK_b 表示。它们之间的关系如下：

$$pK_a = pK_w - pK_b = 14 - pK_b$$

由于多数游离生物碱的水溶性较小，很难用生物碱的 pK_b 表示其碱性，所以常用其共轭酸（盐）的离解平衡常数的对数值 pK_a 表示碱性强弱。pK_a 值越大，碱性越强。可根据 pK_a 值将生物碱分为：极弱碱性生物碱（$pK_a < 2$），如酰胺；弱碱性生物碱（$pK_a\ 2\sim7$），如芳香胺、N-六元芳杂环；中强碱性生物碱（$pK_a\ 7\sim11$），如 N-烷杂环、脂肪胺；强碱性生物碱（$pK_a > 11$），如季铵碱。碱性基团的 pK_a 大小顺序为：

胍基 $[—NHC(=NH)NH_2] >$ 季铵碱 > 脂肪（杂）胺 > 芳香（杂）胺 > 酰胺。

（二）碱性与分子结构的关系

生物碱的碱性强弱与氮原子的杂化方式、诱导效应、共轭效应、空间效应以及分子内氢键形成等因素有关。

1. 氮原子的杂化方式　生物碱分子中氮原子上孤电子对的杂化方式有三种，即 sp^3、sp^2 和 sp，在这三种杂化方式中，p 电子成分比例越大，越易供电子，碱性越强。其碱性为 $sp^3 > sp^2 > sp$。如异喹啉碱性小于四氢异喹啉，季铵碱（例如小檗碱）因羟基以负离子形式存在而呈强碱性。

异喹啉（pK_a=5.4）　　四氢异喹啉（pK_a=9.5）　　　　小檗碱（pK_a=11.5）

2. 诱导效应　生物碱分子中氮原子上电子云密度受分子中供电子基和吸电子基等诱导效应的影响。如果生物碱分子结构中氮原子附近存在供电基团（如烷基）可使氮原子电子云密度增加，使其碱性增强。但叔胺碱性弱于仲胺，原因是叔胺结构中的三个甲基阻碍了氮原子接受质子的能力，使其碱性降低。

NH_3　　　$H_3C—NH_2$　　　$H_3C—\overset{H}{N}—CH_3$　　　$H_3C—\overset{CH_3}{N}—CH_3$

pK_a=9.75　伯胺（pK_a=10.64）　仲胺（pK_a=10.70）　叔胺（pK_a=9.74）

如果生物碱分子结构中氮原子附近有吸电子基团（如苯基、羰基、酯基、醚基、羟基、双键等），使氮原子电子云密度降低，其碱性减弱，如去甲麻黄碱的碱性小于苯异丙胺。

苯异丙胺（pK_a=9.8）　　　　去甲麻黄碱（pK_a=9.0）

3. 共轭效应　生物碱分子中的氮原子上孤电子对处于 p-π 共轭体系时，由于电子云密度平均化趋势而使其碱性减弱，如果苯胺氮原子上孤电子对与苯环 π 电子形成 p-π 共轭体系，使其碱性比环己胺弱得多。

苯胺（pK_a=4.58）　　　　环己胺（pK_a=10.14）

如果氮原子处于酰胺结构中，其孤电子对与羰基的 π 电子形成 p-π 共轭，碱性很弱。例如：

胡椒碱（pK_a=1.42）　　　　　咖啡因（pK_a=1.22）

吸电子共轭效应使氮原子上的电子云密度降低，使碱性减弱。供电子共轭效应使碱性增强，如含胍基生物碱，由于胍基中的氮原子与供电子基（—C＝N）产生 p-π 共轭，使胍基接收质子后形成的铵离子（共轭酸盐）具有高度共轭稳定性，不易给出质子，因此呈强碱性。

如果氮原子处于酰胺结构中，其孤电子对与羰基的 π 电子形成 p-π 共轭，碱性很弱。

胡椒碱（pK_a=1.42）　　　　　咖啡因（pK_a=1.22）

4. 空间效应　由于生物碱的碱性强弱取决于氮原子接受质子的能力。因此，生物碱结构中氮原子的空间范围内是否存在空间位阻也会对其碱性产生影响。当氮原子的空间范围内有立体障碍时，会阻碍氮原子接受质子，使其碱性减弱，反之，碱性增强。如东莨菪碱分子结构中，氮原子附近的环氧结构易形成空间位阻，使其碱性弱于莨菪碱。

莨菪碱（pK_a=9.65）　　　　东莨菪碱（pK_a=7.50）

5. 分子内氢键形成　由于生物碱碱性强弱还取决于生物碱接受质子形成共轭酸的稳定性，共轭酸的稳定性越强，则碱性越强。因此，如果在生物碱的氮原子附近存在羟基、羰基等取代基团时，并有利于和生物碱共轭酸分子中的质子形成氢键缔合，可以增加其共轭酸的稳定性，而使碱性增强。如伪麻黄碱的碱性略强于麻黄碱,是因为伪麻黄碱的共轭酸与羟基形成分子内氢键的稳定性大于麻黄碱。

l-麻黄碱(pK_a=9.58)　　　　　　　　　*d*-伪麻黄碱(pK_a=9.74)

总之,影响生物碱碱性强度的因素往往是同时存在于同一生物碱结构中,故在分析生物碱碱性强度时,需综合考虑。一般来说,当诱导效应和空间效应同时共存时,空间效应对碱度的影响较大;当诱导效应和共轭效应共存时,共轭效应对碱度的影响较大。此外,溶剂、温度等外界因素对生物碱的碱度也有一定的影响,要综合考虑。

五、沉淀反应

大多数生物碱在酸性条件下,可与某些试剂反应生成难溶于水的复盐或络合物的反应称为生物碱沉淀反应,这些试剂称为生物碱沉淀试剂。

利用生物碱沉淀反应不仅可以检识中药中是否有生物碱类成分的存在、提取分离是否完全,也可用于生物碱的分离和精制。某些生物碱和沉淀试剂反应产生的沉淀具有较好的结晶和一定熔点,还可用于生物碱的鉴定。生物碱沉淀试剂还可用于薄层色谱和纸色谱的显色剂。

生物碱沉淀反应多数是在酸性水溶液或稀酸醇溶液中进行,但苦味酸试剂在中性条件下进行。在反应前应排除蛋白质、鞣质等干扰成分才能得到较可靠的结果。由于生物碱沉淀试剂对各种生物碱的反应灵敏度不同,因此鉴别时,通常采用三种以上沉淀试剂反应后再综合进行判别。有少数生物碱与某些沉淀试剂并不能产生沉淀,例如麻黄碱、咖啡因等与碘化铋钾不反应,因此在给出结论时需慎重。

生物碱沉淀试剂的种类很多,根据其组成可分为碘化物复盐、重金属盐、大分子酸类等。常用的生物碱沉淀试剂名称、组成、反应特征见表7-1。

表7-1　常用的生物碱沉淀试剂类型

试剂名称	试剂组成	反应特征
碘化铋钾(Dragendorff)试剂	$KBiI_4$	黄色至橘红色沉淀
碘-碘化钾(Wagner)试剂	$KI-I_2$	棕色至褐色沉淀
碘化汞钾(Mayer)试剂	K_2HgI_4	类白色沉淀
10%硅钨酸(Bertrad)试剂	$SiO_2 \cdot 12WO_3 \cdot nH_2O$	浅黄色或灰白色无定形沉淀
饱和苦味酸(Hager)试剂	2,4,6-三硝基苯酚	黄色晶形沉淀
雷氏铵盐(硫氰酸铬铵)试剂 (Ammonium Reineckate)	$NH_4[Cr(NH_3)_2(SCN)_4]$	难溶性紫红色复盐

六、显色反应

某些生物碱单体可与某些试剂反应,生成具有特殊颜色的产物,不同结构的生物碱产生不同的颜色,这种试剂称为生物碱的显色试剂。不同生物碱单体能与不同显色试剂产生不同颜色。显色反应主要用于生物碱的检识和区别各类生物碱。常用的生物碱显色试剂见表7-2。因显色反应要求生物碱的纯度较高,所以显色反应主要用于检识个别生物碱。生物碱显色试剂也可能与一些生物碱不显色,由于影响颜色的因素较多,所以生物碱显色试剂不如沉淀试剂应用广泛。

表 7 - 2　常用的生物碱显色反应

试剂名称	试剂组成	生物碱及反应特征
Fröhde 试剂	1% 钼酸钠（5% 钼酸铵）的浓硫酸溶液	乌头碱呈黄棕色 小檗碱呈棕绿色 吗啡呈紫色转棕绿色
Mandelin 试剂	1% 钒酸铵的浓硫酸溶液	阿托品呈红色 奎宁呈橙色 吗啡呈蓝紫色 可待因呈蓝色 士的宁呈蓝紫色
Marquis 试剂	0.2ml 30% 甲醛溶液 – 10ml 浓硫酸	吗啡呈紫红色 可待因呈蓝色

第三节　生物碱类化合物的提取与分离

PPT

一、提取

在生物体中生物碱大多与共存的有机酸（如柠檬酸、酒石酸、草酸等）结合成生物碱盐，但也有个别生物碱与无机酸（硫酸、盐酸等）结合成盐，少数生物碱因碱性很弱而以游离状态存在，极少数生物碱以苷、氮氧化物的形式存在。所以从生物体中提取生物碱时，既要考虑生物碱的性质，同时也要考虑生物碱在生物体内的存在形式，从而更好的选择适宜的提取方法和提取溶剂。除具有挥发性的生物碱（如麻黄碱等）可用水蒸气蒸馏法提取外，大多数采用溶剂提取法。

（一）酸水提取法

适用于水溶性生物碱及生物碱盐的提取。利用生物碱盐易溶于水，难溶于有机溶剂的性质，将生物体内各种形式的生物碱转变为在水中溶解度较大的生物碱盐而被提出。

酸水提取法常用 0.1% ~1% 的硫酸、盐酸或酒石酸溶液为提取溶剂。在植物体内的生物碱大多以有机酸盐形式存在，酸水溶液也可以使生物碱转变为水溶性较大的小分子盐，从而利于提出。提取方法可用渗漉法或浸渍法，含淀粉少的药材可用煎煮法。本法的优点是提取效率高、操作简便、成本低。缺点是提取液体积较大，浓缩困难，水溶性杂质多，给生物碱的纯化造成困难。可采用以下三种方法除去杂质。

1. 离子交换树脂提取法　酸水提取液通过阳离子交换树脂柱，使生物碱盐阳离子交换在树脂上，而非碱性化合物随溶液流出色谱柱，树脂再用氨水碱化，使生物碱从树脂上游离出来，再将树脂用有机溶剂洗脱。洗脱液浓缩，即可得到游离总生物碱。其交换过程如下：

$$R{-}SO_3^-H^+ \ + \ (BH)^+ {\longrightarrow} R{-}SO_3^-(BH)^+ + H^+$$
$$阳离子交换树脂 \qquad 生物碱盐$$
$$R{-}SO_3^-(BH)^+ \ + \ NH_4OH {\longrightarrow} R{-}SO_3^-NH_4^+ + B + H_2O$$

这种方法得到的生物碱纯度高，有机溶剂用量少，离子交换树脂再生以后能反复使用。

2. 有机溶剂萃取法　酸水提取液用碱液（氨水、石灰水等）碱化，使生物碱盐变为生物碱，再用亲脂性有机溶剂（三氯甲烷、乙醚等）萃取，合并萃取液，回收溶剂即可得总生物碱。

3. 沉淀法　酸水提取液加碱液碱化后，生物碱在水中游离而沉淀析出。

（二）醇类溶剂提取法

利用生物碱及其盐可溶于甲醇和乙醇的性质，选用回流提取法、浸渍法或渗漉法等提取。甲醇对生物碱盐类的溶解性比乙醇好，但毒性较大，除实验室和特殊要求外，生产中大多选用乙醇为生物碱的提取溶剂，多用 60% ~80% 乙醇或酸性乙醇溶液为提取溶剂。此方法提取液易浓缩，水溶性杂质少，提取液浓缩以后，再采用酸水溶解，有机溶剂萃取法纯化。

（三）亲脂性有机溶剂提取法

利用大部分游离生物碱有较强的亲脂性，易溶于亲脂性有机溶剂如三氯甲烷、乙醚、苯等的性质，采用浸渍法、回流提取法或连续回流提取法等进行提取。由于生物碱多以盐的形式存在于植物组织中，用亲脂性溶剂提取时，先用碱水（氨水、石灰乳等）将药材粗粉润湿，既能使药材吸水膨胀，又能使生物碱游离，再用亲脂性有机溶剂（三氯甲烷等）提取。如果提取液中杂质多，可采用酸水溶解，有机溶剂萃取法纯化处理。该法提取生物碱选择性高，被提出的杂质少，所得产品较纯。缺点是操作复杂，对设备要求严格，故而成本较高，不适合工业化生产。亲脂性有机溶剂提取法流程如下（图7-1）：

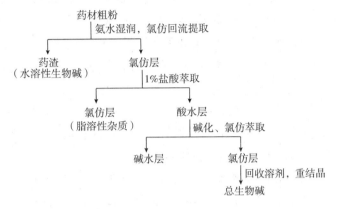

图7-1 亲脂性有机溶剂提取生物碱类化合物流程图

二、分离

提取得到的总生物碱是多种生物碱的混合物，需要进一步分离。一般先将总生物碱进行初步分离，再根据生物碱溶解性、酸碱性和极性的差异进行单体分离。

（一）总生物碱的分离

根据生物碱溶解性和碱性的差别，将总生物碱按其碱性强弱、有无酚性及是否为水溶性初步分离，即得到弱碱性生物碱，中强碱性生物碱和水溶性生物碱三大部分，再根据生物碱中是否有酚羟基，将其分为酚性生物碱和非酚性生物碱两类。分离流程如下（图7-2）：

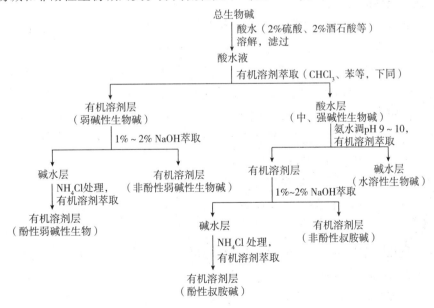

图7-2 总生物碱分离流程图

（二）单体生物碱的分离

1. 利用生物碱碱性的差异进行分离　总生物碱中各单体生物碱的碱性之间存在一定的差异，可在不同的条件下分离，称为 pH 梯度法。操作方法如下：

（1）将总生物碱溶于酸水，加适量的碱液后，用有机溶剂萃取，则碱性较弱的生物碱先游离而转溶于有机溶剂中，与碱性较强的生物碱分离。加入碱液时 pH 由低到高逐渐增加，生物碱按碱性由弱到强依次游离。

（2）将总生物碱溶于亲脂性有机溶剂，用适量的酸水萃取，则碱性较强的生物碱先成盐而溶于酸水溶液中，与碱性较弱的生物碱分离。加酸液时，pH 由高到低依次萃取，生物碱可按碱性由强到弱成盐依次被萃取出而分离。再将酸液碱化，溶于有机溶剂，即可得生物碱单体。在进行 pH 梯度法前多用缓冲纸色谱法作萃取分离的先导，根据生物碱混合物中碱性强弱的不同，使用不同 pH 缓冲液来萃取分离。

2. 利用生物碱或生物碱盐溶解度的差异进行分离　由于生物碱结构的差异，在溶剂中溶解度的不同，利用此性质进行分离。例如从苦参总碱中分离氧化苦参碱，氧化苦参碱为苦参碱的氮氧化物，亲水性较强，在乙醚中溶解度很小。向总碱的三氯甲烷中加入大约 10 倍量乙醚，可使氧化苦参碱沉淀析出；防己中的粉防己碱和防己诺林碱，两者均是双苄基异喹啉生物碱，但防己诺林碱的极性大于粉防己碱，因此在冷苯中溶解度小于粉防己碱，可借此将两者分离。此法操作简单迅速，实际生产中用的也较多。

有些生物碱盐比生物碱易于结晶，利用生物碱与不同酸生成的盐在溶剂中溶解度的差异进行分离。例如，麻黄碱和伪麻黄碱的分离，利用草酸麻黄碱难溶于水，在溶液中结晶析出，草酸伪麻黄碱易溶于水存在于母液中的性质进行分离。

3. 利用生物碱特殊官能团进行分离　利用欲分离生物碱分子中含有某种特殊功能基团，如酚羟基或羧基等酸性基团（两性生物碱）、内酯及内酰胺等，根据性质的不同进行分离。例如两性生物碱在碱性条件下成盐而溶于水，非两性生物碱在此条件下难溶于水而分离。将碱水溶液调至 pH 8~9，两性生物碱即可沉淀析出。

具有内酯或内酰胺结构的生物碱，在碱性水溶液中加热皂化开环生成溶于水的羧酸盐，酸化后再环合，与不具有这类结构的化合物分离。

4. 水溶性生物碱的分离　将中药提取物中脂溶性生物碱提出后，在碱水层还能检识出生物碱，说明含有水溶性生物碱，可采用雷氏铵盐沉淀法或溶剂法进行分离。

（1）**沉淀法**　利用季铵型生物碱与雷氏铵盐沉淀试剂生成雷氏复盐，难溶于水而沉淀析出。

操作过程是将季铵型生物碱的水溶液调 pH 至酸性，再加入新配制的雷氏铵盐饱和水溶液至没有沉淀生成，滤过，沉淀用少量水洗涤后，加丙酮溶解，滤过，滤液中加入硫酸银饱和水溶液，生成雷氏银盐沉淀，滤过，再于滤液中加入计算量的氯化钡溶液，滤除沉淀，最后得到季铵型生物碱的盐酸盐。其反应过程如下（B 代表季铵型生物碱）：

$$B + NH_4[Cr(NH_3)_2(SCN)_4] \longrightarrow B[Cr(NH_3)_2(SCN)_4] \downarrow + NH_4^+$$

$$2B[Cr(NH_3)_2(SCN)_4] + Ag_2SO_4 \longrightarrow B_2SO_4 + 2Ag[Cr(NH_3)_2(SCN)_4] \downarrow$$

$$B_2SO_4 + BaCl_2 \longrightarrow BaSO_4 \downarrow + 2BCl$$

（2）**溶剂法**　利用水溶性生物碱能溶于极性较大但与水不相混溶的有机溶剂（如正丁醇）的性质，用两相溶剂萃取法将水溶性生物碱提出。

5. 利用色谱法进行分离　用上述方法仍不能达到分离目的时，往往采用色谱法进一步分离生物碱。常用的吸附剂有中性或碱性氧化铝、硅胶，采用苯、三氯甲烷、乙醚等有机溶剂或混合溶剂为洗脱剂。

色谱法分离能力很强，对组份复杂的总生物碱或含量较低的生物碱，有较好的分离效果。

药爱生命

　　清朝民族英雄、禁毒先驱林则徐的虎门销烟事件在世界禁烟运动中的影响深远。在福州著名旅游景点"三坊七巷"中，有一座林则徐纪念馆。馆中不仅展示1839年的"虎门销烟"场景，还展示了鸦片发展史和近年来警方收缴的各类毒品，有些被制成类似于食物。那么，什么是毒品？根据《中华人民共和国刑法》第357条和《中华人民共和国禁毒法》第2条的规定，毒品是指鸦片、海洛因、甲基苯丙胺（冰毒）、吗啡、大麻、可卡因等能够使人成瘾的麻醉药品和精神药品，其主要成分多为生物碱类化合物。毒品在产生成瘾性的同时，也有一定临床价值，如吗啡的镇痛效果颇佳，对各种疼痛均有效，一般用于短期其他镇痛药无效的急性锐痛，吗啡缓释剂主要用于癌性剧痛，反复使用易致依赖性；海洛因也曾被用作麻醉性镇痛药，其镇痛效力为吗啡的4~8倍，但副作用超过其医疗价值，已成为当今世界最主要的毒品。毒品的成瘾性迫使吸食者对其产生依赖，进而不择手段地去获取它，且使用剂量也不断增大，从而对个人、家庭和社会造成极大的危害。请大家一定要"珍爱生命，远离毒品"！

第四节　生物碱类化合物的检识

PPT

一、理化检识

　　从中药中提取分离的生物碱类单体化合物，需要经过物理和化学方法鉴定。物理方法鉴定主要依据化合物的形态、颜色、熔点、比旋度等物理常数鉴定。化学方法可通过沉淀反应和显色反应检识。多数生物碱能发生沉淀反应，个别生物碱如麻黄碱、咖啡因不发生沉淀反应。一般沉淀反应需在酸水中进行（个别在中性条件进行）。干扰生物碱沉淀反应的是一些水溶性杂质，如蛋白质、氨基酸、多肽、鞣质等。

　　由于生物碱对各种沉淀试剂、显色试剂的灵敏度不同，所以通常采用三种以上沉淀试剂、显色试剂进行检识。

二、色谱检识

　　生物碱的色谱检识方法，常用的有薄层色谱法、纸色谱法、高效液相色谱法和气相色谱法，它们具有微量、快速和准确的优点，在实际工作中应用广泛。

　　（一）薄层色谱法

　　生物碱常选用中性或碱性氧化铝为吸附剂，以三氯甲烷为基本溶剂作展开剂，根据色谱结果调整展开剂极性。如果生物碱极性很弱，则在展开剂中加极性较小的有机溶剂，如石油醚、环己烷等；如果生物碱的极性较大，向展开剂中加极性较大的有机溶剂，如甲醇、乙醇等。

　　硅胶具有弱酸性，能与碱性强的生物碱形成盐而使R_f值变小，或出现拖尾，影响检识效果。为了避免这种情况的发生，需要在碱性条件下才能获得集中的斑点。一般可采取三种方法消除硅胶的酸性：

　　1. 在湿法制板时，用0.1~0.5mol/L的氢氧化钠溶液代替水，使硅胶薄层显碱性；

　　2. 在展开剂中加入少量碱性试剂如二乙胺、氨水等；

　　3. 在色谱缸中放一盛有氨水的小烧杯，使生物碱薄层色谱在氨水饱和的碱性环境中进行。

　　以上三种方法均能使生物碱薄层色谱在碱性环境中进行，从而得到满意的分离效果。如果吸附薄层色谱法分离生物碱效果不理想时，可使用分配薄层色谱。以硅胶或纤维素为支持剂，甲酰胺做固定相，用甲酰胺饱和的亲脂性有机溶剂做移动相展开。在日光和荧光下不显色的生物碱，选用改良碘化铋钾试剂显色，大多数生物碱呈桔红色。

（二）纸色谱法

生物碱的纸色谱固定相常用水、甲酰胺或缓冲溶液。当生物碱以离子状态分离时，选择极性较大的展开剂，以水作固定相的纸色谱，采用亲水性溶剂系统，如正丁醇 – 醋酸 – 水（4：1：5 上层，BAW）；当生物碱以分子状态分离时，用甲酰胺做固定相，以甲酰胺饱和的亲脂性有机溶剂（三氯甲烷等）作展开剂。缓冲溶液可以保证生物碱全部以游离或盐的形式展开。

纸色谱法除不宜使用含硫酸的显色剂外，其余与薄层色谱法基本相同。

（三）高效液相色谱法

高效液相色谱法在生物碱的定性及定量中应用非常广泛，根据生物碱及共存物的性质，可选用分配高效液相色谱法、吸附高效液相色谱法和离子交换高效液相色谱法。高效液相色谱法检测生物碱的常用条件如下：固定相为 C_{18}（C_8）烷基键合相，要求游离硅醇基越少越好，最好为封端的固定相；流动相为乙腈 – 水、含有约 $0.01 \sim 0.1 mol/L$ 磷酸缓冲液、碳酸铵或醋酸钠（pH 4 ~ 7）。在相同实验条件下，各种生物碱均有一定的保留时间作定性参数，即试样与对照品保留时间相同，则两者视为同一化合物。

练一练

有关生物碱的沉淀反应，下列说法正确的是（　　）

A. 一般在稀酸水溶液中进行

B. 多在中性水溶液中进行

C. 选用一种沉淀试剂反应呈阳性，即可判断有生物碱

D. 有些沉淀试剂可用作纸色谱和薄层色谱的显色剂

E. 可应用于生物碱的分离纯化

答案解析

第五节　生物碱类化合物的应用实例

PPT

实例一　黄柏中生物碱类化学成分的提取分离技术

黄柏为芸香科植物黄皮树（*Phellodendron chinense* Schneid.）的干燥树皮，习称"川黄柏"。黄柏性寒味苦，具有清热燥湿、泻火除蒸、解毒疗疮等功效。临床用于湿热泻痢、黄疸尿赤、带下阴痒、热淋涩痛、脚气痿躄、骨蒸劳热、盗汗、遗精、疮疡肿毒、湿疹湿疮等症。

（一）黄柏中主要有效成分的结构、理化性质

黄柏中主要有效化学成分为小檗碱、黄柏碱、巴马汀、药根碱，此外还有少量其他类生物碱，如木兰花碱、氧化木兰花碱、蝙蝠葛任碱、异莲心碱等。小檗碱有较强的抗菌、抗病毒作用，主要对痢疾杆菌、葡萄球菌和链球菌有显著的抑制作用。口服用于细菌性痢疾及胃肠炎等。小檗碱在自然界分布广泛，如毛茛科的黄连属和唐松草属、防己科的古山龙属、芸香科的黄柏属、小檗科的小檗属和十大功劳属中都存在。《中国药典》规定黄柏饮片中小檗碱含量以盐酸小檗碱计，不得少于 3.0%；黄柏碱含量以盐酸黄柏碱计，不得少于 0.34%。

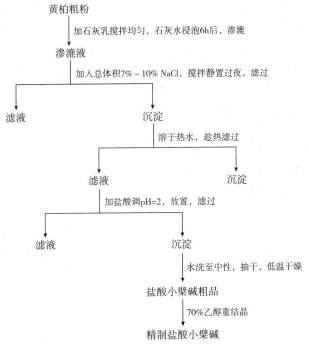

小檗碱　　　　　　　　　　　　　　黄柏碱

　　小檗碱为黄色针状结晶，加热至110℃变为黄棕色，160℃分解。盐酸小檗碱（含2分子结晶水）为黄色小针状结晶，味极苦，加热至220℃左右分解，生成红棕色的小檗红碱，继续加热至285℃左右完全熔融。因此小檗碱及其盐类干燥时温度不宜过高。小檗碱能缓缓溶于冷水（1∶20），易溶于热水、热乙醇，难溶于苯、三氯甲烷、乙醚等。小檗碱与大分子有机酸结合成的盐在水中的溶解度很小，所以，当黄柏与甘草、大黄和黄芩等配伍时，能和甘草酸、大黄鞣质、黄芩苷形成难溶于水的化合物而沉淀析出，在中药制剂过程中需要注意。

　　黄柏碱为白色粉末状，其碘化物为白色块状结晶，mp. 258～258.5（分解）。氯化物为无色结晶（甲醇），mp. 249～251℃。

（二）黄柏中生物碱类化学成分的提取分离技术

1. 黄柏中小檗碱的提取分离技术

（1）工艺流程（图7-3）

黄柏粗粉

　　↓ 加石灰乳搅拌均匀，石灰水浸泡6h后，渗漉

渗漉液

　　↓ 加入总体积7%～10% NaCl，搅拌静置过夜，滤过

滤液　　　　沉淀

　　　　　　↓ 溶于热水，趁热滤过

　　滤液　　　　沉淀

　　↓ 加盐酸调pH=2，放置，滤过

滤液　　　　沉淀

　　　　　　↓ 水洗至中性，抽干，低温干燥

　　盐酸小檗碱粗品

　　　　↓ 70%乙醇重结晶

　　精制盐酸小檗碱

图7-3　盐酸小檗碱提取分离流程图

　　（2）流程说明　黄柏中所含生物碱主要是小檗碱，还含有大量的粘液质，故在提取时可加入石灰乳，使药材中的粘液质与石灰乳生成钙盐而沉淀除去。小檗碱是季铵类生物碱，碱性强，游离态在水中有一定溶解度。

2. 黄柏中黄柏碱的提取分离技术

（2）工艺流程（图7-4）

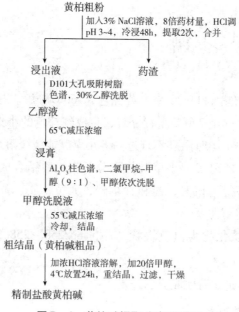

黄柏粗粉

　加入3% NaCl溶液，8倍药材量，HCl调
　pH 3~4，冷浸48h，提取2次，合并

浸出液　　　　　　　　药渣

　D101大孔吸附树脂
　色谱，30%乙醇洗脱

乙醇液

　65℃减压浓缩

浸膏

　Al₂O₃柱色谱，二氯甲烷-甲
　醇（9:1）、甲醇依次洗脱

甲醇洗脱液

　55℃减压浓缩
　冷却，结晶

粗结晶（黄柏碱粗品）

　加浓HCl溶液溶解，加20倍甲醇，
　4℃放置24h，重结晶，过滤，干燥

精制盐酸黄柏碱

图7-4　黄柏碱提取分离流程图

（2）流程说明　采用无机盐水浸提、大孔吸附树脂柱层析富集、氧化铝柱层析分离、重结晶四个步骤获得纯度较高的盐酸黄柏碱单体。因提取时加入了大量无机盐，离子浓度较高，不适宜采用离子型交换树脂。而大孔吸附树脂具有吸附容量大、易于吸附和解吸附、再生简便、机械强度大等优点，因此，采用大孔吸附树脂富集药材中的生物碱类成分。采用氧化铝柱色谱法进一步分离纯化黄柏碱。

实例二　麻黄中生物碱类化学成分的提取分离技术

麻黄为麻黄科植物草麻黄（*Ephedra sinica* Stapf）、中麻黄（*Ephedra intermedia* Schrenk et C. A. Mey.）和木贼麻黄（*Ephedra equisetina* Bge.）的干燥草质茎。麻黄味辛、苦，性温，具有发汗散寒、宣肺平喘、利水消肿之功效。临床用于风寒感冒、胸闷喘咳、风水浮肿、支气管哮喘等症。

（一）麻黄中主要有效成分的结构、理化性质

麻黄中生物碱含量为1% ~2%，生物碱中40% ~90%为麻黄碱与伪麻黄碱及微量的 *l*-*N*-甲基麻黄碱、*d*-*N*-甲基伪麻黄碱、*l*-去甲基麻黄碱、麻黄次碱，另外还含有苄甲胺、儿茶酚、鞣质及少量挥发油等。麻黄碱有收缩血管、兴奋中枢神经、兴奋大脑、中脑延髓、呼吸循环中枢及增强心肌收缩力、增加心输出量等作用。伪麻黄碱有升压、利尿、扩张支气管等作用。麻黄挥发油有发汗作用，且对多种细菌有抑制作用。《中国药典》规定麻黄中盐酸麻黄碱和盐酸伪麻黄碱的总含量不得少于0.80%。

	R_1	R_2	
麻黄碱	H	CH_3	（1R,2S）
N-去甲基麻黄碱	H	H	（1R,2S）
N-甲基麻黄碱	CH_3	CH_3	（1R,2S）

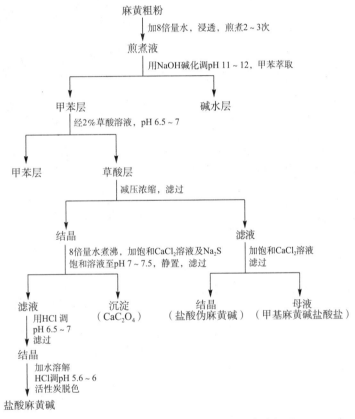

	R_1	R_2	
伪麻黄碱	H	CH_3	（1S,2S）
N-去甲基伪麻黄碱	H	H	（1S,2S）
N-甲基伪麻黄碱	CH_3	CH_3	（1S,2S）

麻黄碱为无色蜡状固体或晶形固体，mp. 34℃。伪麻黄碱为长斜方形晶体。两者都有挥发性，可随水蒸气蒸馏。盐酸麻黄碱为白色针状结晶或结晶性粉末，无臭、味苦、无挥发性。麻黄碱易溶于乙醇（1:0.2），在水中（1:20）溶解，可溶于三氯甲烷、乙醚、苯或甲苯等有机溶剂中。伪麻黄碱因其易形成分子内氢键，不易与水分子形成分子间氢键，故水溶性较小。盐酸麻黄碱易溶于水（1:3），在乙醇中（1:14）溶解，不溶于三氯甲烷、乙醚、苯或甲苯等有机溶剂。

（二）麻黄中麻黄碱与伪麻黄碱的提取分离技术

1. 工艺流程（图7-5）

麻黄粗粉
↓ 加8倍量水，浸透，煎煮2~3次
煎煮液
↓ 用NaOH碱化调pH 11~12，甲苯萃取
→ 甲苯层 ┄ 碱水层
甲苯层
↓ 经2%草酸溶液，pH 6.5~7
→ 甲苯层 ┄ 草酸层
草酸层
↓ 减压浓缩，滤过
→ 结晶 ┄ 滤液
结晶
↓ 8倍量水煮沸，加饱和CaCl₂溶液及Na₂S饱和溶液至pH 7~7.5，静置，滤过
→ 滤液 ┄ 沉淀（CaC₂O₄）
滤液
↓ 用HCl调pH 6.5~7，滤过
结晶
↓ 加水溶解，HCl调pH 5.6~6，活性炭脱色
盐酸麻黄碱
滤液
↓ 加饱和CaCl₂溶液，滤过
→ 结晶（盐酸伪麻黄碱）┄ 母液（甲基麻黄碱盐酸盐）

图7-5 麻黄中生物碱类成分提取分离流程图

2. 流程说明 麻黄生物碱为小分子有机胺类，碱性较强。在植物体内以盐的形式存在，游离麻黄碱和伪麻黄碱溶于甲苯等有机溶剂，可碱化至pH 11~12后用甲苯进行萃取，游离生物碱转溶于甲苯中，与水溶性杂质分离。而草酸麻黄碱难溶于水，而草酸伪麻黄碱易溶于水，可利用此性质分离。加入 $CaCl_2$ 除去草酸根离子，生成盐酸麻黄碱；产品中夹杂的铁离子影响色泽，精制过程中加入 Na_2S 除去。

实例三 苦参中生物碱类化学成分的提取分离技术

苦参为豆科植物苦参（*Sophora flavescens* Ait.）的干燥根。苦参性寒、味苦，具有清热燥湿、杀虫、利水消肿等功效。临床用于热痢、便血、黄疸尿闭、赤白带下、阴肿阴痒、湿疹、湿疮、皮肤瘙痒、

疥癣麻风等症。

（一）苦参中主要有效成分的结构、理化性质

苦参的主要有效成分有苦参碱和氧化苦参碱，此外还含有羟基苦参碱、N-甲基金雀花碱等多种生物碱。苦参中的生物碱具有多方面生物活性。现代临床及药理学研究表明，苦参总生物碱具有消肿利尿、抗肿瘤、抗病原体、抗心律失常、正性肌力、抗缺氧、扩张血管等作用。临床上用于治疗心律失常、心力衰竭、病毒性心肌炎、冠心病等。《中国药典》规定苦参饮片中苦参碱和氧化苦参碱的总量不得少于1.0%。

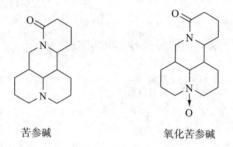

苦参碱　　　　　　　氧化苦参碱

苦参碱有 α-、β-、γ-、δ-四种形态。其中 γ-苦参碱为液体，其他为结晶体。常见的是 α-苦参碱，为针状或棱柱状结晶，mp. 76℃，可溶于水，又能溶于三氯甲烷、乙醚、苯、二硫化碳等亲脂性溶剂。

氧化苦参碱为无色正方体状结晶（丙酮），mp. 207～208℃（分解）。含一分子结晶水的氧化苦参碱 mp. 77～78℃。易溶于水，可溶于三氯甲烷，但难溶于乙醚。

（二）苦参中苦参碱与氧化苦参碱的提取分离技术

1. 工艺流程（图7-6）

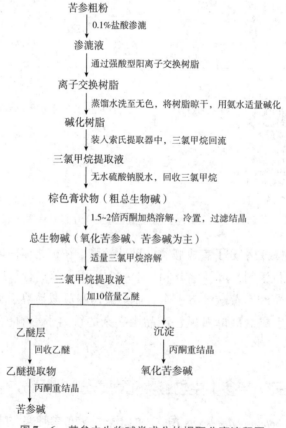

图7-6　苦参中生物碱类成分的提取分离流程图

2. 流程说明 苦参以酸水渗漉提取，将渗漉液通过阳离子交换树脂除去杂质，然后利用总碱中各种生物碱的极性差异采用溶剂法和色谱法进行分离。氧化苦参碱为苦参碱的氮氧化物，亲水性强，在乙醚中溶解度小。总碱的三氯甲烷溶液中加入 10 倍量乙醚，可使氧化苦参碱沉淀析出。

实训七　黄连中小檗碱的提取分离与检识

【实训目的】

1. 掌握小檗碱提取及精制的原理及方法。
2. 熟悉生物碱类成分化的学检识和色谱检识操作技术。

【实训原理】

小檗碱又名黄连素，为黄色针状结晶，盐酸小檗碱为黄色小针状结晶。小檗碱能缓溶于冷水（1：20），易溶于热水和热乙醇，难溶于丙酮、三氯甲烷、苯。盐酸小檗碱微溶于冷水，易溶于热水，不溶于冷乙醇、三氯甲烷和乙醚。其盐类在水中的溶解度都比较小，例如盐酸盐为 1：500，硫酸盐为 1：30。

小檗碱的提取是利用小檗碱盐的溶解性，即小檗碱的硫酸盐在水中溶解度较大，而小檗碱的盐酸盐在水中溶解度小。用稀硫酸水溶液提取小檗碱硫酸盐，再用浓盐酸把小檗碱硫酸盐转化为小檗碱盐酸盐，再结合盐析法而使结晶析出。再利用小檗碱在冷热水中的溶解性差异大，用水为溶剂重结晶进行精制。

【实训仪器与试药】

1. 仪器 烧杯、量筒、玻璃棒、电热套、玻璃漏斗、布氏漏斗、抽滤瓶、纱布、温度计、滴管、研钵、水浴锅、pH 试纸、紫外灯、层析缸、试管、试管架。

2. 试药 黄连粗粉、石灰乳、NaCl、HCl、NaOH、H_2SO_4、HNO_3、丙酮、乙醇、甲醇、乙酸、漂白粉、碘化铋钾、碘化汞钾、硅钨酸、硅胶、盐酸小檗碱对照品。

【实训操作】

1. 盐酸小檗碱的提取 称取黄连粗粉 20g，置 500ml 烧杯中，加入 0.3% 硫酸水溶液 200ml，加热微沸 40 分钟，并随时补充水分，趁热用纱布滤过。滤渣同法再提取一次，合并滤液。滤液在搅拌下加石灰乳，调 pH 值至 11～12，静置 10 分钟，滤过。滤液再用浓 HCl 调 pH 至 2～3，加入 5% NaCl，搅拌均匀，放置使沉淀完全，抽滤，得盐酸小檗碱粗品。

2. 盐酸小檗碱的精制 取盐酸小檗碱粗品，置于 500ml 烧杯中，加蒸馏水 300ml，加热使其全部溶解，趁热抽滤。滤液放冷，加入 5% NaCl，静置析晶，抽滤，干燥，得精制盐酸小檗碱，称重，计算收率。

3. 检识 📱微课7

（1）化学检识

①浓硝酸、漂白粉试验　取盐酸小檗碱少许，加入稀硫酸 8ml 溶解，分置两支试管中，一支加入 2 滴浓硝酸，即显樱红色；另一支加入少许漂白粉，也即显樱红色。

②丙酮小檗碱试验　取盐酸小檗碱少许，加入 5ml 蒸馏水，水浴加热溶解，溶解后加入氢氧化钠试液 2 滴，呈橙色，放冷，加入丙酮 4 滴，出现黄色丙酮小檗碱结晶。

③生物碱沉淀反应　取盐酸小檗碱少许，加入稀硫酸 12ml 溶解，分置三支试管中，分别加入碘化汞钾试剂、碘化铋钾试剂、硅钨酸试剂，观察其产生的现象。

（2）色谱检识

吸附剂：硅胶薄层板。

样品：自制盐酸小檗碱乙醇溶液。

对照品：盐酸小檗碱乙醇对照品乙醇液。

展开剂：甲醇–丙酮–乙酸（4：5：1）。

显色剂：先观察荧光斑点，再喷改良碘化铋钾试剂显色。

【实训注意】

1. 实训用药材除黄连外，也可用三颗针、十大功劳和黄柏提取小檗碱。

2. 在精制盐酸小檗碱时，因为盐酸小檗碱几乎不溶于冷水，放冷易析出结晶，所以水浴加热溶解后，要趁热滤过，防止盐酸小檗碱放冷析出。

3. 提取用稀硫酸浓度在0.2%~0.3%之间，若加大稀硫酸浓度，小檗碱将会从硫酸盐转变成硫酸氢小檗碱，即酸式盐的形式，后者的溶解度小，影响提取效果。

4. 用石灰乳调pH，可使硫酸小檗碱游离生成小檗碱，同时可沉淀果胶、黏液质等杂质。

5. 加氯化钠的目的是降低盐酸小檗碱在水中的溶解度。

【实训思考】

1. 怎样从黄连中提取分离盐酸小檗碱？原理是什么？

2. 试述小檗碱的检识方法。

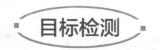

目标检测

答案解析

一、选择题

（一）单项选择题

1. 生物碱具有碱性是因为其结构中含有（ ）

    A. 碳原子   B. 氧原子   C. 氢原子   D. 氮原子   E. 硫原子

2. 秋水仙碱的结构类型属于（ ）

    A. 有机胺类   B. 吡啶类   C. 异喹啉类   D. 蒽类   E. 莨菪烷类

3. 小檗碱的结构类型属于（ ）

    A. 喹啉类   B. 异喹啉类   C. 哌啶类   D. 有机胺类   E. 吲哚类

4. 生物碱中氮原子的杂化方式与其碱性有关，其碱性强弱的顺序是（ ）

    A. $sp^3 > sp^2 > sp$ B. $sp^3 > sp > sp^2$

    C. $sp > sp^2 > sp^3$ D. $sp^2 > sp^3 > sp$

    E. $sp > sp^3 > sp^2$

5. 莨菪碱的碱性强于东莨菪碱的原因是（ ）

    A. 氮原子杂化方式   B. 诱导效应

    C. 共轭效应   D. 空间效应

    E. 氢键效应

6. 酰胺类生物碱碱性较弱的原因是（ ）

    A. 氮原子杂化方式   B. 诱导效应

    C. 共轭效应   D. 空间效应

    E. 氢键效应

7. 亲脂性有机溶剂提取生物碱前用于湿润药材的溶液是（　　）

    A. 95% 乙醇　　　　B. 苯　　　　　　C. 碱水　　　　　　D. 酸水　　　　　　E. 水

8. 氧化苦参碱在水中溶解度大于苦参碱的原因是（　　）

    A. 碱性强　　　　　　　　　　　B. 酸性强

    C. 属于季铵碱类　　　　　　　　D. 分子量大

    E. 具有半极性 N→O 配位键

9. 在生物碱酸水提取液中，加碱调 pH 由低到高，每调一次用三氯甲烷萃取一次，首先得到（　　）

    A. 强碱性生物碱　　　　　　　　B. 弱碱性生物碱

    C. 季铵碱　　　　　　　　　　　D. 中等碱性生物碱

    E. 水溶性生物碱

10. 生物碱进行薄层色谱时，常使用的显色剂是（　　）

    A. 碘化汞钾试剂　　　　　　　　B. 苦味酸试剂

    C. 硅钨酸试剂　　　　　　　　　D. 雷氏铵盐试剂

    E. 改良碘化铋钾试剂

（二）多项选择题

11. 常温下为液态生物碱的是（　　）

    A. 烟碱　　　　B. 咖啡因　　　　C. 麻黄碱　　　　D. 苦参碱　　　　E. 槟榔碱

12. 亲水性生物碱常指（　　）

    A. 两性生物碱　　　　　　　　　B. 季铵生物碱

    C. 游离生物碱　　　　　　　　　D. 仲胺生物碱

    E. 具有 N→O 配位键的生物碱

13. 生物碱的沉淀试剂有（　　）

    A. 碘化铋钾　　　B. 碘化汞钾　　　C. 硅钨酸　　　　D. 苦味酸　　　　E. 雷氏铵盐

14. 下列属于有机胺类生物碱的是（　　）

    A. 苦参碱　　　B. 益母草碱　　　C. 麻黄碱　　　　D. 秋水仙碱　　　E. 小檗碱

15. 下列含有小檗碱的药材有（　　）

    A. 黄连　　　　B. 黄柏　　　　C. 三颗针　　　　D. 洋金花　　　　E. 十大功劳

二、名词解释

1. 生物碱

2. 两性生物碱

三、问答题

1. 大多数生物碱为何呈碱性？

2. 影响生物碱碱性强弱的因素有哪些？

（罗　兰）

书网融合……

重点回顾　　　　微课　　　　习题

第八章 皂苷类化合物的提取分离技术

学习目标

知识目标：

1. 掌握 皂苷类化合物的结构与分类、理化性质、提取分离及检识。

2. 熟悉 皂苷类化合物的应用；常用含皂苷类中药的质量控制成分。

3. 了解 皂苷类化合物的生物活性及分布。

技能目标：

学会常用皂苷类化合物的提取分离及检识技术。

素质目标：

具备科学严谨的作风；独立思考的能力；树立药品质量安全意识及开拓创新的精神。

导学情景

情景描述：王阿姨，50岁，高血压合并冠心病多年，近日外出旅游，舟车劳顿，回来感觉胸部憋闷、心悸、气短、乏力，为此就诊于当地医院。心电图示显示心律失常，频发室早，医生开了3天药量的处方，即地奥心血康胶囊2粒，每日3次，并建议多休息。

情景分析：冠心病是常见心血管疾病，中医属于胸痹范畴，多因血瘀、气滞引起，临床可给予活血化瘀、行气止痛之功用的中药方剂对症处理。

讨论：请问地奥心血康胶囊的主要有效成分是什么？是何种类型化合物？

学前导语：临床研究表明，皂苷类化合物在防治心血管系统疾病方面有着显著的疗效，含有皂苷类的中药如黄山药、薤白、蒺藜等。那么皂苷类化合物的结构、性质如何？怎样提取分离得到？

皂苷（saponins）是存在于生物界的一类结构比较复杂的苷类化合物，其水溶液经振摇后能产生大量持久性、似肥皂样的泡沫，故名皂苷。皂苷大多具有表面活性和溶血等特性。

皂苷广泛存在于自然界中，在单子叶植物和双子叶植物中均有分布。常见于百合科、薯蓣科、龙舌兰科、石竹科、远志科、玄参科、豆科、五加科和葫芦科等植物中。许多重要的中药如人参、三七、柴胡、甘草、蒺藜、黄芪、绞股蓝、合欢皮、商陆、远志、穿山龙、麦冬、知母等的主要有效成分均含有皂苷。除此以外，少量皂苷类化合物也存在于海星和海参等海洋药物中。

皂苷类化合物生物活性多样，一直是中药研究开发的热点。研究表明皂苷类成分具有增强免疫力、抗心肌缺血、抗心律失常、抗炎、抗肿瘤、抗菌、抗病毒、降血脂、保肝、抗生育和杀软体动物等活性。例如人参皂苷和黄芪皂苷具有增强机体免疫功能的作用；七叶皂苷具有抗渗出、抗炎、抗瘀血作用；柴胡皂苷有明显的抗炎作用，并能降低血浆中胆固醇和甘油三酯水平；夏枯草中乌苏酸具有抑制癌细胞活性作用；薯蓣皂苷元可用作合成甾体避孕药和激素类药物的原料；蒺藜总皂苷具有扩冠、改善冠脉微循环的作用，对缓解心绞痛、改善心肌缺血有较好疗效，临床用于心、脑血管疾病的防治。

第一节　皂苷类化合物的结构与分类

皂苷是由皂苷元和糖组成。按照皂苷元结构的不同分为甾体皂苷（steroidal saponins）和三萜皂苷（triterpenoid saponins）。组成皂苷的糖多为 D-葡萄糖、D-半乳糖、L-鼠李糖、D-木糖、L-阿拉伯糖、D-葡萄糖醛酸、D-半乳糖醛酸以及低聚糖等。皂苷按照连接的糖链数目不同，分为单糖链皂苷、双糖链皂苷和三糖链皂苷等。目前，最常见的分类方法是根据皂苷元化学结构的不同进行分类。

一、甾体皂苷　微课 8-1

含 27 个碳原子的甾体皂苷元与糖连接而成的苷称为甾体皂苷。甾体皂苷元和糖中一般不含羧基，呈中性，故甾体皂苷又称中性皂苷。甾体皂苷主要有螺甾烷类和异螺甾烷类。

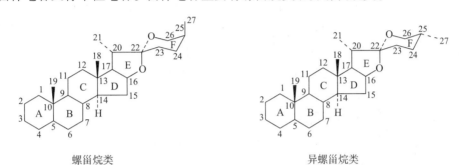

螺甾烷类　　　　　　　　　　　　异螺甾烷类

（一）甾体皂苷元的结构特点

1. 基本结构　含 A、B、C、D、E 和 F 六个环，其中 A、B、C、D 环为甾体母核。E 环是呋喃环，F 环是吡喃环，两环以螺缩酮的形式相连接（C-22 位为螺原子）。

2. 稠合方式　一般 B/C 环和 C/D 环均为反式稠合，A/B 环稠合方式有顺式（5β-H）或反式（5α-H）。

3. 取代基　C-3 多连 β-羟基，并与糖结合成苷；除 C-9 和季碳外，其他位置上也可能有羟基取代，取向 α 及 β 均有。一些甾体皂苷分子中还含有羰基和双键，羰基大多在 C-12 位，是合成肾上腺皮质激素所需的结构条件；双键多在 $\Delta^{5(6)}$ 和 $\Delta^{9(11)}$ 位，少数在 $\Delta^{25(27)}$ 位。

4. C-25 位甲基构型　C-25 的绝对构型依其上的甲基取向不同有两种构型，当 C-25 位甲基位于 F 环平面上的竖键时，为 β-取向，绝对构型 S 型，称螺甾烷；当 C-25 位甲基位于 F 环平面下的横键时，为 α-取向，绝对构型 R 型，称异螺甾烷。螺甾烷和异螺甾烷互为异构体，其衍生物常共存于植物体中，一般来讲，25R 型化合物比 25S 型化合物稳定，因此 25S 型易转化成为 25R 型。

5. 组成甾体皂苷的糖　以 D-葡萄糖、D-半乳糖、D-木糖、L-鼠李糖和 L-阿拉伯糖较为常见。此外，也可见到夫糖和加拿大麻糖，在海星皂苷中还可见到 6-去氧葡萄糖和 6-去氧半乳糖。糖基多与苷元的 C$_3$-OH 成苷，也有在其他位如 C-1、C-26 位置上成苷。当糖单元在 3 个以上时，糖链多以分支形式存在。

（二）甾体皂苷的分类　微课 8-2

甾体皂苷依照螺甾烷结构中 C-25 的构型和 F 环的环合状态，将其分为四种类型，分别是：螺甾烷醇（spirostanol）型、异螺甾烷醇（isospirostanol）型、呋甾烷醇（furostanol）型及变形螺甾烷醇（pseudo-spirostanol）型。

1. 螺甾烷醇型　C-25 为 S-构型，皂苷元为螺甾烷衍生的螺甾烷醇。如中药知母中含有的知母皂苷 A Ⅲ（timosaponin A Ⅲ），具有抗血小板凝聚、抗肿瘤的药理作用；菝葜中的菝葜皂苷（parillin），具有抗真菌作用；从龙舌兰科植物剑麻中分离得到的剑麻皂苷元（sisalagenin）是合成甾体激素类药物的基本原料，素有"医药黄金"和"激素之母"之称。

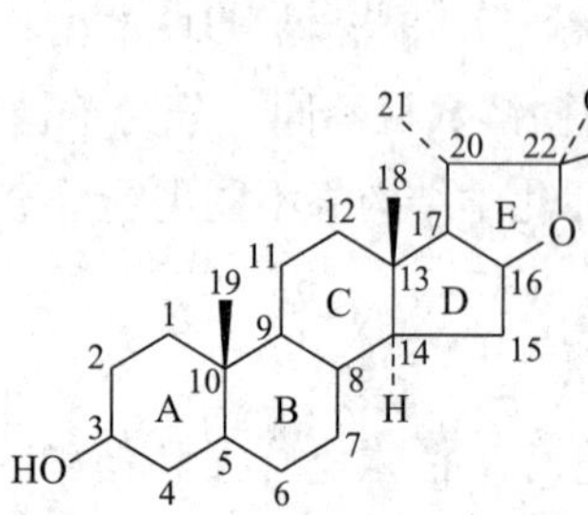

螺甾烷醇型

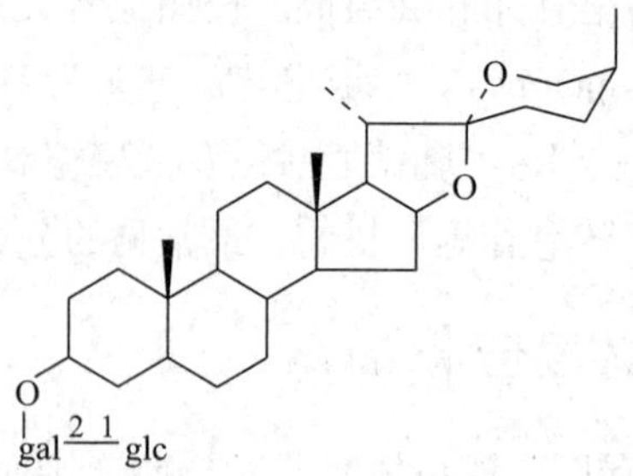

知母皂苷 A Ⅲ

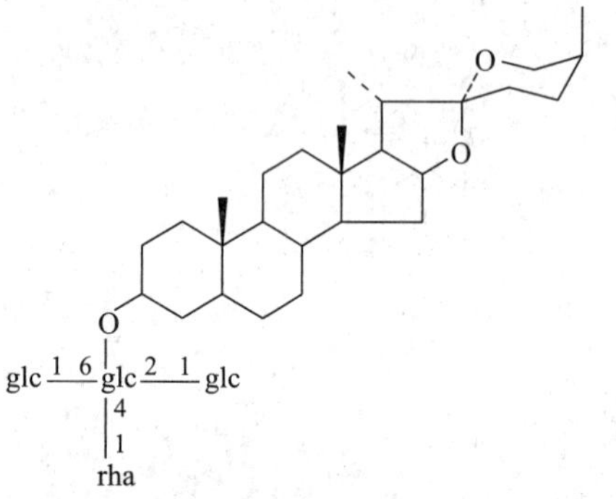

菝葜皂苷

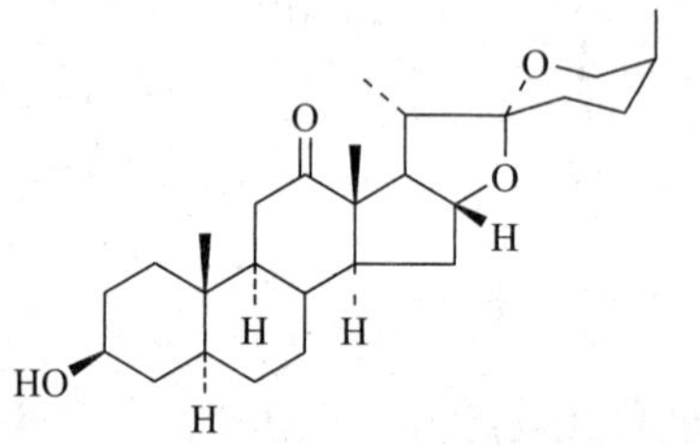

剑麻皂苷元

2. 异螺甾烷醇型　C–25 为 R –构型，皂苷元为异螺甾烷衍生的异螺甾烷醇。如从薯蓣科植物穿山龙、山药及盾叶薯蓣的根茎中分离得到的薯蓣皂苷（dioscin），具有祛痰、脱敏、抗炎、降脂、抗肿瘤等作用，其水解产物为薯蓣皂苷元（diosgenin），是合成甾体激素类药物和甾体避孕药的重要原料。异螺甾烷醇型皂苷的糖基大多数与 C_3–OH 相连，但少数糖和其他位置的羟基相连，如沿阶草皂苷 D（ophiopogonin D）。

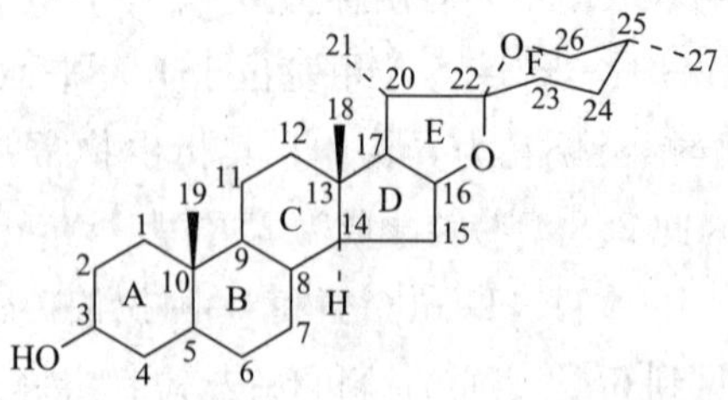

异螺旋甾烷醇型

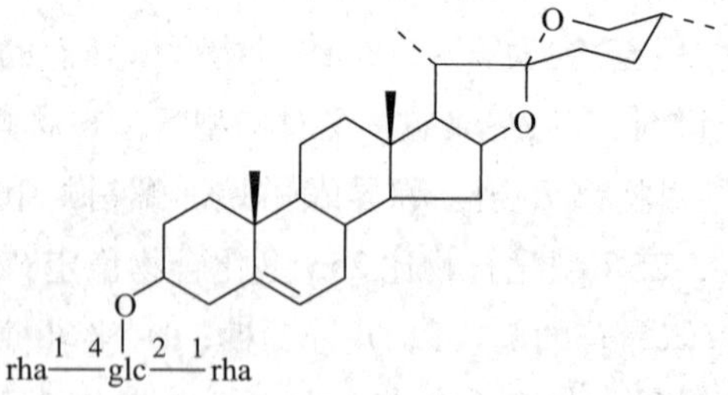

薯蓣皂苷

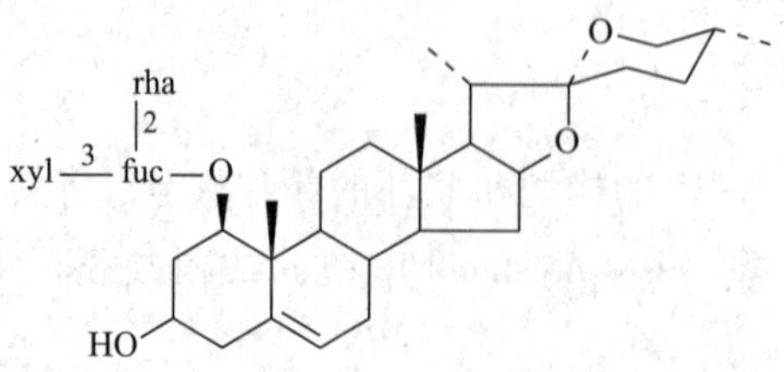

沿阶草皂苷D

3. 呋甾烷醇型　由螺甾烷醇类或异螺甾烷醇类 F 环裂环而衍生的皂苷称为呋甾烷醇类皂苷。呋甾烷醇类皂苷中除 C_3 位或其他位可以成苷外，C_{26}–OH 多与葡萄糖成苷，但其苷键易被酶解。如从薯蓣科植物黄山药的根状茎分离得到原薯蓣皂苷（protodioscin）和伪原薯蓣皂苷（pseudoprotodioscin）等；百合科植物菝葜的根中分离得到的含有原菝葜皂苷（sarsaparilloside）属于呋甾烷醇型皂苷，易被 β-葡萄糖苷酶酶解，失去 C-26 位上的葡萄糖，同时 F 环重新环合，转化为具有螺甾烷醇侧链的菝葜皂苷。因此，（异）螺甾烷醇型皂苷在新鲜中花材中有些原本不存在，它们是在中药材干燥、存储过程中产生的。

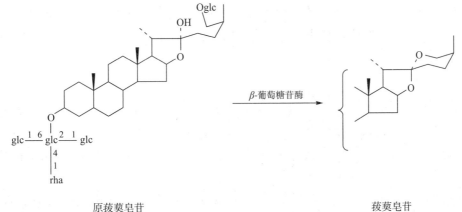

呋甾烷醇型

原薯蓣皂苷　　　　　　　伪原薯蓣皂苷

原菝葜皂苷　　　　　　　菝葜皂苷

❤ **药爱生命**

地奥心血康胶囊

地奥心血康胶囊是我国自主研发的二类新药，由黄山药或穿龙薯蓣根茎的提取物加工而成，其有效成分为黄山药甾体皂苷。临床上用于预防和治疗冠心病、心绞痛、心肌缺血等疾病。地奥心血康胶囊创造性地将"溶剂法""树脂法"运用于生产工艺中，实现了难于分离纯化的高纯度甾体皂苷（含量 90% 以上）以日产吨量级规模进行工业化大生产的目标。2012 年 4 月地奥心血康胶囊成功获准欧盟注册上市，创造了中国医药发展史上的三个第一：全球第一个突破甾体皂苷工业化生产的技术难题；我国第一个进入发达国家主流市场的具有自主知识产权的治疗性药品；世界上第一个获准进入欧盟市场的非欧盟成员国植物药。

4. 变形螺甾烷醇型　基本结构与螺甾烷醇类相同，仅 F 环为四氢呋喃环，C-25 连有 α-CH$_2$OH 和 β-CH$_3$，中药含有这类皂苷较少见。如民间用于治疗支气管炎和风湿病的茄科茄属颠茄的新鲜植物中分得的 aculeatiside A 和 aculeatiside B。

变形螺甾烷醇

aculeatiside A　　R=glc $\overset{4}{\underset{\underset{rha}{\overset{|}{2}}}{\longrightarrow}}$ rha

aculeatiside B　　R=gal $\overset{3}{\underset{\underset{rha}{\overset{|}{2}}}{\longrightarrow}}$ glc

二、三萜皂苷

含 30 个碳原子的三萜皂苷元与糖连接而成的苷称为三萜皂苷。三萜皂苷在植物界分布比甾体皂苷广泛，结构复杂。因分子中常连有羧基，呈酸性，故又称酸性皂苷，少数呈中性。常见的有四环三萜皂苷和五环三萜皂苷。

（一）四环三萜皂苷

基本骨架为环戊烷骈多氢菲，C-17 位上有由 8 个碳原子组成的侧链。母核上一般有 5 个甲基，C-4 位连接偕二甲基（C-28 和 C-29），C-10 和 C-14 分别连接 C-19、C-30 甲基，另一个甲基（C-18）常连接在 C-8 位或 C-13 位。四环三萜皂苷在中药中分布很广，许多植物包括高等植物和低等菌藻类植物以及某些动物中都含有此类成分。

四环三萜皂苷根据苷元结构不同可分为羊毛脂烷（lanostane）型、达玛烷（dammarane）型、葫芦素烷（cucurbitane）型、环阿屯烷（cycloartane）型等。

1. 羊毛脂烷型　特点是 C-18 甲基连在 C-13 位上。如羊毛脂的主要成分羊毛脂醇，也存在于大戟属植物凤仙大戟的乳液中。再如多孔菌科真菌茯苓中具有止吐作用的茯苓酸（pochymic acid）；名贵中药灵芝具有补中益气、滋补强壮、扶正固本及延年益寿的作用，其中分离出四环三萜化合物已达 100 余个，多属于羊毛脂烷型衍生物，如代表性化合物灵芝酸 C（ganoderic acid C）。

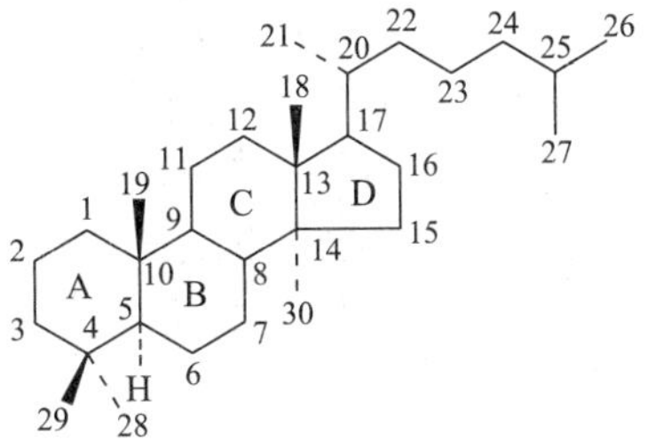

羊毛脂烷型

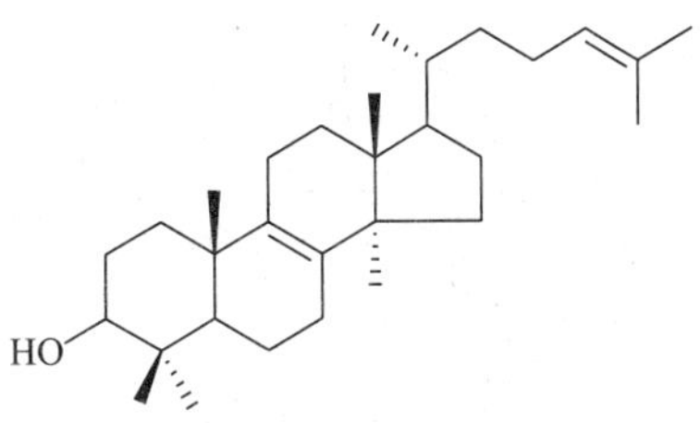

羊毛脂醇

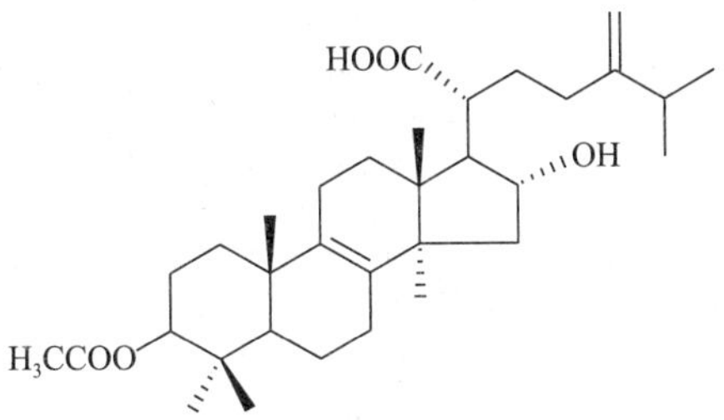

茯苓酸

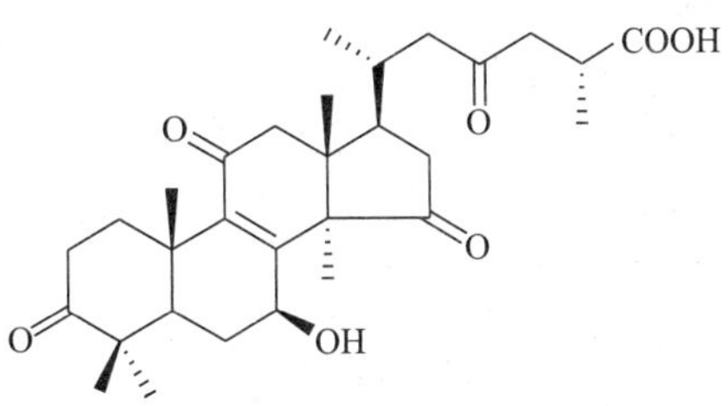

灵芝酸C

2. 达玛烷型 其特点是 C-18 甲基连在 C-8 位上。达玛烷型四环三萜皂苷在自然界分布较为广泛，如五加科植物人参、三七和西洋参的根、茎、叶中均含有多种人参皂苷，其绝大多数属于此类型。例如中药人参中分离得到的人参皂苷 Re 和 Rg$_1$（ginsenoside Re and Rg$_1$）；从具有养心补肝、宁心安神的中药酸枣仁中分离得到的酸枣仁皂苷 A 和 B（jujuboside A and B）。

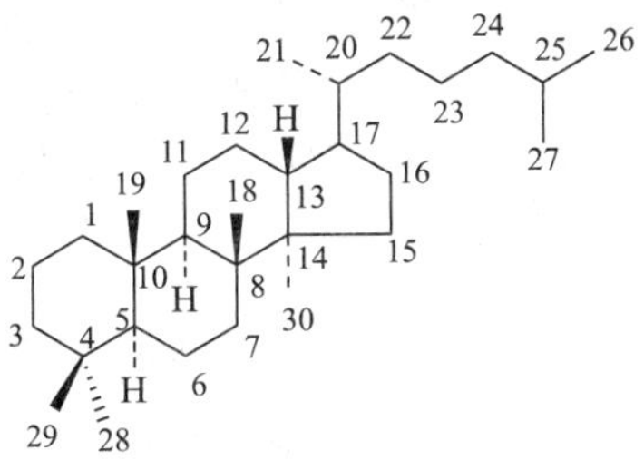

达玛烷型

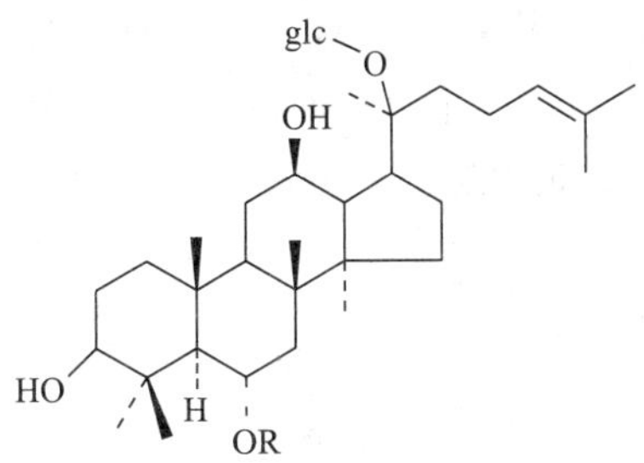

人参皂苷Re   R=glc(2→1)rha
人参皂苷Rg$_1$ R=glc

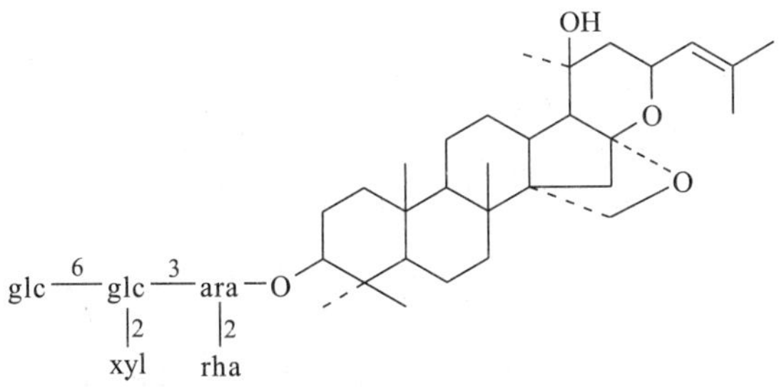

酸枣仁皂苷A

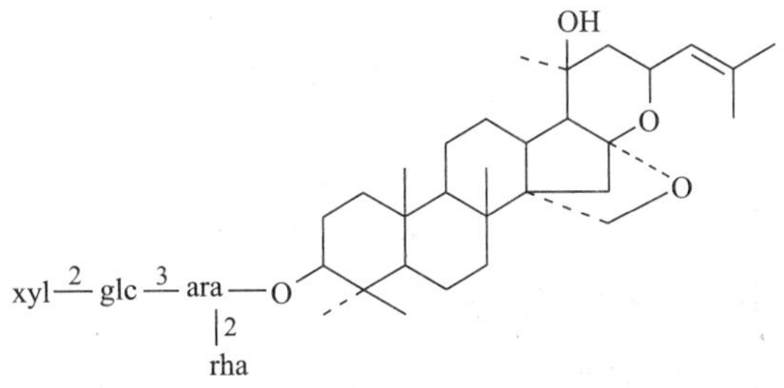

酸枣仁皂苷B

3. 葫芦素烷型 基本骨架同羊毛脂烷型，结构特点是 A/B、B/C、C/D 环分别为反式、顺式、反式稠合，但 A/B 环上取代基和羊毛脂烷型不同。此类化合物主要分布于葫芦科植物，在十字花科、玄参科、秋海棠科等高等植物及一些大型真菌中也有发现。如雪胆根中的雪胆甲素和乙素（cucurbitacins Ⅰa 和 Ⅱb），临床上用于急性痢疾、肺结核、慢性支气管炎的治疗，均取得较好疗效；具有清热润肺、滑肠通便功效的中药罗汉果，分离得到的罗汉果苷 Ⅴ（mogroside Ⅴ），其甜度是蔗糖的几百倍。

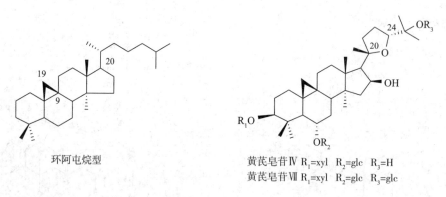

葫芦素烷型

雪胆甲素 R=OOCCH₃
雪胆乙素 R=H

罗汉果苷V

4. 环阿屯烷型 基本骨架与羊毛脂烷型很相似，差别仅在于环阿屯烷10位甲基与9位脱氢形成三元环。中药黄芪具有补气升阳，固表止汗等功效，其中所含的皂苷类化合物绝大多数为环阿屯烷型三萜皂苷，其苷元多为环黄芪醇（cycloastragenol），它在黄芪中与糖结合成单糖链皂苷、双糖链皂苷或三糖链皂苷而存在。黄芪皂苷Ⅳ（astragaloside Ⅳ）又名黄芪甲苷，为黄芪中最重要的皂苷，是《中国药典》黄芪药材质量控制的指标性成分之一；黄芪皂苷Ⅶ（astragaloside Ⅶ）是自然界发现的第一个三糖链三萜苷。

环阿屯烷型

黄芪皂苷Ⅳ R₁=xyl　R₂=glc　R₃=H
黄芪皂苷Ⅶ R₁=xyl　R₂=glc　R₃=glc

（二）五环三萜皂苷

五环三萜类成分主要结构类型有齐墩果烷（oleanane）型、熊果烷（ursane）型、羽扇豆烷（lupane）型及木栓烷型（friedelane）等。

1. 齐墩果烷型 又称β-香树脂烷（β-amyrane）型，基本骨架是多氢蒎，A/B、B/C、C/D环均为反式稠合，D/E环多为顺式稠合，C-29、C-30为偕二甲基连接在C-20位上。若有双键，多在C-11、C-12位；若有羰基，多在C-11位；若有羧基，则多在C-24、C-28、C-30位。齐墩果烷型在植物界分布广泛，主要存在于豆科、桔梗科、远志科、桑寄生科、木通科等植物中，有的以酯或苷形式存在，如中药人参、三七、柴胡等中。少数以游离形式存在，如中药女贞子、连翘等中。齐墩果酸（oleanolic acid）最早是从木犀科植物油橄榄（习称齐墩果）的叶子中分离得到，已成为治疗急性黄疸型肝炎和慢性肝炎的有效药物。甘草具有缓急、润肺、解毒、调和诸药的作用，甘草酸（又称甘草皂苷，glycyrrhizic acid）及其苷元甘草次酸（uralenic acid）为其主要有效成分；中药商陆具有逐水消肿、通利二便、解毒散结之功效，其中含有商陆皂苷甲、乙、丙、丁（esculentoside A、B、C、D），均属于齐墩果烷型，《中国药典》将商陆皂苷甲作为商陆及醋商陆药材的质量控制成分。

齐墩果烷型　　　　　　　　　　　　　　　　　齐墩果酸

甘草酸　　　　R=GluA(2→1)GluA
甘草次酸　　　R=H

商陆皂苷甲　　R_1=OH　　R_2=xly(4→1)glc
商陆皂苷乙　　R_1=OH　　R_2=xly
商陆皂苷丙　　R_1=H　　　R_2=xly(4→1)glc
商陆皂苷丁　　R_1=OH　　R_2=glc

👁 看一看

甘草的解毒作用

甘草对药物、动物毒素、细菌毒素等中毒均有一定的解毒作用，其解毒作用的有效成分主要为甘草酸和甘草次酸。甘草解毒作用机制为：①甘草次酸具有肾上腺皮质激素样作用，可提高机体对毒物的耐受能力。②甘草酸水解后释放出的葡萄糖醛酸与体内含羟基或羧基的毒物和药物结合，形成无毒或低毒的葡萄糖醛酸结合物由尿排出。③甘草酸可通过激活孕烷（PXR）受体，进而诱导肝细胞 CYP3A4 基因及蛋白表达的增加，加快毒物和致癌物的代谢。

2. 熊果烷型　　又称 α-香树脂烷（α-amyrane）型或乌苏烷型，其基本结构与齐墩果烷型不同之处是 E 环上 C-29、C-30 甲基分别连接在 C-19、C-20 位上。这类皂苷大多是熊果酸（ursolic acid）的衍生物。熊果酸又称乌苏酸，是熊果烷型的代表性化合物，在植物界分布较广，如熊果叶、地榆、枇杷叶、女贞子、山茱萸、白花蛇舌草、车前草等中都含有。据报道，熊果酸及其衍生物对 P388 白血病细胞、淋巴细胞白血病细胞 L1210、人肺癌细胞有显著的抗肿瘤活性。如中药地榆的根及根茎，具有凉血、止血作用，分离得到了很多皂苷类化合物，如地榆皂苷 B 和 E（sanguisorbins B and E），地榆皂苷 I 和 II（ziyu-glycosides I and II）；中药蒲公英和旋覆花中分离得到的蒲公英醇（taraxasterol）和款冬花中的阿里二醇（arnidiol）等属于熊果烷型苷元。

熊果烷型

熊果酸

地榆皂苷B　R=H
地榆皂苷E　R=glc-3-OOCCH₃

地榆皂苷Ⅰ　R=glc
地榆皂苷Ⅱ　R=H

蒲公英醇

阿里二醇

3. 羽扇豆烷型　其结构特点是 E 环为五元环，在 C-19 位上有 α-构型的异丙烷或异丙烯基取代，A/B、B/C、C/D、D/E 环均为反式稠合。属此类型的中药成分较少，且大多以苷元形式存在，少数以皂苷形式存在。如黄羽扇豆种子中存在的羽扇豆醇（lupeol）；中药酸枣仁中分离得的白桦醇（betulin）、白桦酸（betulinic acid）；毛茛科白头翁属植物白头翁（pulsatilla chinensis）含有的白头翁皂苷 A₃（pulchinenoside A₃）和白头翁皂苷 B₄（pulchinenoside B₄），其皂苷元为 23-羟基白桦酸（23-hydroxybetulinic acid）。

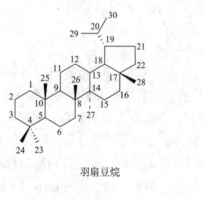

羽扇豆烷

羽扇豆醇　R=CH₃
白桦醇　R=CH₂OH
白桦酸　R=COOH

23-羟基白桦酸　R₁=R₂=H

白头翁皂苷A₃　R₁=ara-rha R₂=H

白头翁皂苷B₄　R₁=ara-rha R₂=glc-glc-rha

4. 木栓烷型　在生源上是由齐墩果烯甲基移位衍生而来。卫矛科植物雷公藤民间用于治疗关节炎、跌打损伤、皮肤病等，也可用于农药中杀虫、灭螺、毒鼠等，近年来国内用其治疗类风湿关节炎、系统性红斑狼疮等症，疗效良好。目前，从雷公藤中分离得到多种三萜类化合物，其中一类为木栓烷型三萜，如雷公藤酮（triptergone）。

木栓烷　　　　　　　雷公藤酮

PPT

第二节　皂苷类化合物的理化性质

一、性状

皂苷类化合物分子量较大，不易结晶，大多为无色或乳白色无定形粉末，仅少数有较好的结晶形状，如常春藤皂苷为针状结晶。皂苷元大多有完好的晶形。

皂苷因极性较大，常具有吸湿性。味苦而辛辣，对黏膜有刺激性，尤以鼻内黏膜最为灵敏，吸入鼻内可引起喷嚏，还可反射性地促进呼吸道黏液腺分泌，使浓痰稀释，易于排出。因此，止咳化痰药如桔梗、远志、枇杷叶、紫菀等均含有皂苷。少数皂苷如甘草皂苷有显著的甜味，对黏膜刺激性亦弱。

二、熔点与旋光性

皂苷大多无明显熔点，部分在熔融前就已经分解，一般测得的大多数为分解点，多在200~350℃。而皂苷元大多具有明显的熔点，有羧基者熔点较高，如熊果酸的熔点是285~291℃，甾体苷元熔点随着羟基数目增加而升高。

皂苷类化合物均有旋光性。

三、溶解性

大多数皂苷极性较大，一般可溶于水，易溶于热水、含水稀醇、热甲醇和热乙醇，难溶于丙酮、乙醚、苯等亲脂性有机溶剂。皂苷在含水正丁醇或戊醇中有较大的溶解度，可利用此性质采用正丁醇或戊醇萃取水溶液中的皂苷，从而使皂苷与糖类、蛋白质等亲水性强的杂质分离。

皂苷的水溶性根据分子中连接糖的数目多少而有差别，皂苷糖链部分水解失去糖后，水溶性随之降低，易溶于中等极性的醇、丙酮、乙酸乙酯。皂苷元不溶于水，可溶于苯、乙醚、三氯甲烷等低极性溶剂。

四、表面活性

多数皂苷水溶液经强烈振摇后能产生大量持久性泡沫，且不因加热而消失。这是由于皂苷具有降低水溶液表面张力作用，又称作皂苷的表面活性作用。皂苷的表面活性与分子内部亲水性和亲脂性结构的比例有关，只有两者比例合适，才能发挥出表面活性。若有些皂苷亲水性强于亲脂性，或者亲脂性强于亲水性，均不能呈现出这种活性，或只有微弱的泡沫反应，例如甘草皂苷。利用皂苷的发泡性，皂苷类成分可作为清洁剂、乳化剂应用，此性质还使其具有一定的助溶性能，可促进其他成分在水中的溶解。蛋白质水浸液也可产生泡沫，但是加热后泡沫消失，故可依此鉴别。

利用发泡试验可推测中药中是否含有皂苷类化合物。方法是取 1g 中药粉末，加水 10ml，煮沸 10 分钟后滤出水液，振摇后产生持久性泡沫（15 分钟以上）为阳性。发泡试验还可用以鉴别甾体皂苷与三萜皂苷（图 8 – 1）。

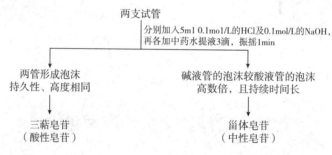

图 8 – 1　发泡试验鉴别甾体皂苷和三萜皂苷流程图

👁 **看一看**

茶籽粕——变废为宝

茶籽粕是茶籽提取油脂后的废渣，以往都作为垃圾废弃处理。近年来伴随着茶籽资源的开发研究，发现茶籽粕中含有 10% ~13% 的茶皂苷，工业上又称为茶皂素，主要为五环三萜类皂苷。利用茶皂苷的抗菌性和表面活性，在虾淡水养殖中作为池塘清洁剂广泛使用。20% ~60% 纯度规格的粗提物被开发用于混凝土的发泡剂。在农药缓释剂领域也具备广阔的应用空间，可明显提高化学和生物农药的药效。

五、溶血作用

大多皂苷类化合物能破坏红细胞而具有溶血作用，若将皂苷水溶液注射到静脉中，低浓度即能产生溶血现象，因此皂苷又被称为皂毒类（sapotoxins），含有皂苷的药材制成静脉注射液时必须做溶血试验。皂苷水溶液肌内注射容易引起组织坏死，而口服则无溶血作用，可能与其在胃肠道吸收较差或者被肠道微生物代谢发生水解等有关。

皂苷溶血作用的强弱可用溶血指数来表示。溶血指数是指皂苷对同一动物来源的红细胞稀悬浮液，在同一等渗、缓冲及恒温条件下造成完全溶血的最低浓度。例如：甘草皂苷的溶血指数为 1∶4000，洋地黄皂苷为 1∶125000，薯蓣皂苷为 1∶400000。并不是所有的皂苷都能破坏红细胞而产生溶血现象，人参总皂苷无溶血现象，但经分离后，人参皂苷 A 型有抗溶血作用，而人参皂苷 B 型和人参皂苷 C 型则有显著的溶血作用。

皂苷的溶血作用是因为多数皂苷能与红细胞膜上胆甾醇结合生成不溶于水的复合物，破坏了红细胞的正常渗透，造成细胞内渗透压增高而使细胞发生破裂，从而导致溶血。皂苷的溶血作用还和皂苷中糖的部分有关，单糖链皂苷的溶血作用明显，某些双糖链皂苷无溶血作用，可经过酶解转为单糖链皂苷，则具有溶血作用。皂苷在高等动物的消化道中不被吸收，故口服无溶血毒性。

值得注意的是中药提取液中的一些其他成分如树脂、脂肪酸、挥发油等亦能产生溶血作用，鞣质则能凝聚血红细胞而抑制溶血。因此，要判断是否由皂苷引起溶血，除进一步提纯再检查外，还可结合胆甾醇沉淀法，如沉淀后的滤液无溶血现象，而沉淀分解后有溶血活性，则表示是由皂苷引起的溶血现象。

❓ 想一想

大多数皂苷具有溶血作用，产生溶血作用的原因是什么？

答案解析

六、水解性

皂苷可采用酶水解、酸水解、Smith 降解等方法进行水解，选择合适的水解方法或通过控制水解的条件，可以使皂苷完全水解或部分水解。

皂苷可被植物中共存的酶水解，目前酶水解法为水解皂苷的最常用方法。某些皂苷对酸碱均不稳定，也可采用酶水解，如黄芪皂苷的水解。此外，酶水解配合化学方法水解可提高收率。皂苷酸水解的速度与苷元和糖的结构有关，由于皂苷所含的糖都是 α-羟基糖，因此水解所需条件较为剧烈，一般可用 $2 \sim 4\text{mol/L}$ 的矿酸。若酸浓度过高或酸性过强（如高氯酸），可导致皂苷元在水解过程中发生脱水、环合、双键移位等变化。如人参皂苷的原始苷元应是 $20(S)$-原人参二醇和 $20(S)$-原人参三醇，在酸水解过程中发生构型转化，得到 $20(R)$-人参二醇和 $20(R)$-人参三醇。

因此，在选择水解条件时，应考虑保护苷元不被异构化。欲获得原始皂苷元，则应采用两相酸水解、土壤微生物培养法、酶水解或 Smith 降解等其他方法。

七、显色反应

皂苷在无水条件下，与浓酸或某些 Lewis 酸作用，出现颜色变化或呈现荧光。此类反应虽然比较灵敏，但专属性较差。常用的显色反应有：

（一）醋酐－浓硫酸反应（Liebermann–Burchard 反应）

将试样溶于醋酐中，加入醋酐－浓硫酸（20∶1）数滴，甾体皂苷出现产生红→紫→蓝→绿→污绿等颜色，最后褪色。三萜皂苷则出现黄→红→紫→蓝等变化，最后褪色。甾体皂苷颜色变化较快，在颜色变化的最后呈污绿色；三萜皂苷只能呈红或紫色，不出现绿色。用此法可初步区别甾体皂苷和三萜皂苷。

（二）三氯甲烷－浓硫酸反应（Salkowski 反应）

将试样溶于三氯甲烷，加入浓硫酸后，三氯甲烷层呈红或蓝色，硫酸层呈绿色荧光。

（三）三氯醋酸反应（Rosen–Heimer 反应）

将试样溶液滴在滤纸上，喷 25% 三氯醋酸乙醇溶液，加热至 60℃，生成红色渐变为紫色的是甾体皂苷；加热到100℃，生成红色渐变为紫色的是三萜皂苷。由于三氯醋酸较浓硫酸温和，故可作为纸色谱的显色剂。

（四）五氯化锑反应（Kahlenberg反应）

将试样的三氯甲烷或醇溶液滴于滤纸上，喷20%五氯化锑的三氯甲烷溶液，该反应试剂也可选用三氯化锑饱和三氯甲烷溶液代替，干燥后60~70℃加热，呈黄色、蓝色、灰蓝色或灰紫色等多种颜色的斑点。

（五）冰醋酸–乙酰氯反应（Tschugaeff反应）

试样溶于冰醋酸中，加乙酰氯数滴及氯化锌结晶数粒，稍加热，呈现淡红色或紫红色。

✎ **练一练**

区别三萜皂苷和甾体皂苷的反应有（　　）

A. 碱液反应　　　　　　B. 三氯甲烷–浓硫酸反应　　　　C. 五氯化锑反应

D. 三氯醋酸反应　　　　E. 醋酐–浓硫酸反应

答案解析

第三节　皂苷类化合物的提取与分离

PPT

一、提取

（一）皂苷的提取

常用甲醇或乙醇等醇类溶剂作为提取溶剂，可根据皂苷含有羟基、羧基等极性基团的多少，选用不同浓度的醇类溶剂进行提取。提取后回收溶剂，浸膏用水稀释分散，用石油醚、乙醚等亲脂性有机溶剂萃取，除去油脂、色素等脂溶性杂质，然后再用正丁醇进行萃取，皂苷转溶于正丁醇中，而糖类等水溶性杂质留在水中，分取正丁醇溶液，回收正丁醇，得粗制总皂苷。本法为目前提取皂苷的通法（图8–2）。

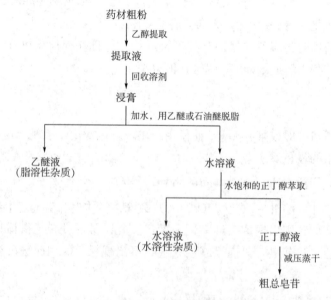

图8–2　溶剂法提取皂苷类化合物流程图

也可以先用石油醚、乙醚等脂溶性溶剂将药材进行脱脂处理，除去油脂、色素。脱脂后的药材再用甲醇或乙醇为溶剂加热提取，提取液冷却后，由于多数皂苷难溶于冷乙醇或冷甲醇，则可沉淀析出；

或将醇提取液适当浓缩，再加入适量的丙酮或乙醚，皂苷以沉淀的形式析出；酸性皂苷可先加碱水溶解，再加酸酸化，使皂苷又重新析出与杂质分离。

（二）皂苷元的提取

皂苷元易溶于苯、三氯甲烷、石油醚等亲脂性较强的有机溶剂，不溶或难溶于水。一般可将粗皂苷加酸水解后，再用亲脂性有机溶剂提取，也可直接将药材加酸水解，使皂苷水解生成皂苷元，再用有机溶剂提取。

加酸水解皂苷时，要注意在剧烈的酸水解条件下，皂苷元可能发生结构变化。这时应降低反应条件或改用温和的水解方法，以确保皂苷元结构不被破坏。也可在酸水解前先用酶解法，不但能缩短酸水解时间，还能提高皂苷元收率。如薯蓣皂苷元利用酸水解提取，水解时间长，且仍有部分皂苷未水解，提取不完全，此方法收率约为2%。如果将原料在酸水解之前经过预发酵处理，不但能缩短水解时间，薯蓣皂苷元的收率还可提高至54%。具体提取方法如下：

1. 酸水解提取流程（图8-3）

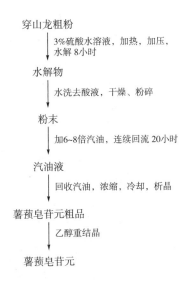

图8-3　酸水解提取薯蓣皂苷元流程图

2. 预发酵提取流程（图8-4）

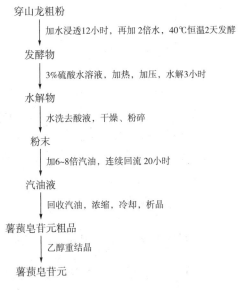

图8-4　预发酵提取薯蓣皂苷元流程图

薯蓣皂苷元的侧链经酸、铬酐等试剂处理可以被降解，生成醋酸孕甾双烯醇酮，为合成各类甾体激素的重要中间体。

二、分离

（一）分段沉淀法

皂苷在醇中溶解度大，在丙酮、乙醚等中溶解度小，故可利用此性质分段沉淀分离皂苷。先将粗总皂苷溶于少量的甲醇或乙醇中，然后依次滴加入丙酮、丙酮－乙醚（1：1）的混合溶剂及乙醚溶剂，逐渐降低极性，极性不同的皂苷即可分批沉淀，从而达到分离的目的（图8－5）。分段沉淀法的优点是简便易行，但难以分离完全，不易获得纯品。

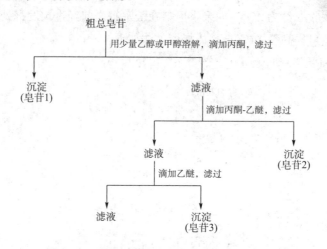

图8－5　分段沉淀法分离皂苷类化合物流程图

（二）胆甾醇沉淀法

甾体皂苷可与胆甾醇生成难溶性的分子复合物，利用此性质可与其他水溶性成分分离，达到精制的目的。先将粗皂苷溶于少量乙醇中，再加入胆甾醇的饱和乙醇溶液，至不再析出沉淀为止，滤取沉淀，用水、醇、乙醚依次洗涤，以除去糖类、色素、油脂及游离的胆甾醇。最后将沉淀干燥，用乙醚连续回流提取，此时甾体皂苷与胆甾醇形成的分子复合物分解，胆甾醇溶于乙醚中，残留物为较纯的皂苷（图8－6）。三萜皂苷与胆甾醇形成的复合物不如甾体皂苷与胆甾醇形成的复合物稳定。

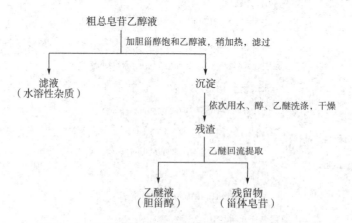

图8－6　胆甾醇沉淀法分离甾体皂苷类化合物流程图

在中药中有的皂苷可能与其共存的植物甾醇形成分子复合物，在用稀醇提取时不被提出，提取时应注意。

（三）铅盐沉淀法

利用此法可以分离酸性皂苷和中性皂苷。在粗皂苷的乙醇溶液中，加入中性醋酸铅，酸性皂苷可与之产生沉淀，滤出沉淀，滤液再加碱式醋酸铅，中性皂苷也可产生沉淀。然后将沉淀用硫化氢进行脱铅处理，脱铅后将滤液减压浓缩，残渣溶于乙醇，滴加乙醚至产生沉淀，即可分离得到酸性皂苷和中性皂苷。其分离流程如下（图8-7）：

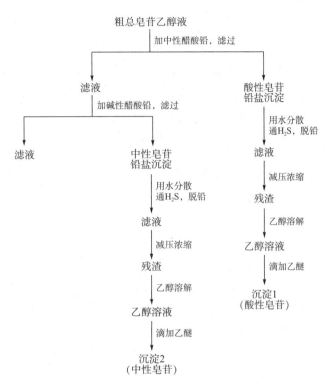

图8-7 铅盐沉淀法分离皂苷类化合物流程图

（四）色谱法

由于皂苷类成分亲水性强，且有些皂苷类化合物结构相似，又常与其他极性相近的杂质共存，因此用上述方法很难分离得到单体化合物。色谱分离法是目前分离皂苷类化合物常用的方法。

1. 吸附色谱法 常用吸附剂如硅胶和氧化铝，适用于分离皂苷元。用苯、三氯甲烷、甲醇等混合溶剂梯度洗脱，可依次得到极性从小到大的皂苷元。反相色谱方法也常应用于皂苷类成分的分离。

2. 分配色谱法 由于皂苷极性较大，故采用分配柱色谱分离效果较好。常用硅胶作为支持剂，用三氯甲烷 - 甲醇 - 水、二氯甲烷 - 甲醇 - 水或乙酸乙酯 - 乙醇 - 水等极性较大的溶剂系统进行梯度洗脱，也可以用水饱和的正丁醇等作为洗脱剂。

3. 高效液相色谱法 通常选用反相色谱柱，以甲醇 - 水或乙腈 - 水等溶剂为流动相分离和纯化皂苷效果较好。或者将极性较大的皂苷制成极性较小的衍生物后进行正相色谱分离，如将人参皂苷制成苯甲酰衍生物，用硅胶柱色谱以石油醚 - 三氯甲烷 - 乙腈（15：3：2）洗脱，分离后再测定各人参皂苷单体化合物的含量。

4. 大孔吸附树脂色谱法 大孔吸附树脂色谱是近年来常用于分离极性大化合物的方法，尤其适用于皂苷的精制和分离。对极性较大的皂苷可先用甲醇提取，回收甲醇，残渣用水溶解，上大孔吸附树脂柱，用水洗涤除去糖和其他水溶性杂质，再用不同浓度的甲醇或乙醇依其浓度由低到高进行梯度洗脱，得到不同极性的皂苷混合物，初步分离后还需进一步用硅胶柱色谱或高效液相色谱分离得皂苷单体。

5. 凝胶色谱法 凝胶色谱是利用分子筛原理分离分子量大小不同的化合物。常用填料有 Sephadex G、Sephadex LH-20 等，洗脱剂为不同浓度甲醇、乙醇或水。洗脱时，分子量大的皂苷先被洗脱，分子量小的皂苷或皂苷元后被洗脱。

第四节　皂苷类化合物的检识

PPT

一、理化检识

从中药中提取分离的皂苷类化合物，需要经过物理和化学方法鉴定。物理方法鉴定主要依据化合物的形态、颜色等物理性质，以及熔点、比旋度等物理常数。化学方法可通过显色反应，利用皂苷在无水条件下，与强酸、中强酸或 Lewis 酸作用，出现颜色变化或呈现荧光，如醋酐-浓硫酸反应、三氯醋酸反应、五氯化锑反应、三氯甲烷-硫酸反应、醋酸-乙酰氯反应等。还可以用泡沫试验、溶血试验对皂苷进行检识。

二、色谱检识

（一）薄层色谱

薄层色谱检识可采用薄层吸附色谱和分配薄层色谱。常用硅胶作吸附剂或支持剂。亲水性强的皂苷，用分配薄层色谱效果较好，常用展开剂有水饱和的正丁醇、正丁醇-醋酸-水（4:1:5 上层，BAW）、乙酸乙酯-吡啶-水（3:1:3）、乙酸乙酯-醋酸-水（8:2:1）等；亲脂性强的皂苷和皂苷元，用薄层吸附色谱效果较好，常用展开剂有苯-乙酸乙酯（1:1）、环己烷-乙酸乙酯（1:1）、苯-丙酮（8:1）、三氯甲烷-丙酮（95:5）等。分离酸性皂苷时，应在展开剂中加少量酸，可避免产生拖尾现象。

薄层色谱常用的显色剂有 10% 硫酸乙醇溶液、香草醛-硫酸试剂、三氯醋酸、三氯化锑或五氯化锑、磷钼酸等试剂，喷雾后适当加热，不同皂苷和皂苷元显不同颜色，注意加热温度不宜过高，避免碳化影响显色。

（二）纸色谱

适用于亲水性强的皂苷，水为固定相，流动相的极性也相应增大。常用的展开剂有水饱和的正丁醇、正丁醇-乙醇-水（9:2:9）、正丁醇-醋酸-水（4:5:1）、正丁醇-乙醇-15% 氨水（9:2:9）、正丁醇-醋酸-25% 氨水（10:2:5）等。分离苷元或亲脂性皂苷多用甲酰胺为固定相，用甲酰胺饱和的三氯甲烷或苯为展开剂。常用的纸色谱显色剂为磷钼酸、三氯化锑或五氯化锑试剂。

第五节　皂苷类化合物的应用实例

PPT

实例一　人参中皂苷类化学成分的提取分离技术

人参系五加科植物人参（*Panax ginseng* C. A. Mey.）的干燥根和根茎，是传统名贵中药，始载于《神农本草经》。分布于我国东北地区、朝鲜半岛和日本。栽培品称为"园参"，野生品称为"山参"。人参味甘、微苦、性微温，具有大补元气、复脉固脱、补脾益肺、生津安神的功效。临床常用于体虚欲脱、肢冷脉微、脾虚食少、肺虚喘咳、津伤口渴、内热消渴、久病虚羸、惊悸失眠、阳痿宫冷、心力衰竭、心源性休克等疾病的治疗。

（一）人参中主要有效成分的结构、理化性质

人参中化学成分复杂，含皂苷、多糖和挥发油等多种化学成分。其中人参皂苷（ginsenosides）为其主要有效成分之一。人参根中含皂苷约4%，其中须根含量较主根高，全植物中以花蕾含皂苷量最多。

目前已经确定化学结构的人参皂苷有人参皂苷 Ra_1、Ra_2、Rb_1、Rb_2、Rb_3、Rc、Rd、Re、Rf、Rg_1、Rg_2、Rg_3、Rh_1、Rh_2、Rh_3、Ro 等。《中国药典》采用高效液相色谱法测定人参中人参皂苷 Rg_1 和人参皂苷 Re 的总量不得少于0.30%，人参皂苷 Rb_1 不得少于0.20%。

根据人参皂苷元结构的不同，人参皂苷可分为三种类型：A 型（人参皂苷二醇型）、B 型（人参皂苷三醇型）和 C 型（齐墩果酸型）。人参皂苷 A 型和 B 型属达玛烷型四环三萜衍生物，C 型属齐墩果烷型五环三萜衍生物。

人参总皂苷大多为白色无定形粉末或无色结晶，味微甘苦，有吸湿性，易溶于水、甲醇、乙醇，可溶于正丁醇、乙酸乙酯，不溶于乙醚、苯，其水溶液振摇后能产生大量泡沫。人参皂苷 B 型和 C 型有显著的溶血作用，而人参皂苷 A 型则有抗溶血作用，人参总皂苷无溶血作用。人参皂苷 A 型和 B 型在酸水解过程中易发生构型的转换，20（S）- 构型易转变为 20（R）- 构型，同时侧链发生环合作用，产物分别是人参二醇和人参三醇。

人参皂苷 Rg_1 为白色结晶性粉末。mp. 194～196.5℃。溶于甲醇、吡啶、热丙酮，稍溶于乙酸乙酯及三氯甲烷。

人参皂苷 Re 为无色针状结晶。mp. 201～203℃。可溶于水、热甲醇、乙醇等溶剂，不溶于石油醚。

人参皂苷 Rb_1 为白色粉末。mp. 197～198℃。易溶于水、甲醇、乙醇，不溶于乙醚、苯。

人参皂苷 Ro 为白色粉末。易溶于水、甲醇、乙醇，不溶于乙醚、苯。

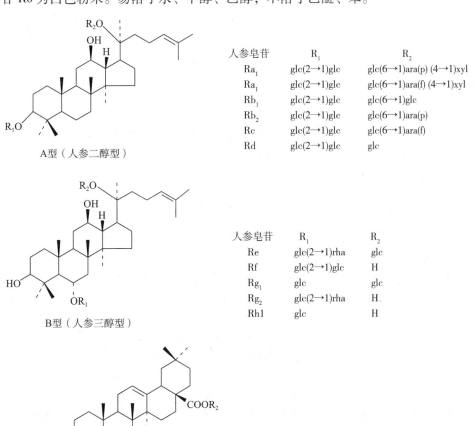

人参皂苷	R_1	R_2
Ra_1	glc(2→1)glc	glc(6→1)ara(p) (4→1)xyl
Ra_1	glc(2→1)glc	glc(6→1)ara(f) (4→1)xyl
Rb_1	glc(2→1)glc	glc(6→1)glc
Rb_2	glc(2→1)glc	glc(6→1)ara(p)
Rc	glc(2→1)glc	glc(6→1)ara(f)
Rd	glc(2→1)glc	glc

A型（人参二醇型）

人参皂苷	R_1	R_2
Re	glc(2→1)rha	glc
Rf	glc(2→1)glc	H
Rg_1	glc	glc
Rg_2	glc(2→1)rha	H
Rh1	glc	H

B型（人参三醇型）

人参皂苷	R_1	R_2
Ro	葡萄糖醛酸(2→1)glc	glc

C型（齐墩果酸型）

（二）人参中皂苷类化学成分的提取分离

1. 工艺流程（图8-8）

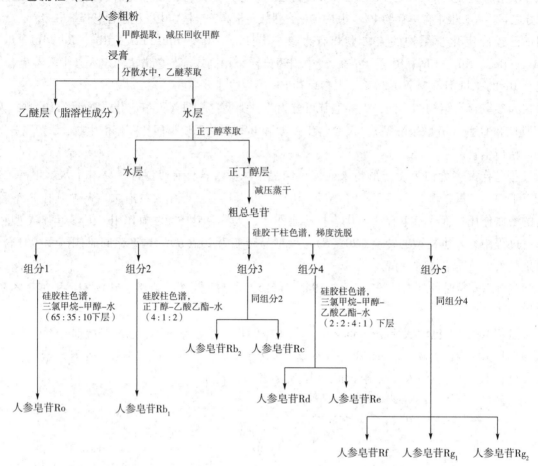

图8-8 人参皂苷类成分提取分离流程图

2. 流程说明 人参总皂苷提取可按皂苷提取通法。分离时先用硅胶柱色谱将粗总皂苷分为五个部位，各个有效部位则需再用色谱法进一步分离得到单体成分。

👁 **看一看**

人参在临床应用中应注意的问题

中药人参具有增强免疫功能、增强学习记忆能力、强心、抗休克、扩血管、调节血压，以及调节胃肠功能。人参毒性很小，长期服用或剂量过大，可引起兴奋、失眠、心悸、口舌生疮等症状。内服3%人参酊剂100ml后，仅感到轻度不安和兴奋；超过200ml可出现中毒现象，全身玫瑰疹、瘙痒、眩晕、头痛、体温升高及出血。临床上对于实证，如燥热引起的咽喉干燥症忌用人参，临床应用应注意。

实例二 甘草中皂苷类化学成分的提取分离技术

甘草系豆科植物甘草（*Glycyrrhiza uralensis* Fisch.）、胀果甘草（*Glycyrrhiza inflata* Bat.）或光果甘草（*Glycyrrhiza glabra* L.）的干燥根和根茎。其味甘，性平，归心、肺、脾、胃经，具有补脾益气、清热解毒、祛痰止咳、缓急止痛、调和诸药之功效。临床上用于脾胃虚弱、倦怠乏力、心悸气短、咳嗽痰多、脘腹四肢挛急疼痛、痈肿疮毒，缓解药物毒性、烈性。近年研究表明，甘草具有较强的抗溃疡、抗炎、抗变态反应作用，临床上也用于治疗和预防肝炎。此外，尚有抗肿瘤和抑制艾滋病病毒的作用。据不完全统计，60%的中药复方处方中含有甘草，另外由于其具有甜味，甘草也被广泛用于食品等作为调味剂或矫味剂。

（一）甘草中主要有效成分的结构、理化性质

甘草所含的化学成分主要有皂苷类、黄酮类、香豆素类等。甘草中皂苷类化合物多为齐墩果烷型，主要有效成分为甘草皂苷（glucyrrhizin），又称甘草酸（glycyrrhizic acid），因其有甜味，又称甘草甜素。甘草皂苷含量为 7% ~ 10%。甘草皂苷水解所得苷元，为甘草次酸（图 8 - 9）。另外还含有黄酮类成分，如甘草苷及异甘草苷等。《中国药典》将甘草酸和甘草苷作为中药甘草的质量控制成分，规定采用高效液相色谱法测定甘草中甘草酸的含量不得少于 2.0%，甘草苷的含量不得少于 0.50%。

甘草酸为无色柱状结晶，mp.220℃（分解），$[\alpha]_D^{27}$ + 46.2℃（乙醇）。易溶于热水，可溶于热稀乙醇，在冷水中溶解度较小，几乎不溶于无水乙醇或乙醚。其水溶液有轻微的发泡性和溶血性。

甘草次酸有两种构型，一种为 18α-H 型（异甘草次酸，又称乌拉尔甘草次酸），为白色小片状结晶，mp.283℃，$[\alpha]_D^{20}$ + 140°（乙醇）；另一种为 18β-H 型（甘草次酸），为白色针状结晶，mp.296℃，$[\alpha]_D^{20}$ + 86°（乙醇），易溶于三氯甲烷或乙醇。

甘草苷为白色结晶，有甜味，甜度为蔗糖的 100 ~ 500 倍，mp.208℃。易溶于甲醇，几乎不溶于乙醚。

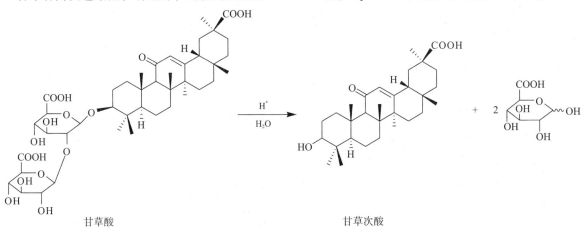

图 8 - 9　甘草酸水解反应

（二）甘草中皂苷类化学成分的提取分离

1. 甘草酸的提取分离

（1）工艺流程

1）甘草酸的提取分离（图 8 - 10）

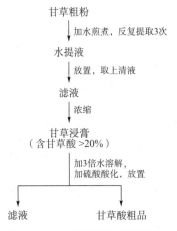

图 8 - 10　甘草酸提取分离流程图

2）甘草酸单钾盐的制备（图8-11）

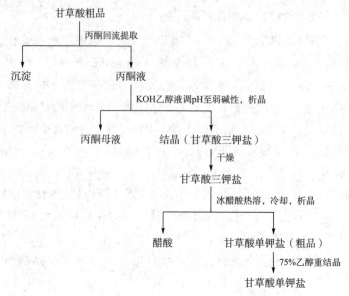

图8-11　甘草酸单钾盐制备流程图

（2）流程说明　甘草酸在植物中以钾盐形式存在，易溶于热水，在水溶液中加稀酸即可游离析出甘草酸，故可作为甘草皂苷的提取方法。

甘草酸与氢氧化钾生成甘草酸的三钾盐，在丙酮与乙醇混合溶剂中难溶而析出结晶。此盐溶于热冰醋酸，生成甘草酸的单钾盐，难溶于冰醋酸而析晶。

2. 甘草次酸的提取分离

（1）工艺流程（图8-12）

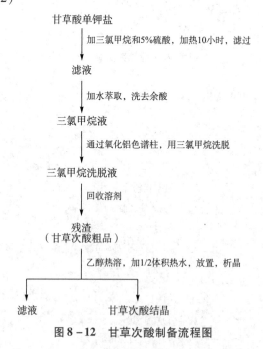

图8-12　甘草次酸制备流程图

（2）流程说明　甘草酸中所连接的糖为葡萄糖醛酸，难以水解，故酸水解时酸的浓度要稍大，选择5%的强酸。甘草次酸易溶于三氯甲烷，通过萃取即可初步分离。萃取液通过氧化铝色谱柱，可进一步去除水溶性杂质。

实例三　柴胡中皂苷类化学成分的提取分离技术

柴胡系伞形科植物柴胡（*Bupleurum chinense* DC.）或狭叶柴胡（*Bupleurum scorzonerifolium* Willd.）的干燥根。柴胡为常用中药，味辛、苦，性微寒，归肝、胆、肺经，具有疏散退热、疏肝解郁、升举阳气之功效。其主要成分柴胡总皂苷已经被证明具有解热、镇痛、镇咳、抗病毒、抗炎等作用。临床用于治疗感冒发热、胸胁胀痛、月经不调、子宫脱垂、脱肛等。

（一）柴胡中主要有效成分的结构、理化性质

柴胡含有皂苷、挥发油、有机酸及多糖等成分，其中主要有效成分为柴胡皂苷，含量为 1.6% ~ 3.8%。从柴胡属植物中已分离出近 100 个三萜皂苷，均为齐墩果烷型。根据双键的位置可将柴胡皂苷分为五种类型，其中 I 型是柴胡中的原生苷，主要有柴胡皂苷 a、d、c、e 等。其中柴胡皂苷（saikosaponin）a 和 d 含量最高，具有明显的抗炎和降血脂功能。《中国药典》规定柴胡皂苷 a 和 d 作为柴胡的质量控制成分，采用高效液相色谱法测定两者总量不得少于 0.30%。

柴胡总皂苷为无定形粉末，无明显熔点，加热至 160℃变红棕色，170℃分解，具有皂苷的一般性质，能溶于热水，易溶于甲醇、乙醇、正丁醇、吡啶，难溶于苯、三氯甲烷、乙醚等有机溶剂。

柴胡皂苷 a 为结晶粉末，mp. 225 ~ 232℃，易溶于水、稀醇，特别是热水和热醇，在丁醇和戊醇中溶解性大，难溶或不溶于苯、乙醚、三氯甲烷等溶剂。

柴胡皂苷 d 为结晶粉末，mp. 212 ~ 218℃，易溶于水、稀醇，难溶于苯、乙醚、三氯甲烷等溶剂。

	R_1	R_2	R_3
柴胡皂苷a	β–OH	OH	fuc(3→1)glc
柴胡皂苷c	β–OH	H	glc(6→1)glc(4→1)rha
柴胡皂苷d	α–OH	OH	fuc(3→1)glc
柴胡皂苷e	β–OH	H	fuc(3→1)glc

I 型　Δ^{11}–13,28-环氧齐墩果烯型

	R_1	R_2	R_3
柴胡皂苷 b_1	β–OH	OH	fuc(3→1)glc
柴胡皂苷 b_2	α–OH	H	fuc(3→1)glc

II 型　$\Delta^{11,13(18)}$-齐墩果二烯型

	R_1	R_2	R_3	R_4
柴胡皂苷 b_3	β–OH	OH	fuc(3→1)glc	α–OCH₃
柴胡皂苷 b_4	α–OH	H	fuc(3→1)glc	α–OCH₃

III 型　11-OCH₃,Δ^{12}-齐墩果烯型

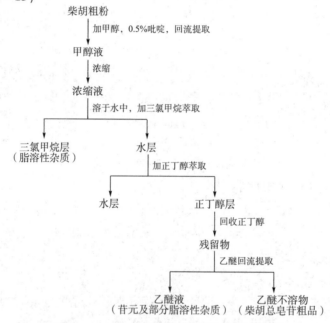

	R_1	R_2	R_3
柴胡皂苷 g	β-OH	OH	fuc(3→1)glc
柴胡皂苷元A	β-OH	OH	H
柴胡皂苷元C	β-OH	OH	H

Ⅳ型　$\Delta^{9(11),12}$-齐墩果二烯型

	R_1
柴胡皂苷F	man(1→4)glc(1→6)glc

Ⅴ型　Δ^{12}-齐墩果烯型

（二）柴胡中皂苷类化学成分的提取分离

1. 工艺流程（图 8 – 13）

```
                柴胡粗粉
                   │ 加甲醇，0.5%吡啶，回流提取
                甲醇液
                   │ 浓缩
                浓缩液
                   │ 溶于水中，加三氯甲烷萃取
        ┌──────────┴──────────┐
     三氯甲烷层              水层
    （脂溶性杂质）            │ 加正丁醇萃取
                    ┌────────┴────────┐
                  水层            正丁醇层
                                      │ 回收正丁醇
                                  残留物
                                      │ 乙醚回流提取
                          ┌───────────┴───────────┐
                        乙醚液                 乙醚不溶物
                （苷元及部分脂溶性杂质）      （柴胡总皂苷粗品）
```

图 8 – 13　柴胡总皂苷类成分提取分离流程图

2. 流程说明　利用柴胡总皂苷易溶于甲醇的性质，用甲醇回流提取。提取液中加少量吡啶，以抑制柴胡皂苷 b 成分生成。得到的柴胡总皂苷粗品再经反复多次柱色谱，可得到各柴胡皂苷单体化合物。

实例四　薤白中皂苷类化学成分的提取分离技术

薤白系百合科植物小根蒜（*Allium macrostemon* Bge.）或薤（*Allium chinense* G. Don）的干燥鳞茎。薤白味辛、苦，性温。归心、肺、胃、大肠经，具通阳散结、行气导滞之功效。现代药理学研究表明，薤白具有改善微循环障碍、抗菌消炎、平喘等药理作用。临床用于胸痹疼痛、痰饮咳喘、泄痢后重，可治疗心绞痛、心肌梗死、动脉粥样硬化等心血管疾病。

（一）薤白中主要有效成分的结构、理化性质

薤白中含皂苷、挥发油、含氮化合物及类前列腺素等成分。皂苷类化合物是薤白中主要成分，含量约为3.8%。薤白中的皂苷多为白色无定形粉末。易溶于乙醇、水饱和的正丁醇，很难溶于极性较小的溶剂。薤白皂苷在加热时与酸、碱作用可发生水解，得到其次级降解产物。薤白皂苷已经确定结构的有几十种，主要有两种类型：异螺甾烷醇型，如薤白苷甲（macrostemonoside A）和薤白苷丁（macrostemonoside D）；呋甾烷醇型，如薤白苷己（macrostemonoside F）和薤白苷J、K（macrostemonoside J，K）。薤白苷J和薤白苷K在一定条件下可以相互转化。

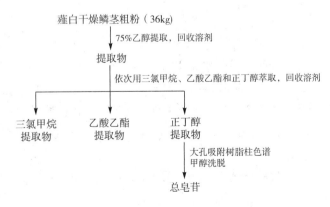

（二）薤白中皂苷类成分的提取分离

1. 薤白中总皂苷的提取分离

（1）工艺流程（图8－14）

图8－14　薤白中总皂苷提取分离流程图

（2）流程说明　薤白总皂苷极性较大，用75%乙醇提取后，选择系统溶剂萃取方法，使得薤白总皂苷富集于极性较大的正丁醇层，并采用了大孔吸附树脂柱色谱进一步纯化，获得纯度较高的薤白总皂苷。

2. 薤白中皂苷类化学成分的提取分离

（1）工艺流程（图8－15）

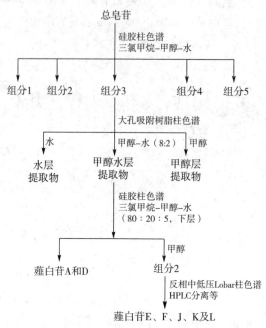

图8－15　薤白中皂苷类成分提取分离流程图

（2）流程说明　由于薤白皂苷种类多，且结构相似，获得总皂苷后，需再利用大孔树脂吸附色谱、硅胶柱色谱等技术进一步分离，才可得到薤白皂苷单体化合物。

实例五　麦冬中皂苷类化学成分的提取分离技术

麦冬系百合科植物麦冬［*Ophiopogon japonicus*（L. f）Ker-Gawl.］的干燥块根，其味甘、微苦，性微寒，归心、肺、胃经。具养阴生津、润肺清心之功效，临床用于肺燥干咳、虚劳咳嗽、津伤口渴、心烦失眠、内热消渴、肠燥便秘、咽白喉等疾病的治疗。现代药理学研究表明，麦冬提取物具有抗心肌缺血作用，能提高心肌收缩力和心脏泵血功能，可用于治疗冠心病和心绞痛。此外，还有抗炎、降血糖、提高机体免疫功能等作用。

（一）麦冬中主要有效成分的结构、理化性质

麦冬含有皂苷、多糖、黄酮等成分，其中主要有效成分为麦冬甾体皂苷。已分离得到40多种皂苷类化合物，如麦冬皂苷（ophiopogonin）A、B、B′、C、D、C′、D′，其中A、B、C、D的苷元为鲁斯可皂苷元（ruscogenin），B′、C′、D′为薯蓣皂苷元（dinsgenin）。皂苷中的糖主要有夫糖、鼠李糖、木糖、葡萄糖等，多数连接在C-1、C-3位。如糖连接在C-1位，为鲁斯可皂苷元类，连接在C-3位，为薯蓣皂苷元类。《中国药典》以鲁斯可皂苷元为质量控制成分，测定麦冬总皂苷含量，要求含量不得少于干燥品的0.12%。

麦冬总皂苷为无定形粉末，具有甾体皂苷的一般性质，水溶性较强，易溶于甲醇、乙醇、正丁醇，难溶于苯、石油醚等有机溶剂。

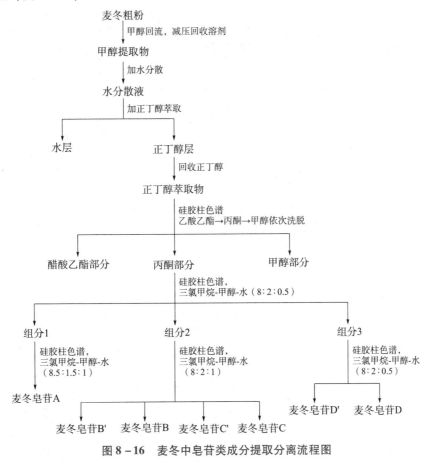

（二）麦冬中皂苷类化学成分的提取分离

1. 工艺流程（图 8 – 16）

图 8 – 16 麦冬中皂苷类成分提取分离流程图

2. 流程说明 麦冬总皂苷采用皂苷类提取通法进行提取，总皂苷粗品中含多种麦冬甾体皂苷，且结构相似，需经反复多次硅胶色谱、葡聚糖凝胶色谱、反相硅胶色谱等处理，才能得到麦冬中各皂苷单体化合物。

实例六　知母中皂苷类化学成分的提取分离技术

知母系百合科植物知母（*Anemarrhena asphodeloides* Bge.）的干燥根茎。其味苦、甘，性寒，归肺、胃、肾经，具有清热泻火，滋阴润燥之功效，用于外感热病、高热烦渴、肺热燥咳、骨蒸潮热、内热消渴、肠燥便秘等证。近年研究表明，知母具有解热、抗菌、抗炎、抗动脉粥样硬化、降血糖、改善老年性痴呆和改善骨质疏松等作用，临床上主要用于治疗高热疾病、老年性痴呆、心血管疾病及糖尿病等。

（一）知母中主要有效成分的结构、理化性质

知母含有甾体皂苷、双苯吡喃酮类、木脂素、甾醇、胆碱及多糖等成分，其中主要有效成分为甾体皂苷和芒果苷（mangiferin）。知母根茎中含皂苷约6%，主要有螺甾烷类和呋甾烷类。螺甾烷类主要以菝葜皂苷元连接不同的糖构成，如知母皂苷AⅠ和AⅢ（timosaponin AⅠ and AⅢ）等；呋甾烷醇类是螺甾烷的F环开裂而衍生的皂苷，如知母皂苷B、C、E等，其中知母皂苷AⅢ含量最高。《中国药典》采用高效液相色谱法以知母皂苷BⅡ和芒果苷作为知母药材的质量控制成分，要求知母皂苷BⅡ含量不少于干燥品的3.0%，芒果苷含量不得少于干燥品的0.70%。

知母皂苷AⅢ为无色柱状结晶，mp. 317～322℃，易溶于甲醇、乙醇、正丁醇、含水戊醇，难溶于水，不溶于石油醚、苯。

知母皂苷BⅡ为黄色针状结晶，mp. 267～272℃，溶于吡啶及55%乙醇，微溶于甲醇和乙酸乙酯，不溶于乙醚、三氯甲烷和石油醚等。

芒果苷为双苯吡喃酮类化合物，是知母降血糖作用的主要有效成分。

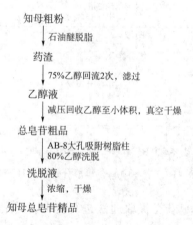

知母皂苷AⅢ　　　　　知母皂苷BⅡ　　　　　芒果苷

（二）知母皂苷类化学成分的提取分离

1. 工艺流程（图8-17）

知母粗粉
↓ 石油醚脱脂
药渣
↓ 75%乙醇回流2次，滤过
乙醇液
↓ 减压回收乙醇至小体积，真空干燥
总皂苷粗品
↓ AB-8大孔吸附树脂柱
↓ 80%乙醇洗脱
洗脱液
↓ 浓缩，干燥
知母总皂苷精品

图8-17　知母总皂苷提取分离流程图

2. 流程说明　知母皂苷在乙醇中溶解度大，脱脂后用75%乙醇可将总皂苷提出，同时可以减少水

溶性杂质的溶出。用大孔吸附树脂处理，进一步除去杂质，提高总皂苷的纯度。知母总皂苷再经反复多次硅胶色谱，反相硅胶色谱、葡聚糖凝胶色谱才可得到各单体皂苷化合物。

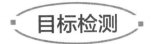 **目标检测**

答案解析

一、选择题

（一）单项选择题

1. 甾体皂苷元是由（ ）个碳原子组成

 A. 20   B. 25   C. 27   D. 28   E. 30

2. 三萜皂苷元是由（ ）个碳原子组成

 A. 20   B. 25   C. 27   D. 28   E. 30

3. 属于达玛烷型衍生物的是（ ）

 A. 茯苓酸   B. 菝葜皂苷

 C. 熊果酸   D. 20（S）-原人参三醇

 E. 甘草酸

4. 不符合甾体皂苷元结构特点的是（ ）

 A. 含有 A、B、C、D、E 和 F 六个环   B. E 和 F 环以螺缩酮形式连接

 C. E 环为呋喃环   D. F 环为吡喃环

 E. 分子中常有羧基，又称酸性皂苷

5. 不符合皂苷通性的是（ ）

 A. 大多为白色结晶   B. 多味苦而辛辣

 C. 对黏膜有刺激性   D. 多数水溶液振摇后能产生泡沫

 E. 大多数有溶血作用

6. 下列具有溶血作用的化学成分为（ ）

 A. 黄酮   B. 蒽醌   C. 皂苷   D. 多糖   E. 香豆素

7. 罗汉果苷 V 属于（ ）

 A. 羊毛脂甾烷型   B. 达玛烷型

 C. 大戟烷型   D. 葫芦素烷型

 E. 木栓烷型

8. 《中国药典》规定柴胡中柴胡皂苷 a 和柴胡皂苷 d 的总含量不得少于（ ）

 A. 0.20%   B. 0.25%   C. 0.30%   D. 0.35%   E. 0.40%

9. 提取薯蓣皂苷元采用下述哪种方法收率最高（ ）

 A. 酸水解   B. 碱水解

 C. 先酶水解再酸水解   D. 先酶水解再碱水解

 E. 酶水解

10. 可以作为皂苷纸色谱显色剂的是（ ）

 A. 三氯甲烷-浓硫酸   B. 三氯醋酸

 C. 醋酐-浓硫酸   D. 香草醛-浓硫

 E. 茴香醛-浓硫酸

（二）多项选择题

11. 主要含有三萜皂苷类化合物中药有（　　）

  A. 灵芝　　　　　B. 人参　　　　　C. 穿山龙　　　　　D. 柴胡　　　　　E. 甘草

12. 大多数皂苷类化合物具有（　　）

  A. 溶血作用　　　B. 表面活性　　　C. 水解性　　　　　D. 旋光性　　　　E. 强心作用

13. 属于三萜皂苷类化合物的是（　　）

  A. 知母皂苷　　　B. 人参皂苷　　　C. 甘草皂苷　　　　D. 柴胡皂苷　　　E. 麦冬皂苷

14. 下列哪些中药含皂苷类有效成分（　　）

  A. 三七　　　　　B. 雪胆　　　　　C. 地榆　　　　　　D. 黄连　　　　　E. 大黄

15.《中国药典》规定甘草的含量测定指标成分是（　　）

  A. 甘草酸　　　　　　　　　　B. 甘草次酸（18α-H 型）

  C. 甘草苷　　　　　　　　　　D. 甘草次酸甲酯

  E. 甘草次酸（18β-H 型）

二、名词解释

1. 皂苷

2. 溶血指数

三、简答题

1. 简述含有皂苷类的药材制成静脉注射液时必须做溶血试验的原因。

2. 简述皂苷类化合物具有发泡性的原理。

（张晓林）

书网融合……

 重点回顾　　　　　微课1　　　　　微课2　　　　　习题

第九章　强心苷类化合物的提取分离技术

PPT

学习目标

知识目标：

1. **掌握**　强心苷类化合物的结构与分类、理化性质及检识。

2. **熟悉**　强心苷类化合物的提取分离；常用含强心苷类中药的质量控制成分。

3. **了解**　强心苷类化合物的构效关系及分布。

技能目标：

学会强心苷类化合物的检识技术。

素质目标：

具备科学严谨的作风；独立思考的能力；树立药品质量安全意识及开拓创新的精神。

📖 导学情景

情景描述：心力衰竭是心脏疾病发展至严重阶段而引起的一种复杂的临床综合征，其主要特征为左心室和（或）右心室功能障碍及神经体液调节的改变，常伴呼吸困难、体液潴留、运动耐受性降低和生存时间明显缩短，有基础心脏病的患者更容易发生心衰。此病不能治愈，治疗目标是为了防止和延缓心力衰竭的发生发展，缓解临床症状，提高生活质量，改善长期预后，降低病死率及住院率。治疗心力衰竭的药物主要是强心苷类成分，如中药香加皮中的活性成分。

情景分析：中药香加皮为萝藦科植物杠柳（*Periploca sepium* Bge.）的干燥根皮，具有利水消肿、祛风湿、强筋骨等功效，用于下肢浮肿、心悸气短、风寒湿痹、腰膝酸软等。中药香加皮在临床上主要用于治疗心力衰竭。

讨论：请问中药香加皮中的主要有效成分是什么？属于何种类型化合物？

学前导语：中药香加皮主要有效成分为强心苷类化合物，具有治疗心力衰竭的作用。那么强心苷类化合物结构是怎样的？其结构与强心作用有何关系？

强心苷（cardiac glycosides）是生物界中存在的一类对心脏有显著生物活性的甾体苷类，是由强心苷元（cardiac aglycones）与糖缩合而成。常存在于许多有毒的植物中，现已发现十几个科几百种植物含强心苷。如玄参科植物毛花洋地黄、紫花洋地黄，夹竹桃科的毒毛旋花、黄花夹竹桃、罗布麻等，此外萝藦科、百合科、毛茛科、十字花科、桑科等植物也有分布。强心苷主要存在于植物体的叶、花、种子、鳞茎、树皮和木质部等不同部位。动物中至今尚未发现强心苷类成分，动物药蟾酥是一类具有强心作用的甾体化合物，属于蟾毒配基的羧酸酯类。

强心苷能选择性增强心肌收缩力和影响心肌电生理特性，临床上主要用来治疗慢性心功能不全和过速型心律失常等。常见的有洋地黄毒苷、地高辛、去乙酰毛花苷丙和毒毛旋花子苷 K 等。

👁 **看一看** ———————————————————————————————

地高辛

洋地黄治疗心力衰竭已有 200 余年历史，具有治疗效应快，在增强心肌收缩力的同时不增加心率等特点，是价廉、有效、较安全的治疗心力衰竭的常用药物。洋地黄常用制剂有地高辛（狄戈辛、强心素）、西地兰等，其中地高辛是由紫花洋地黄或毛花洋地黄提纯制得的中效强心苷类药物，具有排泄较快而且蓄积性较小的特点，在洋地黄类药物中是最为安全的药物。地高辛通常口服给药，适合长期用药的患者；对于严重心力衰竭患者，则须采用静脉注射的给药方式。地高辛的治疗量和中毒量之间相差很小，每个患者对其耐受性和消除速度又有很大差异，如不注意容易发生中毒。因此，临床用药宜从小剂量开始，具体用法用量应由专业医生根据患者实际情况决定。患者需严格遵循医嘱用药，同时加强血药浓度监测，特别是老年患者。

———

第一节　强心苷类化合物的结构与分类

强心苷结构比较复杂，从化学结构上看，是由甾体衍生物和糖缩合而成的一类苷。根据结构中甾体部分的不同，可分为甲型强心苷和乙型强心苷；根据甾体与糖连接方式的不同，可分为 I 型、II 型和 III 型强心苷。

一、强心苷元部分 🅴 微课9

强心苷元部分是 C_{17} 侧链为不饱和内酯环的甾体类化合物。

R=五元或六元不饱和内酯环

甾体母核与植物甾醇的立体结构有所不同，A/B 环多为顺式稠合，也有反式稠合；B/C 环都是反式稠合；C/D 环为顺式稠合，若为反式则无强心活性。

甾体母核上的取代基有甲基、羟基、羰基等。C-3、C-14 连接的取代基多为 β-构型的羟基，且 C-3 羟基常与糖缩合形成苷；C-10、C-13、C-17 连有固定的取代基，其中 C-10、C-13 连接 β-构型的甲基或含氧取代基，C-17 连接的取代基多数是 β-构型的不饱和内酯环，少数是 α-构型不饱和内酯环。根据 C-17 上连接的不饱和内酯环的不同，将强心苷元分为两类。

（一）甲型强心苷元

甾体母核的 C-17 侧链为五元不饱和内酯环（$\triangle^{\alpha\beta}$-γ-内酯），基本母核为强心甾烯类（cardenolides），称为甲型强心苷元。自然界中已知的强心苷元大多数属于此类。如洋地黄毒苷元（digitoxigenin）、异羟基洋地黄毒苷元（isomeric digitoxin）、毒毛旋花子苷元（strophanthin）等。

甲型强心苷元（强心甾烯）

洋地黄毒苷元

（二）乙型强心苷元

甾体母核的 C-17 侧链为六元不饱和内酯环（$\triangle^{\alpha\beta,\gamma\delta}-\delta$-内酯），基本母核为海葱甾二烯类（scillanolides）或蟾蜍甾二烯类（bufanolide），称为乙型强心苷元，如海葱苷元（scillaridin）。自然界中仅少数属此类，如中药蟾酥中的强心成分脂蟾毒配基属于此类。

L-夫糖（L-fucose）、D-鸡纳糖（D-quinovose）

乙型强心苷元　　　　　　　　　　海葱苷元

二、糖部分

构成强心苷的糖有 20 多种。根据 C-2 位上有无羟基可以分为 α-羟基糖（2-羟基糖）和 α-去氧糖（2-去氧糖）两类。α-去氧糖常见于强心苷类，是区别于其他苷类化合物的一个重要特征。

（一）α-羟基糖

指 C-2 含有氧原子的糖。组成强心苷的 α-羟基糖，除常见的 D-葡萄糖、L-鼠李糖外，还有 L-夫糖（L-fucose）、D-鸡纳糖（D-quinovose）等 6-去氧糖和 L-黄花夹竹桃糖（L-thevetose）、D-洋地黄糖（D-digitalose）等 6-去氧糖甲醚。

L-夫糖　　　　　　D-鸡纳糖　　　　　L-黄花夹竹桃糖　　　　D-洋地黄糖

（二）α-去氧糖

指 C-2 不含氧原子的糖。强心苷中普遍具有 α-去氧糖，如 D-洋地黄毒糖（D-digitoxose）等 2,6-二去氧糖；D-加拿大麻糖（D-cymarose）、L-夹竹桃糖（L-oleandrose）、D-沙门糖（D-sarmentose）等 2,6-二去氧糖甲醚。

D-洋地黄毒糖　　　　D-加拿大麻糖　　　　L-夹竹桃糖　　　　D-沙门糖

三、苷元与糖连接的方式

强心苷大多为低聚糖苷，少数为单糖苷。糖链大多与苷元 C-3 位羟基缩合。根据与苷元连接糖的种类不同，将强心苷分为下列三种类型。

Ⅰ型：苷元 -（2,6-二去氧糖）$_x$-（D-葡萄糖）$_y$，如存在于紫花洋地黄中具有强心作用的紫花洋地黄苷 A（purpurea glycoside A）和毒毛花苷 K（strophanthin K）。

Ⅱ型：苷元 -（6-去氧糖）$_x$-（D-葡萄糖）$_y$，如存在于黄花夹竹桃中具有强心作用的黄花夹竹桃苷

A（thevetin A）和乌本苷（ouabain）。

Ⅲ型：苷元 –（D–葡萄糖）$_y$，如存在于乌沙中具强心作用的乌沙苷（uzarin）和绿海葱苷（scilli-glaucoside）。（其中，x = 1 ~ 3，y = 1 ~ 2）。

植物界中存在的强心苷以Ⅰ型和Ⅱ型较多，Ⅲ型较少。

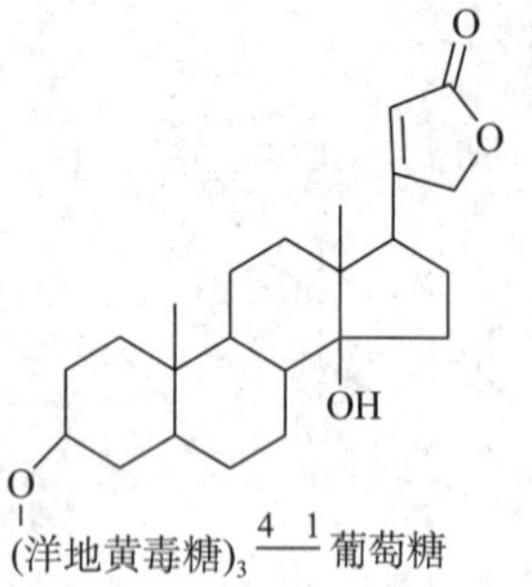

紫花洋地黄苷A

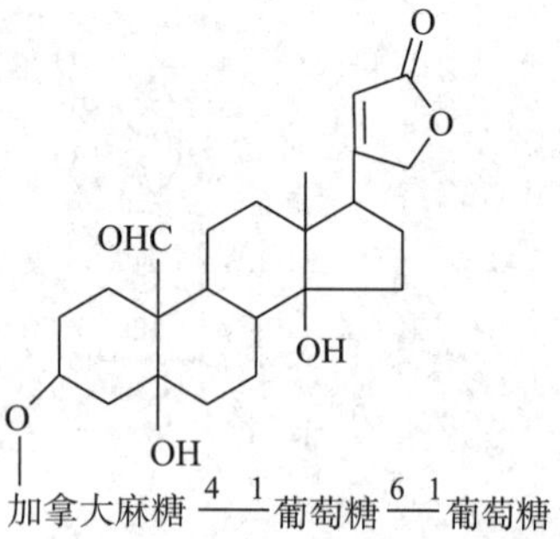

毒毛花苷K

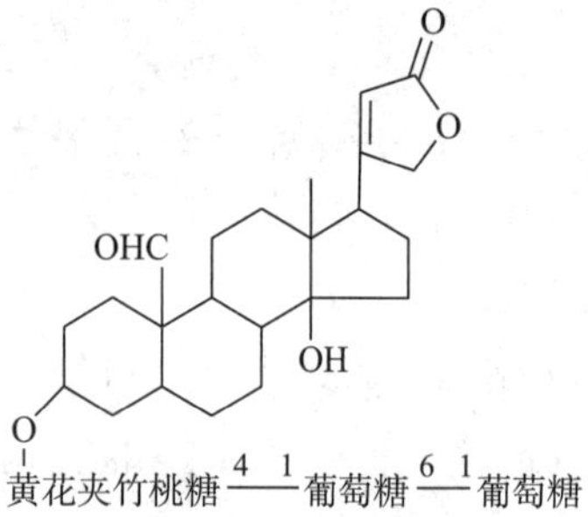

黄花夹竹桃苷A

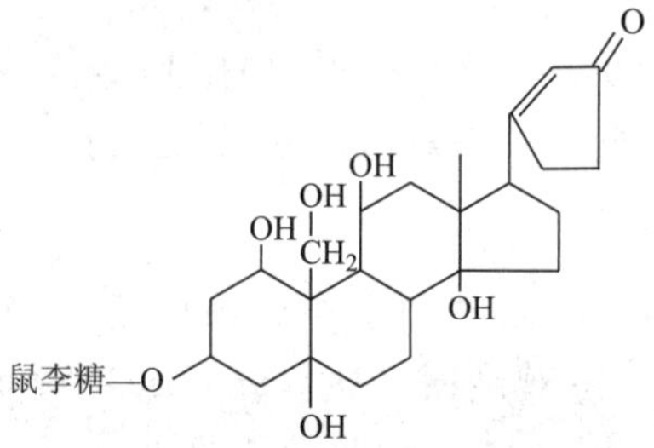

乌本苷

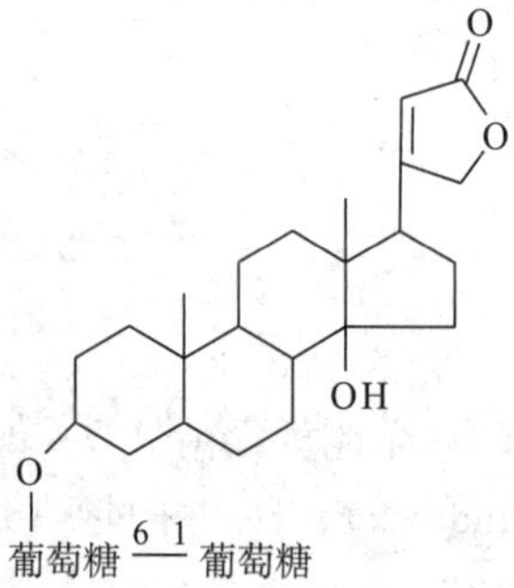

乌沙苷

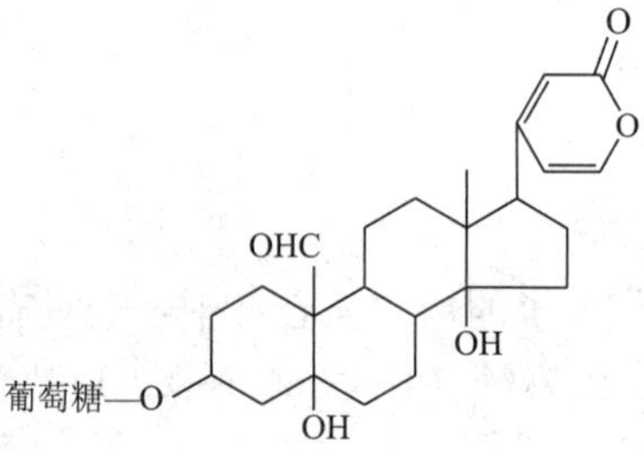

绿海葱苷

四、强心苷的构效关系

强心苷的强心作用取决于苷元部分，主要包括甾体母核的立体结构、不饱和内酯环的种类及取代基的种类和构型。糖本身不具有强心作用，但可影响强心苷的强心作用强度。强心苷的强心作用强弱常以对动物的毒性（致死量）来表示。

1. 甾体母核 A/B 环可以是顺式或反式稠合，B/C 为反式稠合，C/D 是顺式稠合才具有强心作用。C-10 若连有醛基或羟甲基时活性增强；C-14 位多数是羟基取代，且必须是 β-构型才有强心作用，C-14 位羟基若脱水成烯，活性降低或消失。

2. 不饱和内酯环 C-17 位不饱和内酯环必须为 β-构型才具有强心作用。若为 α-构型或开环，则强心作用很弱甚至消失；若不饱和内酯环的双键被氢化或移位，则强心作用和毒性均降低。乙型强心苷元强心作用大于相应的甲型强心苷元。

3. 糖部分 强心苷的极性可以改变强心苷的油水分配系数，影响强心苷对心肌细胞膜上类脂质的亲和力，进而影响强心作用的强度。增加糖基数目能使苷元的水溶性增加，强心作用减小，但单糖苷作用大于苷元是由于其对细胞膜上类脂质的亲和力大于苷元。乙型强心苷元及其苷的作用规律则是：苷元 > 单糖苷 > 二糖苷。

❓ 想一想

见血封喉（*Antiaris toxicaria* Lesch.），又名箭毒木，为桑科见血封喉属植物，世界上最毒的木本植物之一。见血封喉属植物全世界约有 4 个种、3 个变种，主要分布于东南亚，我国仅产 1 种，即见血封喉，分布于海南、云南、广东和广西等地，已被列为国家三级珍稀保护植物。其味苦、性温，乳汁入药用于泄泻、催吐、强心，还可用作麻醉剂；种子入药解热止泻，用于治疗痢疾。其乳汁和种子中的主要成分为强心苷，请问见血封喉中具有强心作用的成分属于何种类型强心苷？为何具有一定毒性？

答案解析

第二节 强心苷类化合物的理化性质

一、性状

强心苷类化合物多为无定形粉末或无色结晶，具有旋光性，对黏膜有刺激性。C-17 侧链为 β-构型者味苦，有生物活性；若为 α-构型则无苦味，也无生物活性。

二、溶解性

强心苷类化合物一般可溶于水、甲醇、乙醇、丙酮等极性溶剂，难溶于石油醚、苯、乙醚等极性小的溶剂。苷元则难溶于水等极性溶剂，易溶于乙酸乙酯、三氯甲烷等有机溶剂。

强心苷的溶解性还与分子中所含糖基的种类与数目、苷元上羟基的数目和所处位置等有关。如果强心苷分子中含有较多的羟基，则极性强，亲水性亦强；若分子中含有羟基数目较少，则极性弱，亲脂性强。如乌本苷虽为单糖苷，却有 8 个羟基，水溶性大（1：75）；洋地黄毒苷虽为三糖苷，但分子只有 5 个羟基，水溶性小（1：100000），在三氯甲烷中溶解度较大（1：40）。强心苷中的羟基若形成分子内氢键，水溶性减小。

通常原生苷由于所含糖基数目多，亲水性较大，故在极性溶剂中溶解度比相应的次生苷和苷元强，可溶于水、醇等溶剂；次生苷亲水性减弱，可溶于乙酸乙酯、含水三氯甲烷、三氯甲烷–乙醇（4：1）等溶剂。

三、水解性

强心苷中苷键可被酸、酶水解成次生苷或苷元，分子中的内酯环和其他酯键可被碱水解，水解反应是研究强心苷组成及改造强心苷结构的重要方法。

（一）酸水解

根据酸水解条件的不同，可分为温和酸水解法、强烈酸水解和氯化氢–丙酮法。

1. 温和酸水解 用稀酸如 $0.02 \sim 0.05 \text{mol/L}$ 盐酸或硫酸在含水的醇中经一定时间加热回流，可使Ⅰ型强心苷水解成苷元和糖。其特点是能使苷元与 α-去氧糖之间、α-去氧糖与 α-去氧糖之间的苷键水解断裂，但 α-去氧糖与 α-羟基糖之间、α-羟基糖与 α-羟基糖之间的苷键在此条件下不易断裂。此法优点是不会引起苷元脱水，也不会导致 α-去氧糖分解，但有可能水解生成双糖或叁糖。例如紫花洋地黄苷 A 的水解。

2. 强烈酸水解　Ⅱ型和Ⅲ型强心苷的苷元连接的是 α-羟基糖，由于 α-羟基阻碍了苷键原子的质子化，用温和酸无法使其水解，必须提高酸的浓度（3%～5%）和延长水解时间或同时加压，才能使 α-羟基糖水解。由于水解条件强烈，易引起苷元发生脱水反应，水解产物是脱水苷元和若干单糖。

3. 氯化氢-丙酮法　将强心苷置于含 1% 氯化氢的丙酮溶液中，20℃放置 2 周。因 2-OH 和 3-OH 与丙酮反应生成丙酮化物，进而水解得到原生苷元和糖的衍生物，例如铃兰毒苷的水解。此法多用于Ⅱ型强心苷的水解，特别是单糖苷。本法不适用于所有的Ⅱ型强心苷，如难溶于丙酮的多糖苷用此法水解产率低，甚至不水解；黄甲次苷乙用此法水解得到的是脱水苷元。

（二）碱水解

强心苷的苷键不受碱的影响，但分子中的酰基、内酯环在不同碱性条件下，可发生水解、裂解、双键移位及异构化。

采用不同碱性试剂可选择性地水解除去强心苷分子中的酰基。如碳酸氢钠、碳酸氢钾能水解 α-去氧糖上的酰基。氢氧化钙、氢氧化钡能水解强心苷分子中所有酰基，但该水解条件较温和，不能使内酯键水解，如毛花洋地黄苷丙在氢氧化钙的作用下得到去乙酰毛花苷。氢氧化钠（钾）的水溶液中，能使内酯键开裂，加酸后又环合成内酯键；在醇溶液中，氢氧化钠（钾）溶液使内酯环开环后生成异构化苷，酸化亦不能再环合成原来的内酯环，是不可逆反应。

（三）酶水解

酶水解具有反应温和、专属性强的特点。在含强心苷的植物中有水解葡萄糖的酶存在，但无水解 α-去氧糖的酶，所以酶水解只能除去糖链末端的葡萄糖，得到保留 α-去氧糖的次生苷。常利用酶水解使植物中的原生苷水解成强心作用更强的次生苷。如从毛花洋地黄中提取地高辛、黄花夹竹桃中提取黄夹次苷均采用了酶水解的方法。K-毒毛旋花子苷的酸、酶水解反应式如下：

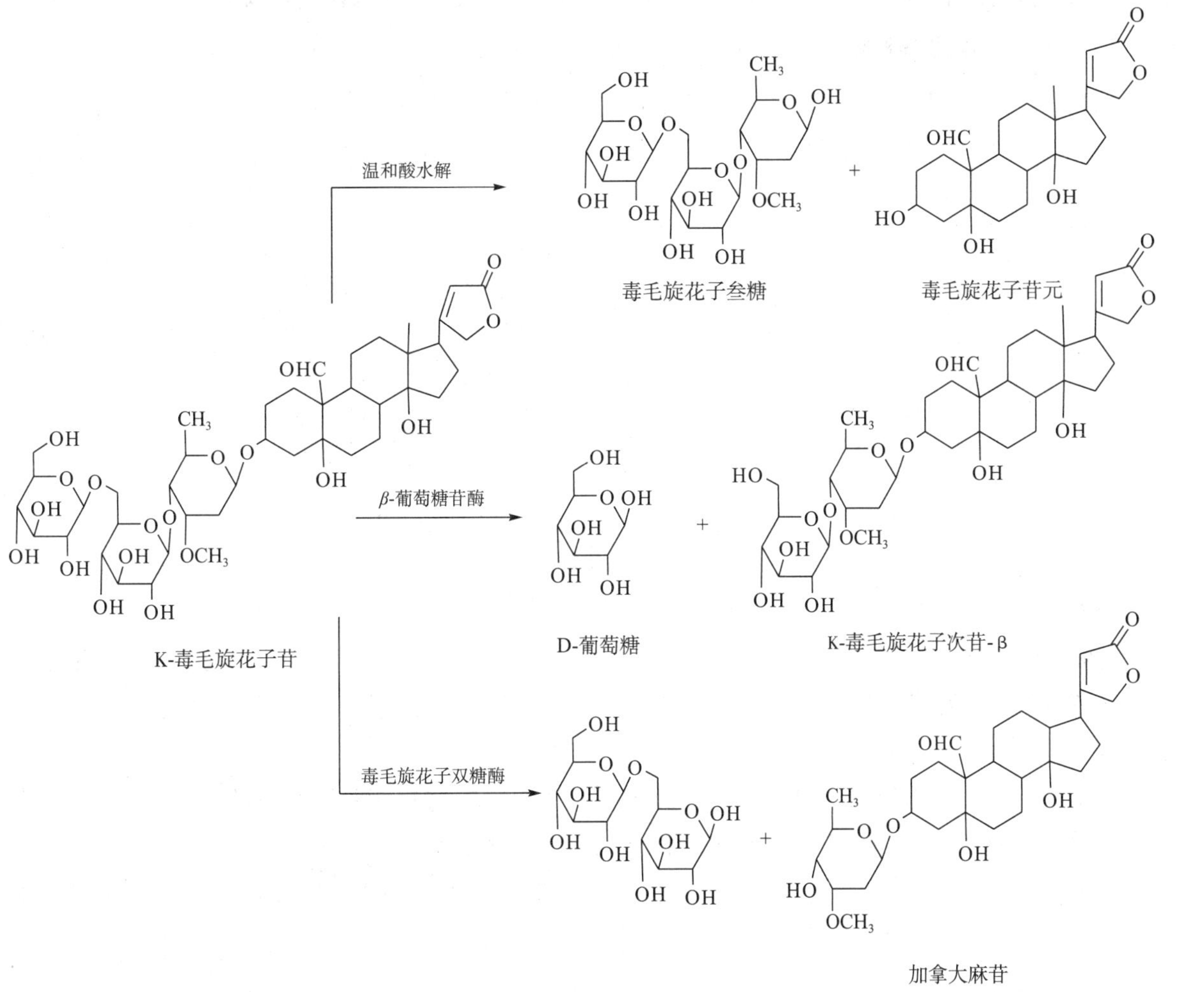

植物体中所含的酶并不能使所有的强心苷发生酶解，此时可以选择其他生物中的水解酶。如蜗牛消化酶是一种混合酶，几乎能水解所有苷键，能将强心苷分子中的糖逐步水解，直到获得苷元。

四、显色反应

（一）甾体母核的反应

此类反应需在无水条件下进行，与酸作用，经脱水、缩合、氧化等过程呈现一系列颜色变化。

1. 醋酐－浓硫酸反应（Liebermann-Burchard 反应）　将试样溶于三氯甲烷（或冰醋酸），加醋

酐 – 浓硫酸（20∶1）数滴，产生黄 – 红 – 紫 – 蓝 – 绿等颜色变化，最后褪色。

2. 三氯甲烷 – 浓硫酸反应（Salkowski 反应） 将试样溶于三氯甲烷中，沿管壁缓缓加入浓硫酸数滴，三氯甲烷层显血红色或青色，硫酸层显绿色荧光。

3. 冰醋酸 – 乙酰氯反应（Tschugaeff 反应） 将试样溶于冰醋酸中，加氯化锌和乙酰氯结晶数粒，煮沸，溶液呈紫红 – 蓝 – 绿颜色变化。

4. 三氯化锑反应（Kahlenberg 反应） 将试样醇溶液点于滤纸或薄层板上，喷20%三氯化锑的三氯甲烷溶液，于60~70℃加热3~5分钟，试样呈灰蓝色、蓝色、灰紫色等斑点。

5. 三氯醋酸 – 氯胺 T 反应（Chloramine T 反应） 将试样醇溶液点于滤纸或薄层板上，喷三氯醋酸 – 氯胺 T 试剂（25%的三氯醋酸乙醇溶液4ml 加3%氯胺 T 水溶液1ml，混匀），晾干后于100℃加热数分钟，于紫外灯下观察。含洋地黄毒苷元的苷类显黄色荧光；含羟基洋地黄毒苷元的苷类显亮蓝色荧光；含异羟基洋地黄毒苷元的苷类显蓝色荧光。该反应能区别洋地黄苷化合物的苷元类型。

（二）五元不饱和内酯环的反应

甲型强心苷类 C–17 位连有五元不饱和内酯环，在碱性醇溶液中双键移位形成活性亚甲基，能与活性亚甲基试剂缩合而显色；乙型强心苷类 C–17 位连接六元不饱和内酯环，同样条件不能产生活性亚甲基，故无此类反应。

1. 3,5–二硝基苯甲酸反应（Kedde 反应） 取试样的甲醇或乙醇溶液于试管中，加碱性3,5–二硝基苯甲酸试剂（A 液：2%的3,5–二硝基苯甲酸甲醇或乙醇溶液；B 液：2mol/L 氢氧化钾溶液，用前等量混合）3~4滴，溶液显红色或紫红色。

2. 碱性苦味酸反应（Baljet 反应） 取试样的甲醇或乙醇溶液于试管中，加碱性苦味酸试剂（A 液：1%苦味酸乙醇溶液；B 液：5%氢氧化钠水溶液，用前等量混合）数滴，放置15分钟后，显橙色或橙红色。

3. 间二硝基苯反应（Raymond 反应） 取试样约1mg，加少量50%乙醇溶解后，加间二硝基苯乙醇溶液2滴，摇匀后再滴入20%氢氧化钠溶液4滴，显紫红色或蓝紫色。

4. 亚硝酰铁氰化钠反应（Legal 反应） 取试样少许，加吡啶2~3滴，再加3%亚硝酰铁氰化钠溶液和2mol/L 氢氧化钠溶液各1滴，溶液显深红色，放置渐褪色。

（三）α–去氧糖的反应

1. 三氯化铁 – 冰醋酸反应（Keller–Kiliani 反应） 取试样少许溶于5ml 冰醋酸中，加20%三氯化铁溶液1滴，摇匀，再沿试管壁缓缓加入浓硫酸使分两层，观察界面和冰醋酸层的颜色变化。如有游离的α–去氧糖，冰醋酸层渐呈蓝绿色，界面处呈红、绿、黄色（随苷元羟基、双键位置和数目不同而异）。

此反应是游离α–去氧糖的特征反应，对游离的α–去氧糖或在此条件下能水解产生α–去氧糖的苷均显色。但需注意，α–去氧糖与葡萄糖或其他羟基糖连接的二糖、三糖或乙酰化的α–去氧糖，因在此条件下不易水解出游离的α–去氧糖而不显色。故此反应阳性，可证明α–去氧糖存在；此反应阴性，也不能证明分子中一定不含 α-去氧糖，还需要用其他 α-去氧糖的显色反应进一步证实。

2. 咕吨氢醇反应（Xanthydrol 反应）　取试样少许，加咕吨氢醇试剂（咕吨氢醇 10mg 溶于冰醋酸 100ml，加入浓硫酸 1ml）1ml，于水浴上加热 3 分钟，分子中有 α-去氧糖显红色。本反应极灵敏，可用于定量分析。

3. 对 – 二甲氨基苯甲醛反应　将试样醇溶液点于滤纸上，干后，喷对 – 二甲氨基苯甲醛试剂（1% 对 – 二甲氨基苯甲醛乙醇溶液 4ml，加入浓盐酸 1ml，混匀），于 90℃加热，含有 α-去氧糖的强心苷均显红色斑点。

第三节　强心苷类化合物的提取与分离

从中药中提取分离强心苷类成分比较复杂和困难，因为同一植物中常含有几种甚至几十种结构、性质相似的强心苷，且含量常较低（1% 以下），提取过程受酸、碱、酶的影响，会伴有次生苷、苷元的生成。

一、提取

（一）原生苷的提取

提取原生苷首先要注意抑制酶的活性，防止酶水解。新鲜药材采收后要快速烘干或晒干，保存期间要注意防潮。常用 70% ~80% 的乙醇提取，既可以提高提取效率，又可以破坏酶的活性，如毛花洋地黄苷的提取。也可以加入硫酸铵等无机盐使酶变性，再选择溶剂提取，同时要避免酸、碱的影响。

（二）次生苷的提取

从植物中提取次生苷，要利用共存水解酶的活性。可采用 40℃发酵酶解或适当的化学方法水解原生苷后，再用 70% ~80% 的乙醇进行提取。

二、分离

强心苷的分离可采用溶剂萃取法、重结晶法、逆流分溶法和色谱分离法等。对含量高的成分，可采用适当的溶剂反复重结晶得到单体。但在多数情况下，往往需要多种方法配合使用。两相溶剂萃取法和逆流分溶法均是利用强心苷在两相溶剂中分配系数不同而达到分离。例如毛花洋地黄总苷中甲、乙、丙的分离，由于毛花洋地黄苷丙与毛花洋地黄苷甲、毛花洋地黄苷乙在三氯甲烷中溶解度有差异，用两相溶剂萃取法可将苷丙从总苷中分离出来。

用萃取法难以获得高纯度强心苷，需用色谱法进一步分离。对于亲脂性弱的强心苷，可选用分配色谱法，用硅胶、硅藻土或纤维素为支持剂，以三氯甲烷 – 甲醇 – 水、乙酸乙酯 – 甲醇 – 水或水饱和的丁酮为溶剂，进行梯度洗脱。对于亲脂性强的强心苷及苷元，可选用吸附色谱法，常用中性氧化铝（或硅胶）作吸附剂，用苯、苯 – 三氯甲烷、三氯甲烷、三氯甲烷 – 甲醇为溶剂，进行梯度洗脱。例如从黄花夹竹桃果仁中分离出黄夹次苷甲等五种成分，它们的极性大小顺序为：黄夹次苷丁 > 黄夹次苷丙 > 黄夹次苷甲 > 黄夹次苷乙 > 单乙酰黄夹次苷乙，中性氧化铝对它们的吸附力大小也按此顺序排列，用不同比例的苯 – 三氯甲烷、三氯甲烷 – 甲醇进行梯度洗脱，可将五种成分分离。

	R	R'
黄夹次苷甲	CHO	黄夹糖
黄夹次苷乙	CH₃	黄夹糖
黄夹次苷丙	CH₂OH	黄夹糖
黄夹次苷丁	COOH	黄夹糖
单乙酰黄夹次苷乙	CH₃	单乙酰黄夹糖

💗**药爱生命**

　　五加皮、香加皮是临床常用中药，历届《中国药典》均有收载。在临床实际应用中，由于两者的名称、性状、功效、主治相近，一些地区和医疗单位对此认识不足，习惯将五加皮与香加皮互为代用。香加皮为萝藦科植物杠柳（*Periploca Sepium* Bge.）的干燥根皮，常在复方中用于治疗慢性充血性心力衰竭。《中国药典》中注明了香加皮"有毒"，每日用量 3~6g。临床曾有过量服用香加皮的不良反应报道。香加皮的主要化学成分有强心苷类、C₂₁甾体苷类、低聚糖、甾醇类等，其中杠柳毒苷是其中的一种强心苷成分，杠柳毒苷是香加皮治疗慢性充血性心力衰竭的有效成分，同时也是香加皮使用不当时产生毒副作用的成分。香加皮毒性反应主要表现为强心苷中毒，治疗剂量下可出现恶心、呕吐、腹泻、心动过缓，剂量过大出现室性早搏、心室颤动、心房颤动、房室传导阻滞等。因此在用药过程中需注意含有强心苷类成分中药的使用，以避免因用药不当引发的不良反应。

第四节　强心苷类化合物的检识

一、理化检识

　　从中药中提取分离得到的强心苷类化合物，需进行理化检识。物理鉴定方法主要包括化合物形态、颜色、熔点、溶解度、比旋度等。化学检识可采用强心苷显色反应，利用甾体母核、五元不饱和内酯环、2-去氧糖等结构的显色反应加以鉴定。常用的方法有 Legal 反应、Raymond 反应、Kedde 反应、Baljet 反应、K-K 反应、对-二甲氨基苯甲醛反应、呫吨氢醇反应、过碘酸-对硝基苯胺反应等。

二、色谱检识

（一）纸色谱法

　　对于亲脂性较强的强心苷类，多将滤纸预先用甲酰胺或丙二醇处理作为固定相，用甲酰胺饱和的苯或甲苯作为展开剂。对于亲脂性较弱的强心苷类，可将展开剂改为极性较大的溶剂，如二甲苯-丁酮-甲酰胺（50：50：4）、三氯甲烷-四氢呋喃-甲酰胺（50：50：6.5）等溶剂系统；亲水性的强心苷类，宜用水为固定相，以水饱和的丁酮或丁醇-甲苯-水（4：6：1）为展开剂，展开效果较好。

（二）薄层色谱法

　　强心苷的薄层色谱有吸附薄层色谱和分配薄层色谱，应用上各具特点。

　　吸附薄层色谱常用的吸附剂有硅胶和反相硅胶。在硅胶薄层色谱中，分离效果较好的展开剂有二氯甲烷-甲醇-甲酰胺（80：19：1）、三氯甲烷-甲醇-醋酸（85：13：2）、乙酸乙酯-甲醇-水（80：5：5）等。展开剂中加入少量的水或甲酰胺，可以减少拖尾现象。

分配薄层色谱分离强心苷的效果较吸附薄层更好。常用硅藻土和纤维素为支持剂，固定相是甲酰胺、10%～5%甲酰胺的丙酮等。展开剂的选择参照纸色谱的溶剂系统。

强心苷纸色谱和薄层色谱常用的显色剂有：碱性3,5-二硝基苯甲酸试剂，喷洒后，强心苷显紫红色，放置几分钟后褪色；25%三氯醋酸乙醇液，喷洒后于100℃加热2分钟，显红色。试剂都需新鲜配制。

练一练

可用于鉴别甲型强心苷和乙型强心苷的试剂是（　　）

A. 香草醛－浓硫酸

B. 3,5-二羟基甲苯－盐酸

C. 碱性苦味酸试剂

D. 醋酐－浓硫酸试剂

E. 过碘酸－对硝基苯胺试剂

答案解析

第五节　强心苷类化合物的应用实例

实例一　毛花洋地黄中强心苷类化学成分的提取分离技术

毛花洋地黄为玄参科植物毛花洋地黄（*Digitalis lanata* Ehrh.）的叶，有强心、利尿功效。临床上用于治疗充血性心力衰竭与阵发性房颤心动过速。特别是毛花洋地黄苷丙经碱水解脱去乙酰基得到西地兰（cedilanid），为静脉注射用速效强心苷，适用于急、慢性心力衰竭、心房颤动和阵发性室上性心动过速；西地兰再经酶水解去掉末端葡萄糖，得到地高辛（digoxin），为常用的口服中效强心苷。毛花洋地黄通常作为提取地高辛、西地兰等的原料。

（一）毛花洋地黄中主要有效成分的结构、性质

洋地黄毒苷	R=R'=H
羟基洋地黄毒苷	R=OH, R'=H
异羟基洋地黄毒苷	R=H, R'=OH
双羟基洋地黄毒苷	R=R'=OH
吉他洛苷	R=—O—CHO, R'=H
毛花洋地黄苷甲	R=R'=H
毛花洋地黄苷乙	R=OH, R'=H
毛花洋地黄苷丙	R=H, R'=OH
毛花洋地黄苷丁	R=R'=OH
毛花洋地黄苷戊	R=—O—CHO, R'=H

从毛花洋地黄中已分离出 30 余种强心苷，大多是次生苷。原生苷主要有毛花洋地黄苷甲、乙、丙、丁、戊（lanatoside A、B、C、D、E）等，均属于 I 型强心苷。

西地兰为白色结晶性粉末，mp. 265～268℃（分解），$[\alpha]_D^{20} +12.2°$（75% 乙醇）。能溶于水（1∶500）、甲醇（1∶200）或乙醇（1∶2500），微溶于三氯甲烷，几乎不溶于乙醚。

地高辛为白色结晶或结晶性粉末，mp. 260～265℃（分解），$[\alpha]_D^{20} +9.5°～+12.0°$（2% 吡啶）。在吡啶中易溶，在稀醇中微溶，在三氯甲烷中极微溶解，在水或乙醚中不溶。

（二）毛花洋地黄中强心苷类化学成分的提取分离

1. 毛花洋地黄总苷的提取

（1）工艺流程（图 9 - 1）

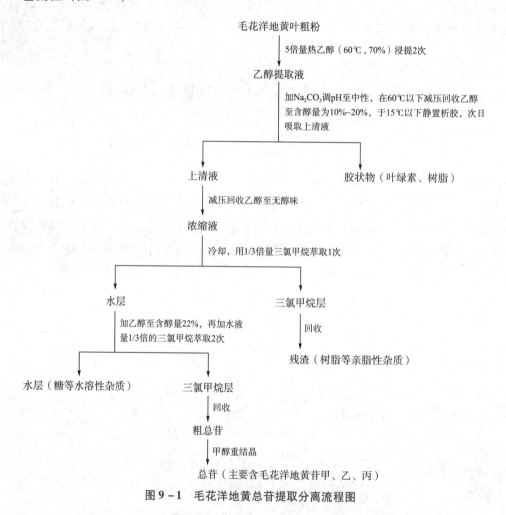

图 9 - 1　毛花洋地黄总苷提取分离流程图

（2）流程说明　毛花洋地黄叶中除了含强心苷外，还有皂苷、叶绿素、树脂等。用 70% 乙醇提取，总苷提出率高，能沉淀蛋白质并抑制酶的活性。溶液调 pH 值至中性，以防止苷键水解。回收乙醇至含醇量在 10%～20%，此时脂溶性杂质溶解度小，析胶效果好，而总苷可保留在稀醇溶液中。减压浓缩时乙醇若有残留，用三氯甲烷萃取时会损失较多总苷。

2. 地高辛的提取

（1）工艺流程（图9-2）

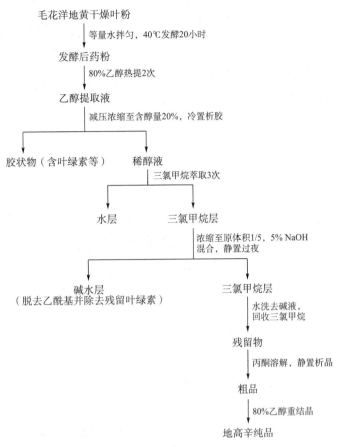

毛花洋地黄干燥叶粉

↓ 等量水拌匀，40℃发酵20小时

发酵后药粉

↓ 80%乙醇热提2次

乙醇提取液

↓ 减压浓缩至含醇量20%，冷置析胶

胶状物（含叶绿素等）　　稀醇液

↓ 三氯甲烷萃取3次

水层　　三氯甲烷层

↓ 浓缩至原体积1/5，5% NaOH
混合，静置过夜

碱水层　　　　　　　　三氯甲烷层
（脱去乙酰基并除去残留叶绿素）

↓ 水洗去碱液，
回收三氯甲烷

残留物

↓ 丙酮溶解，静置析晶

粗品

↓ 80%乙醇重结晶

地高辛纯品

图9-2　地高辛提取分离流程图

（2）流程说明　从毛花洋地黄叶中提取地高辛，可利用其中存在的β-D-葡萄糖酶水解去除葡萄糖，再用乙醇提取。然后利用次生苷在三氯甲烷中溶解度较大得到地高辛，用三氯甲烷萃取除去亲水性杂质，用碱水去除酸性杂质。最后利用地高辛在乙醇中冷热溶解度相差悬殊的性质进行精制。

实例二　香加皮中强心苷类化学成分的提取分离技术

香加皮为萝藦科植物杠柳（*Periploca sepium* Bge.）的干燥根皮。性辛、苦、温，有毒。具有利水消肿、祛风湿、强筋骨功效。主治下肢浮肿、心悸气短、风寒湿痹、腰膝酸软等症。现代药理学研究表明，香加皮具有抗肿瘤、强心、抗炎、免疫调节等作用，同时具有诱导细胞分化和促进神经生长因子的作用。主要用于治疗心力衰竭和风湿性关节炎。香加皮有一定毒性，用药时注意不要与五加皮混淆。

（一）香加皮中主要有效成分的结构、理化性质

香加皮中已知结构的化合物至少有49个，主要为强心苷类、C_{21}甾类、萜类等。强心苷类化合物主要有杠柳毒苷（periplocin）和杠柳次苷（peripocymarin），还含有4-甲氧基水杨醛、氨基酸、有机酸、皂苷、酚类及挥发油等。《中国药典》采用高效液相色谱法测定香加皮中4-甲氧基水杨醛的含量，要求香加皮含4-甲氧基水杨醛不得少于0.20%。

杠柳毒苷为无色片状结晶（丙酮），白色针状结晶（水），mp. 224℃，$[\alpha]_D^{20} +23°$（乙醇）。易溶于乙醇，几乎不溶于乙醚、三氯甲烷、苯和石油醚，可溶于沸水，难溶于水。

杠柳次苷为白色结晶，$[\alpha]_D^{20} +29°$（乙醇）。

4-甲氧基水杨醛为白色结晶，mp. 41～42℃。

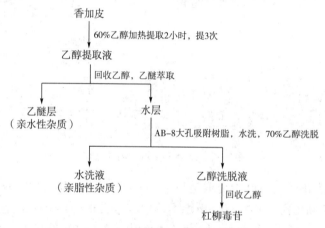

杠柳毒苷　　　　　　　　杠柳次苷　　　　　　　4-甲氧基水杨醛

（二）香加皮中强心苷类化学成分的提取分离

1. 工艺流程（图9-3）

香加皮

↓ 60%乙醇加热提取2小时，提3次

乙醇提取液

↓ 回收乙醇，乙醚萃取

乙醚层　　　　　　　　水层
（亲水性杂质）

↓ AB-8大孔吸附树脂，水洗，70%乙醇洗脱

水洗液　　　　　　　　乙醇洗脱液
（亲脂性杂质）

↓ 回收乙醇

杠柳毒苷

图9-3　杠柳毒苷提取分离流程图

2. 流程说明　利用香加皮中强心苷类成分亲水性强的特点，可被乙醇提出。再利用各成分极性不同，采用 AB-8 大孔吸附树脂，水、70%乙醇溶液洗脱，乙醇部分可得到纯度高的杠柳毒苷。

实例三　罗布麻叶中强心苷类化学成分的提取分离技术

罗布麻为夹竹桃科植物罗布麻（*Apocynum venetum* L.）的干燥叶。性甘、苦、凉。有平肝安神、清热利水的功效。临床用于头晕目眩、心悸失眠、浮肿尿少等症。现代药理学研究表明，罗布麻具有降压、降脂、扩张冠状动脉、抗氧化、抗癌和抗菌作用。

由罗布麻叶作为主要材料制成的复方罗布麻片常用于治疗高血压。罗布麻叶的毒性一般较低，但剂量不宜过大，避免引起心脏毒性。高血压合并心功能不全者可口服复方罗布麻片和地高辛片；罗布麻根含加拿大麻苷，与毒毛旋花子苷合用，易引起强心苷中毒，出现不同程度的心脏传导阻滞等心律失常。通宣理肺丸、止咳喘息丸、气管炎丸、哮喘冲剂等含麻黄碱的中成药不宜与含强心苷的制剂联用。人参再造丸、大活络丹、半夏露、化痰止咳丸、复方川贝精片等可使心跳加快，心肌收缩力增强，也不宜与含强心苷的制剂合用，以免出现强心苷中毒。

（一）罗布麻中主要有效成分的结构、理化性质

罗布麻叶含强心苷类成分，如加拿大麻苷、毒毛旋花子苷元 $-\beta$-D-毛地黄糖苷、毒毛旋花子苷元等，以及槲皮素、山奈素和金丝桃苷等黄酮类化合物。具有降压、降脂、抗感冒、镇静安神功效。《中国药典》要求以金丝桃苷为指标成分采用高效液相色谱法对罗布麻叶进行含量测定，规定按干燥品计算含金丝桃苷不得少于 0.30%。

加拿大麻苷又称罗布麻苷，为无色针状结晶（甲醇），mp. 148℃，$[\alpha]_D^{20} +39.2°$（甲醇）。易溶于乙醇、三氯甲烷、四氯化碳、乙酸乙酯等，可溶于丙酮、甲醇，难溶于水，不溶于石油醚和乙醚。

毒毛旋花子苷元为片状结晶，mp. 177～178℃，$[\alpha]_D^{20} +44°$（甲醇）。溶于丙酮、乙醇、三氯甲烷、苯和冰醋酸，几乎不溶于水、乙醚和石油醚。

金丝桃苷为淡黄色针状结晶（乙醇），mp. 227～230℃（分解），$[\alpha]_D^{20} -83°$（吡啶）。易溶于甲醇、乙醇、丙酮及吡啶。

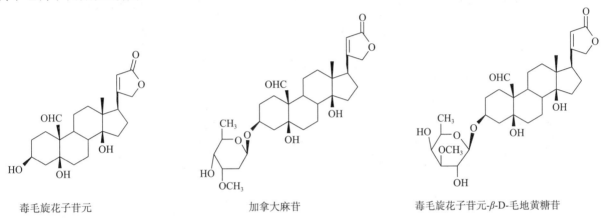

毒毛旋花子苷元　　　　　　　加拿大麻苷　　　　　　毒毛旋花子苷元-β-D-毛地黄糖苷

（二）罗布麻中强心苷类化学成分的提取分离

1. 工艺流程（图9-4）

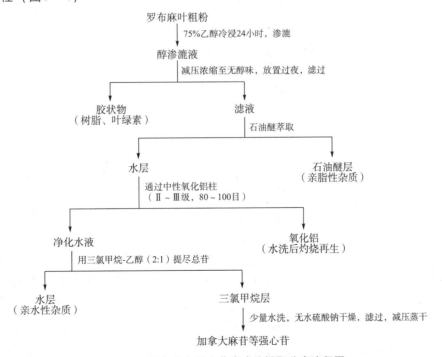

图9-4　罗布麻中强心苷类成分提取分离流程图

2. 流程说明 利用氧化铝对黄酮化合物吸附力强，特别是有 3-OH,5-OH,4-羰基及邻二酚羟基结构的黄酮化合物与铝离子络合而被牢牢吸附在氧化铝柱上，借此与强心苷类化合物分离。再利用加拿大麻苷等易溶于三氯甲烷、乙醇混合溶剂，用三氯甲烷-乙醇（2∶1）将其萃取出来，与亲水性杂质分离。

实例四 铃兰中强心苷类化学成分的提取分离技术

铃兰（*Convallaria majalis* Linn.）是百合科铃兰属多年生草本植物。气味甜，全株有毒。分布于西伯利亚东部、中国、朝鲜及日本等地。为含有强心苷类的药用植物，作为强心药物在临床上使用。

（一）铃兰中主要有效成分的结构、理化性质

铃兰中主要含有铃兰毒苷、铃兰苷、铃兰醇苷、去葡萄糖桂竹香毒苷等强心苷类成分。

铃兰毒苷为白色结晶性粉末，无臭，味苦，难溶于水，可溶于乙醇。应避光密闭保存。

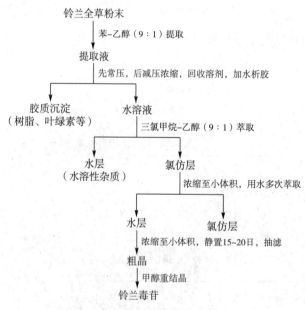

	R_1	R_2
铃兰毒苷	rha-	CHO
铃兰苷	rha-glc-	CHO
铃兰毒醇苷	rha-	CH₂OH

（二）铃兰中强心苷类化学成分的提取分离

1. 工艺流程（图 9-5）

铃兰全草粉末
　│ 苯-乙醇（9∶1）提取
提取液
　│ 先常压，后减压浓缩，回收溶剂，加水析胶
　├─────────────┐
胶质沉淀　　　　　水溶液
（树脂、叶绿素等）　│ 三氯甲烷-乙醇（9∶1）萃取
　　　　├─────────────┐
　　　水层　　　　　　氯仿层
　（水溶性杂质）　　　│ 浓缩至小体积，用水多次萃取
　　　　　├─────────────┐
　　　水层　　　　　　氯仿层
　　　　│ 浓缩至小体积，静置15~20日，抽滤
　　　粗晶
　　　　│ 甲醇重结晶
　　　铃兰毒苷

图 9-5 铃兰毒苷提取分离流程图

2. 流程说明 铃兰全草中叶绿素类等脂溶性杂质较多，故采用苯-乙醇（9∶1）提取后，提取液加水使得叶绿素类成分呈胶状沉淀析出而除去。再利用铃兰毒苷易溶于含醇三氯甲烷的性质，除去水溶性杂质，最后用重结晶的方法进一步纯化。

答案解析

目标检测

一、选择题

（一）单项选择题

1. 甲型强心苷元与乙型强心苷元主要区别在于（　　）

　　A. 甾体母核稠合方式　　　　B. C_{10} 位取代基　　　　C. C_{13} 位取代基

　　D. C_{17} 位不饱和内酯环　　E. C_3 位糖基

2. 在含强心苷的植物中有水解（　　）的酶存在

　　A. D–葡萄糖　　　　　　B. L–鼠李糖　　　　　　C. α–去氧糖

　　D. D–洋地黄毒糖　　　　E. L–夹竹桃糖

3. α-去氧糖常见于（　　）

　　A. 三萜皂苷　　　　　　B. 甾体皂苷　　　　　　C. 强心苷

　　D. 二萜苷　　　　　　　E. 环烯醚萜苷

4. 按糖的种类和苷元连接方式可将强心苷分为（　　）种类型

　　A. 2　　　　　　　　　　B. 3　　　　　　　　　　C. 4

　　D. 5　　　　　　　　　　E. 6

5. 强心苷不溶于（　　）

　　A. 水　　　　　　　　　　B. 甲醇　　　　　　　　C. 乙醇

　　D. 乙醚　　　　　　　　　E. 丙酮

6. 强心苷类化合物甾体母核的反应不包括（　　）

　　A. Liebermann – Burchard 反应　　　B. Salkowski 反应

　　C. Tschugaev 反应　　　　　　　　　D. Xanthydrol 反应

　　E. Kahlenberg 反应

7. 可用于区别甲型和乙型强心苷反应的试剂是（　　）

　　A. 香草醛 – 浓硫酸　　　　　　　　B. 醋酐 – 浓硫酸

　　C. 三氯甲烷 – 浓硫酸　　　　　　　D. 三氯乙酸 – 氯胺 T

　　E. 亚硝酰铁氰化钠

8. 主要含有强心苷的中药是（　　）

　　A. 麦冬　　　　　　　　　B. 知母　　　　　　　　C. 香加皮

　　D. 黄芪　　　　　　　　　E. 肉桂

9. 温和酸水解可水解（　　）型强心苷

　　A. Ⅰ　　　　　　　　　　B. Ⅱ　　　　　　　　　C. Ⅲ

　　D. 甲型　　　　　　　　　E. 乙型

10. 提取次生苷应采用的方法是（　　）

　　A. 用乙醇回流提取

　　B. 用乙醚连续回流提取

　　C. 用沸水煎煮

　　D. 用水润湿一段时间，再用乙醇回流提取

    E. 用甲醇回流提取

（二）多项选择题

11. 符合甲型强心苷元结构特征的是（　　）

    A. C/D 环顺式稠合　　　　　　　　B. B/C 环反式稠合

    C. A/B 环顺式或反式稠合　　　　　D. C_{17} 连接五元不饱和内酯环

    E. C_{17} 连接六元不饱和内酯环

12. 下列有关强心苷的溶解性正确的说法是（　　）

    A. 强心苷可溶于乙醚　　　　　　　B. 强心苷可溶于乙醇

    C. 次生苷较原生苷亲水性强　　　　D. 苷元亲脂性强

    E. 原生苷比苷元亲水性强

13. 鉴定甲型强心苷元和乙型强心苷元的反应是（　　）

    A. Legal 反应　　　　　　　　　　B. Raymond 反应

    C. Kedde 反应　　　　　　　　　　D. Baljet 反应

    E. 对硝基苯肼反应

14. 有关地高辛的叙述正确的是（　　）

    A. 英文名 digoxin　　　　　　　　B. 毛花洋地黄苷丙的次级苷

    C. 属于Ⅱ型强心苷　　　　　　　　D. 不溶于水或乙醚

    E. 从毛花洋地黄苷叶中提制时应抑制酶解作用

15. 既能与皂苷类化合物反应，又能与强心苷类化合物反应的试剂是（　　）

    A. 醋酐－浓硫酸　　　　　　　　　B. 三氯化铁－冰醋酸

    C. 三氯化锑　　　　　　　　　　　D. 碱性苦味酸

    E. 对二甲氨基苯甲醛

二、名词解释

1. 强心苷

2. 甲型强心苷

三、问答题

1. 影响强心苷水溶性的因素有哪些？其规律是怎么样的？

2. 提取强心苷原生苷时应注意哪些？

（高　燕）

书网融合……

重点回顾

微课

习题

第十章　萜类和挥发油的提取分离技术

知识目标：

1. 掌握　萜类化合物的结构与分离；挥发油的组成、理化性质、提取分离及检识。

2. 熟悉　萜类化合物的理化性质；常用含萜类化合物和挥发油中药的质量控制成分。

3. 了解　萜类化合物的提取分离；萜类化合物和挥发油的生物活性及分布。

技能目标：

学会挥发油类化合物提取分离及检识操作。

素质目标：

具备科学严谨的作风；独立思考的能力；建立药品质量安全意识及培养开拓创新的精神。

学习目标

📖 导学情景

情景描述： 六味地黄丸是临床上常用的一种中成药，主要用于治疗肾阴虚及其引起的相关症状如潮热盗汗、手脚心发热以及口燥咽干。

情景分析： 六味地黄丸为补益剂，方中重用熟地黄，滋阴补肾、填精益髓，为君药。地黄具有降血糖、止血、抗心脑血管疾病、抗骨质疏松、增强免疫等药理作用。

讨论： 地黄中降血糖的主要有效成分是什么？属于何种类型化合物？

学前导语： 中药地黄主要有效成分有梓醇、糖苷。梓醇属于环烯醚萜类化合物，是地黄中降血糖的主要有效成分。那么，环烯醚萜类属于何种类型化合物？此类化合物有什么结构特点和性质？

第一节　萜类化合物的提取分离技术

PPT

　　萜类化合物（terpenoids）是天然产物中数量最多的一类化合物，其分布广泛、骨架庞杂、种类繁多，具有多种生物活性。到目前为止，发现的萜类化合物已接近30000个。从化学结构来看，萜类化合物是分子骨架以异戊二烯为基本结构单元的化合物。从生源上看，甲戊二羟酸（mevalonic acid，MVA）是其生物合成的关键前体物，因此萜类化合物是由甲戊二羟酸衍生，且分子式符合（C_5H_8）$_n$通式的化合物及其衍生物。

　　萜类化合物在自然界分布极为广泛，藻类、菌类、地衣类、苔藓类、蕨类、裸子植物及被子植物中均有萜类的存在，在被子植物中最为丰富，在其30多个目、数百个科属中均有发现。许多中药中的有效成分均为萜类化合物，如薄荷、青蒿、穿心莲、龙胆、紫杉、人参、柴胡等。萜类化合物除以萜烃的形式存在外，多数是以各种含氧衍生物，包括醇、醛、酮、羧酸、酯类以及苷等形式存在，少数以含氮、硫的衍生物存在。

　　萜类化合物常根据分子结构中异戊二烯单位的数目进行分类，其分布与分类见表10-1。

表 10 −1　萜类化合物的分类与存在部位

类别	碳原子数目	异戊二烯单位数	存在部位
半萜	5	1	植物叶
单萜	10	2	挥发油
倍半萜	15	3	挥发油
二萜	20	4	树脂、叶绿素、植物醇
二倍半萜	25	5	海绵、植物病菌、昆虫代谢物
三萜	30	6	皂苷、树脂
四萜	40	8	胡萝卜素
多聚萜	$7.5 \times 10^3 \sim 3 \times 10^5$	n	橡胶、硬橡胶

👁 看一看

萜类化合物的生源途径

　　萜类化合物的生源途径主要有两种学说，即经验异戊二烯法则和生源异戊二烯法则。Wallach 于 1887 年提出"经验异戊二烯法则"，认为自然界存在的萜类化合物均是由异戊二烯衍生而来，并以是否符合异戊二烯法则作为判断是否是萜类化合物的一个重要原则。但后来研究发现，许多萜类化合物的碳架结构无法用异戊二烯的基本单元来划分。随后，Ruzicka 提出的萜类化合物生物合成途径假说，由 Lynen 实验证明焦磷酸异戊烯酯（isopentenyl pyrophosphate，IPP）的存在，Folkers 于 1956 年又证明 IPP 的关键前体是 3（R）- 甲戊二羟酸（3R-mevalonic acid，MCA），由此证实了萜类化合物是经甲戊二羟酸途径衍生的一类化合物。随着人们对萜类成分认识的不断深入，萜类化合物还存在另外一条生物合成途径，即脱氧木酮糖磷酸。

一、萜类化合物的结构与分类

（一）单萜类化合物

　　单萜类（monoterpenoids）是指分子骨架由 2 个异戊二烯单位组成，含有 10 个碳原子的化合物及其衍生物，可分为链状单萜、单环单萜、双环单萜等结构。单萜类广泛分布于高等植物的腺体、油室和树脂道等分泌组织，如唇形科、伞形科、芸香科、樟科等植物中。其中萜烃类多数是挥发油低沸点部分的主要组成成分，含氧衍生物具有较强的生物活性及香气。

　　1. 链状单萜类　罗勒烯（ocimene）存在于罗勒叶、吴茱萸果实等的挥发油中，月桂烯（myrcene）存在于桂叶、蛇麻、马鞭草等的挥发油中，罗勒烯和月桂烯具有特殊的香味，主要作为香料工业的原料。香叶醇（geraniol）习称牻牛儿醇，具有抗菌、驱虫作用，临床用于治疗慢性支气管炎。橙花醇（nerol）与香叶醇互为顺反异构体，常共存于同一挥发油中，是玫瑰油的主要成分。

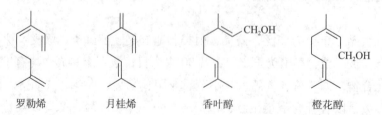

罗勒烯　　　　月桂烯　　　　香叶醇　　　　橙花醇

　　2. 单环单萜类　单环单萜可看成是由链状单萜环合衍变而来，常见的结构类型有对 - 薄荷烷型、环香叶烷型和草酚酮型，其中以对 - 薄荷烷为碳架的单萜数量最多。草酚酮类化合物是一类变形的单萜，它们的碳架不符合异戊二烯法则，结构中有一个七元芳环。

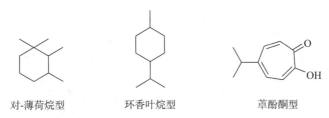

对-薄荷烷型　　　　环香叶烷型　　　　草酚酮型

柠檬烯（limonene）为柠檬、佛手等果皮中挥发油的主要成分，具有镇咳、祛痰、抗菌等活性；薄荷醇（menthol）是薄荷和欧薄荷中挥发油的主要成分，其左旋体习称"薄荷脑"，有镇痛、止痒作用；西红花醛（safranal）存在于西红花中，具有调经、活血、祛瘀、止痛等作用；驱蛔素（ascardole）也称土荆芥油精，是天然萜类过氧化物，有强的驱蛔作用；α-崖柏素（α-thujaplicin）存在于欧洲产崖柏、北美崖柏以及罗汉柏的心材中。

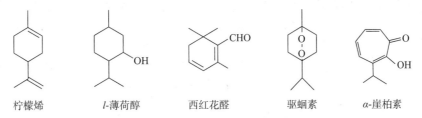

柠檬烯　　　　l-薄荷醇　　　　西红花醛　　　　驱蛔素　　　　α-崖柏素

3. 双环单萜类　樟脑（camphor）有特殊的芳香气味，具有局部刺激和防腐作用，可用于神经痛、炎症及跌打损伤。龙脑（borneol）俗名冰片，是重要的工业原料，具有发汗、解痉、止痛等作用，是人丹、冰硼散、苏合香等的主要成分之一，也用作香料、清凉剂，樟脑和龙脑均具有升华性。芍药苷（paeoniflorin）是芍药根中的蒎烷单萜苷，具有镇静、镇痛及抗炎等药理作用。

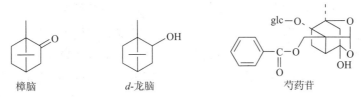

樟脑　　　　d-龙脑　　　　芍药苷

4. 环烯醚萜类　环烯醚萜（iridoids）为臭蚁二醛（iridoidial）通过分子内羟醛缩合而成的一类衍生物，是单萜衍生物，包括环烯醚萜和裂环烯醚萜（secoiridoid）两种基本碳架。环烯醚萜类化合物在自然界分布广泛，特别在玄参科、茜草科、唇形科及龙胆科等植物较为常见。一些常用中药如栀子、玄参、地黄、鸡矢藤、马钱子、金银花、肉苁蓉、龙胆、车前子等都含有此类成分。环烯醚萜类化合物具有保肝、利胆、降血糖、降血脂、抗炎等作用。

从化学结构上看，环烯醚萜多具有半缩醛及环戊烷环结构特点，由于半缩醛 C_1-羟基性质活泼，易与糖结合成苷，故环烯醚萜类化合物主要以苷的形式存在于植物体内。可根据其环戊烷环是否开环，将环烯醚萜类化合物分为环烯醚萜苷和裂环烯醚萜苷。

环烯醚萜苷　　　　　　　　裂环烯醚萜苷

环烯醚萜苷多以苷的形式存在，且多以 C_1-羟基与葡萄糖结合成的单糖苷。如栀子苷（gardenoside）、京尼平苷（geniposide）和京尼平苷酸（geniposidic acid）是清热泻火中药山栀子的主要成分，其中京尼平苷有泻下和利胆作用。梓醇（catalpol）是地黄中降血糖作用的主要有效成分，并有较好的利尿及抗肝炎病毒的作用。

栀子苷　　　　京尼平苷　R=CH₃　　　　梓醇
　　　　　　　京尼平酸　R=H

裂环烯醚萜苷是由环烯醚萜母核中环戊烷环的 7,8 位化学键断裂开环衍生而成的化合物。主要存在于龙胆科龙胆属和獐牙菜属植物中，如龙胆苦苷（gentiopicroside）、獐牙菜苷（sweroside）和獐牙菜苦苷（swertiamarin）。龙胆苦苷是龙胆、当药、獐芽菜等中药的苦味成分，是龙胆草中促进胃液分泌，增加胃酸的有效成分，《中国药典》以龙胆苦苷为指标成分对龙胆进行含量测定，龙胆中含量不得少于 3.0%。

龙胆苦苷　　　　獐牙菜苷　　　　獐牙菜苦苷

环烯醚萜苷易溶于水、甲醇，可溶于乙醇、丙酮、正丁醇等，难溶于其他有机溶剂。苷易被酸水解，生成的苷元因具有半缩醛结构，性质活泼，易进一步氧化聚合，故水解后不但难以得到原苷元，而且还随水解条件不同而产生不同颜色的沉淀。如中药地黄、玄参等经过干燥或受潮可变黑色，皆因苷类水解的产物氧化聚合所致。因此，可以利用酸水解反应检查植物中环烯醚萜苷的存在。环烯醚萜苷由于苷元的结构特点还能与一些试剂发生颜色反应，也可以作为该类成分的定性检识方法。如京尼平与氨基酸在加热条件下反应生成蓝紫色沉淀，与皮肤接触也能使皮肤染成蓝紫色。

？ 想一想

中药玄参、地黄炮制后为什么会变黑？

答案解析

（二）倍半萜类化合物

倍半萜类（sesquiterpenoids）是指分子骨架由 3 个异戊二烯单位组成，含有 15 个碳原子的一类化合物。倍半萜主要分布在植物界和微生物界，多以挥发油的形式存在，是挥发油高沸程部分（250 ~ 280℃）的主要组成成分，在植物中多以醇、酮、内酯或苷的形式存在，亦有以生物碱形式存在。倍半萜的含氧衍生物多有较强的生物活性及香气，是医药、食品、化妆品的重要原料。倍半萜类的骨架类型及化合物数量是萜类成分中最多的一类，在植物中多以单环、双环倍半萜的含氧衍生物为主。

1. 链状倍半萜类　金合欢烯（franesene）属于链状倍半萜，存在于枇杷叶、生姜等的挥发油中，有 α、β 两种构型，β-构型存在于藿香、啤酒花和生姜挥发油中。金合欢醇（farnesol）在金合欢花油、橙花油、香茅中含量较多，为重要的高级香料原料。

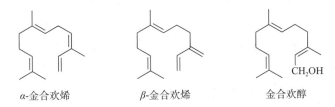

α-金合欢烯　　　　　β-金合欢烯　　　　　金合欢醇

2. 环状倍半萜类　α-姜黄烯（α-curcumene）属于环状倍半萜，存在于郁金挥发油中，用于活血化瘀、疏肝解郁。α-蛇麻烯（α-caryophyllene）存在于蛇麻的球果中，具有健胃消食和抗结核的作用。α-香附酮（α-cyperone）是具有理气止痛作用的香附挥发油之一。

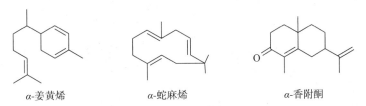

α-姜黄烯　　　　　　α-蛇麻烯　　　　　α-香附酮

青蒿素（artemisinin）是从中药黄花蒿中分离得到的抗恶性疟疾的有效成分，是具有独特过氧结构的倍半萜内酯。青蒿素在水中及油中均难溶解，影响治疗效果和临床应用，通过对其进行结构改造，筛选出具有抗疟效价高、原虫转阴快、速效、低毒等特点的双氢青蒿素（dihydroartemisinin），对其再进行甲基化，制成油溶性的蒿甲醚（artemether）及水溶性的青蒿琥珀酸单酯（artesunate）。

青蒿素　　　　　双氢青蒿素　　　　　蒿甲醚　　　　　青蒿琥珀酸单酯

💗**药爱生命**

中国科学家屠呦呦因开创性地从中草药中分离出青蒿素，并应用于疟疾治疗获得 2015 年的诺贝尔生理学或医学奖，这是中国科学家在中国本土进行的科学研究而首次获诺贝尔科学奖，是中国医学界迄今为止获得的最高奖项，也是中医药成果获得的最高奖项。青蒿素是一种倍半萜内酯，是继乙胺嘧啶、氯喹、伯氨喹之后最有效的抗疟特效药，尤其是对于脑型疟疾和抗氯喹疟疾，具有速效和低毒的特点，曾被世界卫生组织称为"世界上唯一有效的疟疾治疗药物"。

3. 薁类衍生物类　薁类化合物（azulenoids）是一种特殊的倍半萜，具有五元环与七元环骈合而成的芳环骨架，在中药中少量存在，多具有抑菌、抗肿瘤、杀虫等生物活性。薁类化合物溶于石油醚、乙醚、乙醇及甲醇等有机溶剂，不溶于水，溶于强酸，故可用 60% ~65% 硫酸或磷酸提取薁类成分，酸提取液加水稀释后即沉淀析出。薁的沸点较高，一般在 250 ~300℃，在挥发油分级蒸馏时，高沸点馏分如出现美丽的蓝色、紫色或绿色现象时，表示可能有薁类成分存在。薁类化合物可与苦味酸或三硝基苯试剂作用，形成有敏锐熔点的 π-络合物，可供鉴别使用。

中药中存在的薁类衍生物多半是其氢化衍生物，多数已失去芳香性，结构类型以愈创木烷骨架居多。愈创木薁（guaiazulene）存在于桑科无花果根皮、兴安杜鹃的叶、母菊等挥发油中，具有抗炎和兴奋子宫的作用。莪术醇（curcumol）存在于莪术根茎的挥发油中，具有抗肿瘤活性，《中国药典》规定莪术原药材含挥发油不得少于 1.5%，饮片含挥发油不得少于 1.0%。

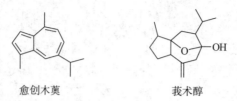

愈创木薁　　　　　　　　莪术醇

✎ **练一练**

答案解析

有一蓝色中性油状物，易溶于低极性溶剂，与苦味酸反应可生成结晶性衍生物，此油状物可能为（　　）

A. 草酚酮类　　　　　　B. 香豆素类　　　　　　C. 薁类

D. 环烯醚萜类　　　　　E. 单萜类

（三）二萜类化合物

二萜（ditepenoids）是指分子骨架由4个异戊二烯单位组成，含有20个碳原子的一类化合物。二萜在自然界中分布广泛，如松柏科植物分泌的乳汁、树脂等均以二萜类衍生物为主。除植物外，菌类代谢产物中也发现有二萜，而且从海洋生物中也分离得到为数较多的二萜衍生物。二萜类化合物具有多方面的生物活性，如穿心莲内酯、雷公藤内酯、银杏内酯、紫杉醇、甜菊苷、冬凌草甲素等都具有较强的生物活性。二萜类的结构按其分子中碳环的多少分为无环（链状）、单环、双环、三环及四环等类型，天然无环及单环二萜较少，双环及三环二萜数量较多。

1. 链状二萜类　此类化合物在自然界中存在较少，常见的只有广泛存在于叶绿素中的植物醇（phytol），曾作为合成维生素E、维生素K$_1$的原料。

植物醇

2. 环状二萜类　包括二环、三环、四环等二萜类。如维生素A（vitamin A）主要存在于动物肝脏中，特别是鱼肝中含量较丰富，是保持正常夜间视力的必需物质；丹参酮ⅡA（tanshinone ⅡA）广泛应用于治疗心血管病的中成药制剂，对治疗冠心病、心绞痛、心律过速有显著疗效；银杏内酯（ginkgolides）是银杏叶及根皮的苦味成分，是治疗心脑血管疾病的主要有效成分；雷公藤内酯类是三环二萜类化合物，是从卫矛科雷公藤中分离得到，具有抗癌、免疫抑制和抗炎等活性。

维生素A　　　　　　　　　丹参酮ⅡA

	R$_1$	R$_2$	R$_3$
银杏内酯 A	OH	H	H
银杏内酯 B	OH	OH	H
银杏内酯 C	OH	OH	OH
银杏内酯 M	OH	H	OH
银杏内酯 J	OH	H	OH

	R_1	R_2	R_3
雷公藤甲素	H	H	CH_3
雷公藤乙素	OH	H	CH_3
雷公藤内酯	H	OH	CH_3
16-羟基雷公藤内酯醇	H	H	CH_2OH

穿心莲内酯（andrographolide）是爵床科植物穿心莲抗菌消炎的主要成分，临床用于治疗急性菌痢、胃肠炎、咽喉炎、感冒发热等，疗效确切，但水溶性不好。穿心莲内酯在无水吡啶中与丁二酸酐作用，制备成丁二酸半酯的钾盐，增强水溶性；与亚硫酸钠在酸性条件下制备成穿心莲内酯磺酸钠，成为水溶性化合物，用于制备较高浓度的注射剂。

紫杉醇（taxol）是从红豆杉属植物的茎皮中分离得到，具有多种抗癌活性，临床上用于治疗卵巢癌、乳腺癌和肺癌等。

穿心莲内酯　　　　　　　　紫杉醇

（四）二倍半萜类化合物

二倍半萜（sesterterpenoids）是指分子骨架由 5 个异戊二烯单位构成，含有 25 个碳原子的一类化合物。与其他萜类相比，二倍半萜类化合物数量少，来自天然的二倍半萜主要分布在羊齿植物、植物病原菌、海洋生物海绵、地衣及昆虫分泌物中。海绵是二倍半萜的主要来源，如呋喃海绵素-3（furano-spongin-3）是从海绵动物中得到的含呋喃环的链状二倍半萜。

呋喃海绵素-3

（五）三萜类化合物

三萜类（triterpenoids）是指分子骨架由 6 分子异戊二烯单位构成，含 30 个碳原子的一类化合物，主要有四环三萜和五环三萜。三萜类化合物在自然界分布广泛，是萜类化合物中最大的一类，多以游离状态或成苷、酯的形式存在。许多常用中药中都含有三萜类成分，如人参、甘草、三七、远志、麦冬、桔梗、柴胡、茯苓等。

（六）四萜及多萜类

四萜（tetraterpenoids）是指分子骨架由 8 个异戊二烯单位构成的链状脂溶性色素，广泛存在于植物界，主要以苷和酯的形式存在，如胡萝卜素类和类胡萝卜素类。多萜一般是指由 8 个或 8 个以上的异戊二烯单元聚合而成的化合物，如弹性橡胶和杜仲胶。

二、萜类化合物的理化性质

（一）性状

低分子量的萜类化合物如单萜、倍半萜多为具有特殊香气的油状液体，有挥发性，是挥发油的组成成分。分子量较大的萜类化合物为固体，多数可形成结晶，不具有挥发性。大多数萜类化合物因具有手性碳原子而具有光学活性，多有异构体存在。萜类化合物多有苦味，有的味极苦，因此萜类化合物又称苦味素。也有少数萜具有较强甜味，如甜菊苷。

（二）溶解性

萜类化合物多具亲脂性，难溶或不溶于水，易溶于有机溶剂，如乙醚、三氯甲烷、丙酮、甲醇、乙醇等，但单萜和倍半萜类能随水蒸气蒸馏。萜类化合物在水中的溶解度与分子中的官能团极性大小、数量多少有关，极性增大、数量增多，在水中的溶解度增大。萜类化合物若与糖成苷，随分子中糖数目的增加，水溶性增强，脂溶性降低，能溶于热水，易溶于甲醇、乙醇，难溶或不溶于亲脂性有机溶剂。

（三）化学反应

1. 加成反应　含有双键和醛、酮等羰基的萜类化合物，可与卤素、卤化氢、亚硝酰氯、亚硫酸氢钠和吉拉德试剂等发生加成反应，其产物往往为结晶。例如，柠檬烯与氯化氢的冰乙酸溶液反应，加入冰水稀释即有柠檬烯二氢二氯化物晶体析出。

柠檬烯　　　　　　柠檬烯二氢二氯化物

2. 氧化反应　不同的氧化剂在不同的条件下，能将萜类化合物中的不同基团氧化，生成各种氧化产物。常用的氧化剂有臭氧、铬酐（三氧化铬）、高锰酸钾，其中以臭氧应用最为广泛。例如臭氧氧化萜类化合物中的烯烃反应，既可用来测定分子中双键的位置，亦可用于萜类化合物的醛酮合成。

3. 脱氢反应　通常在惰性气体的保护下，用铂黑或钯做催化剂，在 200～300℃将萜类成分与硫或硒共热而实现萜类成分的环状结构脱氢。

第二节　挥发油的提取分离技术

PPT

挥发油（volatile oils）又称精油或芳香油，是植物中的一类具有芳香气味、在常温下能挥发、可随水蒸气蒸馏且与水不相混溶的油状液体的总称。挥发油具有广泛生物活性，是中药中的一类重要化学成分。

挥发油广泛分布于植物界，在我国野生与栽培的芳香植物大约有 56 科 136 属，约 300 种。如菊科（苍术、白术、佩兰等）、芸香科（橙皮、降香、柠檬等）、伞形科（川芎、小茴香、当归、柴胡等）、唇形科（薄荷、藿香、紫苏、荆芥等）、樟科（樟木、肉桂等）、木兰科（厚朴、八角茴香、辛夷等）、姜科（姜、姜黄、莪术、山柰等）。

挥发油在植物中的含量一般在 1% 以下，也有少数含油量在 10% 以上，如丁香含丁香油高达 14%～21%。挥发油存在于植物的油管、油室、分泌细胞或树脂道中，多呈油滴状，有的与树脂、黏液质共存，少数以苷的形式存在。挥发油在植物体中存在的部位各不相同，多存在于花蕾中，也有一些存在于果实、果皮、根或根茎中，还有的全株植物中都含有挥发油。

挥发油具有多种生物活性，如止咳、平喘、祛痰、发汗、解表、祛风、镇痛、杀虫以及抗菌消炎等。例如薄荷油有清凉、祛风、消炎、局麻作用；生姜油对中枢神经系统有镇静催眠、解热、镇痛、抗惊厥、抗氧化作用；大蒜油可治疗肺结核、支气管炎、肺炎和霉菌感染；香柠檬油对淋球菌、葡萄球菌、大肠埃希菌和白喉杆菌有抑制作用。挥发油不仅在医药工业具有重要作用，在香料、食品及化学工业上也是重要原料。

一、挥发油的组成与分类

挥发油是混合物，一种挥发油常含有数十种乃至数百种成分。如保加利亚玫瑰油中已发现了275种化合物，茶叶挥发油中含有150多种成分。挥发油化学成分比较复杂，不同的挥发油所含的成分也不一样，但其中往往以某种或某几种成分占较大比例。如薄荷油中薄荷醇含量可达80%，樟脑油中樟脑含量约占50%。挥发油按化学结构不同可分为萜类化合物、芳香族化合物、脂肪族化合物、含硫和含氮化合物以及它们的含氧衍生物，其中含氧衍生物是挥发油具有生物活性和芳香气味的代表成分。

（一）萜类化合物

萜类化合物在挥发油组成中所占比例最大，单萜、倍半萜及其含氧衍生物是组成挥发油的主要成分，其含氧衍生物多具有较强生物活性和芳香气味。如薄荷油中含80%左右的薄荷醇；山苍子油中含80%左右的柠檬醛等。

（二）芳香族化合物

组成挥发油的芳香族化合物多为一些小分子的芳香族成分，大多是具有 C_6-C_3 骨架的苯丙烷类衍生物，如桂皮油中的桂皮醛（cinnamaldehyde）、丁香油中的丁香酚（eugeno）、茴香油中的茴香脑（anethole）等。

桂皮醛　　　　　　丁香酚　　　　　　茴香醚

（三）脂肪族化合物

为一些小分子脂肪族化合物，如陈皮中的正壬醇（n-nonyl alcohol）、鱼腥草中的甲基正壬酮（methyl nonylketone）和癸酰乙醛（decanoylacetaldehyde）、人参中的人参炔醇（panaxynol）等。

正壬醇　　　　　　甲基正壬酮　　　　　　癸酰乙醛

人参炔醇

（四）其他类化合物

除以上三类化合物外，还有一些能通过水蒸气蒸馏得到的挥发油样物质，如大蒜油、芥子油、挥发杏仁油等，也将其称之为"挥发油"。如大蒜油是大蒜中大蒜氨酸酶解产生含大蒜辣素（allicin）的挥发性油状物。原白头翁素（protoanemonin）是毛茛苷水解后产生的化合物。此外，川芎嗪（tetramethylpyrazine）、烟碱、毒黎碱等生物碱也具有挥发性。

大蒜辣素　　　　　　原白头翁素　　　　　　川芎嗪

二、挥发油的理化性质

（一）性状

1. 状态　挥发油在常温下为透明液体，低温放置时某些挥发油中含量高的成分可析出结晶，这种析出物习称为"脑"，如薄荷脑、樟脑、茴香脑等。滤除脑后的挥发油称为"脱脑油"。

2. 颜色　常温下挥发油大多为无色或淡黄色油状液体，有些挥发油含有薁类成分或色素，而显特殊颜色。如洋甘菊油显蓝色，麝香草油显红色。

3. 气味　大多数挥发油具有特殊而浓烈的香气或其他气味，有辛辣烧灼感，呈中性或酸性，如鱼腥草油有腥味，土荆芥油有臭气。挥发油的气味往往是其品质优劣的重要标志。

4. 挥发性　挥发油在常温下可自行挥发而不留痕迹，可与脂肪油区别。

（二）溶解性

挥发油易溶于石油醚、乙醚、二硫化碳等有机溶剂，可溶于高浓度乙醇，在低浓度乙醇中只能溶解一定数量，不溶于水。挥发油在水中溶解度虽然很小，但油中极性大的含氧衍生物能部分溶解于水，如薄荷醇在水中溶解度为1‰。挥发油的饱和水溶液为芳香水剂，在药物制剂中作为矫味剂，如薄荷水。

（三）物理常数

挥发油是混合物，无确定的物理常数，但挥发油中各组成成分基本稳定，因此其物理常数有一定的范围。折光率、比旋度、相对密度等物理常数是检查挥发油的重要依据。挥发油的折光率一般在1.43~1.61之间；比旋度在+97°~+117°范围内；相对密度在0.850~1.065之间；挥发油沸点一般在70~300℃之间。

（四）化学常数

1. 酸值　是挥发油中游离羧酸和酚类成分含量的指标。以中和1g挥发油中游离酸性成分所消耗氢氧化钾的毫克数表示。

2. 酯值　是挥发油中酯类成分含量的指标。以水解1g挥发油中所含酯所需要氢氧化钾的毫克数表示。

3. 皂化值　是挥发油中所含游离羧酸、酚类成分和结合态酯总量的指标。以中和并皂化1g挥发油中含有的游离酸性成分与酯类所需氢氧化钾的毫克数表示。实际上皂化值是酸值和酯值的总和。

（五）稳定性

挥发油长时间与空气、光线接触，会逐渐氧化变质，导致密度增大，颜色加深，失去原有香气，并形成树脂样物质，不能再随水蒸气蒸馏，故挥发油应贮存于棕色瓶内并在阴凉低温处保存。

三、挥发油的提取与分离

（一）提取

1. 水蒸气蒸馏法　是提取挥发油最常用的方法，利用挥发油的挥发性和与水不相混溶的性质进行提取。在加热过程中，当挥发油和水两者蒸气压之和与大气压相等时，挥发油即可随水蒸气蒸馏出来。

水蒸气蒸馏法根据操作方式不同，分为水蒸气蒸馏法和共水蒸馏法两种。水蒸气蒸馏法是将水蒸气通入待提取的药材中，使挥发油和水蒸气一起蒸出。共水蒸馏法是将粉碎好的药材放入蒸馏器中，加水浸泡，直火煮沸，使挥发油与水蒸气一起蒸出。蒸出的挥发油冷却后可与水分层，如挥发油在水中溶解度稍大或挥发油含量低不易分层，常采用盐析法促使挥发油自水中析出，或盐析后再用低沸点有机溶剂萃取，低温蒸去萃取剂即得挥发油。

蒸馏法虽具有设备简单、容易操作、成本低、提油率高等优点，但这种方法因原料直接受热，温度较高，可能使挥发油中某些成分分解，有时原料易焦化，影响产品的质量，因此对热不稳定的挥发油不能用此法提取。

2. 溶剂提取法 使用低沸点有机溶剂如乙醚、石油醚对含挥发油的药材进行回流提取或冷浸，提取液经蒸馏或减压蒸馏除去溶剂，即得含有挥发油的浸膏。此法提取得到的挥发油含杂质较多，原料中的其他脂溶性成分如树脂、油脂、蜡等也同时被提取出来。

通常利用乙醇对植物蜡等脂溶性杂质的溶解度随温度的降低而减小的性质除去杂质，即先用热乙醇溶解浸膏，冷却（-20℃）放置，滤除不溶性杂质，再减压蒸去乙醇可得较纯的挥发油。

3. 压榨法 此法适用于挥发油含量较高的新鲜植物药材，如柠檬、橘、橙、柚子等的果皮，经直接压榨，榨出液离心分层，即得挥发油粗品。

此法优点是在常温下进行，所得挥发油保持原有的新鲜香味，但不足之处是产品不纯，含有水分、黏液质、色素、细胞组织等杂质，且挥发油并不能完全压榨出来，提取不完全。通常将压榨后的药材再进行水蒸气蒸馏，使挥发油提取完全。

4. 吸收法 油脂一般具有吸收挥发油的性质，往往利用此性质提取贵重的挥发油，如玫瑰油、茉莉花油等。此法在室温下使用特制的脂肪（无臭豚脂3份与牛脂2份的混合物）吸收挥发油，所得挥发油保持原有芳香气味，纯度高，但耗时长，操作麻烦。

5. 超临界流体萃取法 此法与其他挥发油的提取方法比较，具有防止氧化、热解、无残留溶剂、提取效率高、所得挥发油品质高、芳香纯正等优点。如紫苏中特有的香味成分紫苏醛，紫丁香花中的独特香味成分，均不稳定，易受热分解，采用二氧化碳超临界流体提取所得芳香挥发油气味与原料相同，明显优于其他方法。

6. 微波萃取法 微波萃取技术是近年发展的从中药中提取香料的一种新技术。微波萃取法是以微波辐射作为热源进行提取，具有设备简单、提取效率高和提取时间短等优点，有利于热敏性成分提取。但该技术也存在不足之处，如提取成品的组成不稳定，同时挥发性成分随萃取时间延长而逐步散失。

（二）分离

1. 冷冻结晶法 将挥发油置于-20~0℃下放置，使含量高的成分析出结晶（脑），即可将脑与挥发油中的其他成分分离，得到的结晶，再经重结晶即可得纯品。此法优点是操作简单，但有时分离不完全。如薄荷油冷至-20℃，放置12小时析出第一批粗脑，继续在-20℃冷冻24小时后，可析出第二批粗脑，粗脑加热熔融，在0℃冷冻即可得较纯薄荷脑。

2. 分馏法 挥发油为混合物，成分大多为单萜、倍半萜类化合物，因其结构中所含的双键数、含氧取代基不同，所以各成分间的沸点各异，以此作为分离的依据。采用分馏法初步分离，一般单萜烃的沸点小于倍半萜的沸点；同一萜烃，双键越少，沸点越低；萜烃的沸点小于相应含氧衍生物的沸点；同一类萜烃的含氧衍生物，含氧官能团的极性越大，沸点越高。

由于挥发油的组分对热和空气不稳定，为防止结构发生改变，一般采用减压分馏法。按照温度不同可分为三个馏分：

低沸程馏分（35~70℃/1.333kPa）为单萜烃类化合物；

中沸程馏分（70~100℃/1.333kPa）为单萜含氧衍生物；

高沸程馏分（100~140℃/1.333kPa）为倍半萜及其含氧衍生物和薁类化合物。

挥发油中有些成分沸点相差不大，因此所得的馏分仍可能是混合物，需进一步采用精馏或结合冷冻、重结晶或色谱等方法进行分离。

3. 化学法 根据挥发油各组成成分结构或官能团的不同，选择合适的化学方法进行处理，使各成分达到分离的目的。

（1）碱性成分的分离 将挥发油溶于乙醚中，用1%～2%的盐酸或硫酸萃取，取酸水层碱化后用乙醚萃取，蒸去乙醚即得碱性成分。

（2）酸、酚性成分的分离 将分出碱性成分的挥发油乙醚液，分别用5% $NaHCO_3$溶液和2% NaOH溶液进行萃取，取碱水层加稀酸酸化后用乙醚萃取，蒸去乙醚，前者可得酸性成分，后者可得酚性或弱酸性成分。

（3）羰基类成分的分离 常用的方法有亚硫酸氢钠法与吉拉德（Girard）试剂法。其原理是使亲脂性的羰基类成分（醛、酮等）与亚硫酸氢钠或吉拉德（Girard）试剂生成亲水性的加成物，从而与油中其他成分分离。加成物在酸或碱的作用下分解，还原为原来的羰基成分，被亲脂性有机溶剂萃取出来。亚硫酸氢钠只能与醛和小分子的酮类成分形成加成物，而吉拉德（Girard）试剂对所有羰基成分都适用。

①亚硫酸氢钠法 将分出碱性、酸性成分的挥发油母液经水洗至中性，以无水硫酸钠干燥后，加入亚硫酸氢钠的饱和溶液，低温短时间萃取，使之与醛、酮类化合物发生可逆性加成反应。分出水层或加成物结晶，加酸或碱液处理，以乙醚萃取，回收溶剂，可得挥发油中的醛、酮类化合物。提取时注意控制时间和温度，若时间过长或温度过高，亚硫酸氢钠可与双键形成不可逆的加成物。

②吉拉德（Girard）试剂反应法 Girard 试剂是一类带有酰肼及季铵基团试剂的总称，常用的是 Girard 试剂 T 和 Girard 试剂 P。将挥发油的中性部分加入吉拉德试剂乙醇溶液和10%乙酸，加热回流，待反应完成后加水稀释，乙醚萃取，分出其他不含羰基的中性挥发油。水层加酸酸化，使吉拉德试剂与羰基成分的缩合物分解，用乙醚萃取，羰基成分即进入乙醚层，回收乙醚可得挥发油中的羰基类化合物。

（4）**醇类的分离**　挥发油中的醇类成分可与邻苯二甲酸酐或丙二酸单酰氯或丁二酸酐反应生成酸性单酯，转溶于碳酸氢钠溶液中，加乙醚萃取出其他中性挥发油成分，分出碳酸氢钠溶液，酸化后用乙醚萃取出生成的酯，回收乙醚，残留物经氢氧化钠皂化后，使邻苯二甲酸酐等试剂与挥发油的醇类生成的酸性单酯水解，用乙醚萃取，可得原挥发油中的醇类成分。

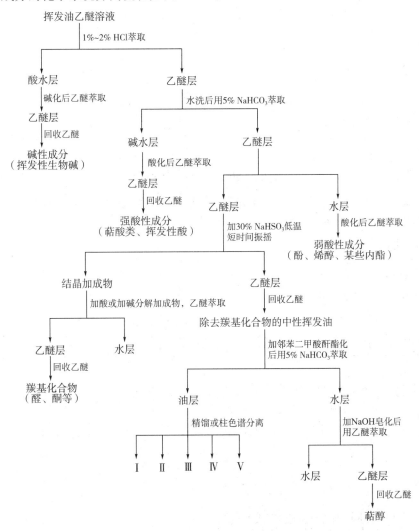

（5）**其他成分的分离**　挥发油中醚类成分可与**浓磷酸**反应，生成白色磷酸盐沉淀，沉淀加水稀释，醚类被分离出来，用乙醚萃取即得；具有不饱和双键的萜烃，可与溴、盐酸或氢溴酸生成加成物析出结晶；挥发油中的薁类化合物，能溶于强酸生成加成物，加成物加水稀释后薁类析出。

挥发油中各成分的化学系统分离流程如图 10 – 1。

图 10 – 1　挥发油化学法系统分离流程图

4. 色谱法　由于挥发油组成成分复杂，一般先用分馏法、化学法做适当分离后，再用色谱法分离。

（1）**吸附色谱法**　硅胶和氧化铝吸附柱色谱应用最为广泛。样品一般溶于石油醚或己烷等极性小的溶剂，使其通过硅胶或氧化铝色谱柱，依次用石油醚、己烷、乙酸乙酯等按一定比例组成的混合溶剂进行洗脱。分段收集洗脱液，结合薄层色谱检识，相同组分合并，经进一步处理得到单体化合物。

（2）硝酸银色谱法　对于含有双键异构体的挥发油，用一般色谱法难以分离，可采用硝酸银色谱。依据挥发油成分中双键的数目、位置及顺反异构体不同，与硝酸银形成 π-配合物的难易及稳定性的差异，采用硝酸银柱色谱或硝酸银薄层色谱进行分离。一般来说，双键多的化合物易形成配合物；末端双键较其他双键形成的配合物稳定；顺式双键大于反式双键的配合能力。如 α-细辛醚、β-细辛醚、欧细辛醚，最先被洗脱下来是具有反式双键的 α-细辛醚，其次是顺式双键的 β-细辛醚，最后是具有末端双键的欧细辛醚。

α-细辛醚　　　　　　　　β-细辛醚　　　　　　　　欧细辛醚

四、挥发油的检识

（一）一般检查

将试样溶于乙醚或石油醚中，滴于滤纸上，如油斑在室温下能挥发并不留痕迹，可能含有挥发油，如油斑不消失则可能含有油脂。

（二）理化常数测定

1. 物理常数的测定　相对密度、比旋度、折光率是鉴定挥发油常用的物理常数。测定挥发油的物理常数，一般先测折光率，若折光率不合格，其余项目不必测定，此挥发油不合格。

2. 化学常数的测定　包括酸值、酯值、皂化值的测定。

（三）官能团的鉴定

挥发油中的不同成分因含有不同的官能团而表现出不同的特性，通过对挥发油官能团的鉴定，可初步了解挥发油的组成，见表10－2。

表10－2　挥发油中各官能团的检识方法

官能团	化学试剂	现象
酚基	FeCl$_3$	呈现绿色、紫色或蓝色
醛基	氨性硝酸银溶液	银镜反应
羰基	2,4-二硝基苯肼、氨基脲、羟胺	结晶性沉淀
不饱和键	5%溴的三氯甲烷溶液	红色褪去
内酯	亚硝酰铁氰化钠及氢氧化钠	出现红色并逐渐消失

（四）色谱检识

1. 薄层色谱　常用的吸附剂为硅胶 G 或 2～3 级中性氧化铝 G。以石油醚－乙酸乙酯（85∶15）为展开剂，可将挥发油中含氧化合物较好的展开，不含氧化合物则展开至溶剂前沿；以石油醚或正己烷为展开剂，可将挥发油中不含氧的化合物较好的展开，而含氧化合物则留在原点。实际工作中常分别用这两种展开剂对同一薄层作单向二次展开。

常用的显色剂有两类，一类为通用显色剂，即香草醛－浓硫酸，喷后于 105℃ 加热，挥发油中各种成分显不同的颜色。另一类为各成分官能团专属显色剂，常用的有：

（1）2%高锰酸钾水溶液　如在粉红色背景下显黄色斑点，表明含有不饱和化合物。

（2）2,4-二硝基苯肼试剂　如显黄色斑点，表明含有醛酮类化合物。

（3）异羟肟酸铁反应　如斑点显淡红色，可能为酯或内酯。

（4）三氯化铁反应　如斑点显绿色或蓝色，表明含有酚性化合物。

（5）硝酸铈铵试剂　在黄色背景下显棕色斑点，表明含有醛类化合物。

（6）对-二甲氨基苯甲醛试剂　室温下显蓝色，表明含有薁类化合物，80℃加热10min显色则为薁类前体化合物。

（7）0.05%溴酚蓝乙醇溶液　如显黄色斑点，表明含有机酸类化合物。

2. 气相色谱　气相色谱法具有分离效果好、灵敏度高、样品用量少、分析速度快等优点，是研究挥发油组成成分的重要方法，特别是与质谱联用，已广泛用于挥发油的定性定量分析。在一定条件下，通过观察色谱图的出峰数和各峰面积，可初步了解挥发油中所含成分的种类及各成分的比例。对已知成分的鉴定，可利用已知成分的标准品与挥发油在同一条件下，相对保留时间出现的色谱峰，确定挥发油中的某一成分。对于未知成分的鉴定，目前多采用气相色谱-质谱-数据系统联用（GC-MS-DS），气相色谱具有分离的功能，质谱承担检测和结构分析，通过与已知化合物质谱数据库比对，大大提高了挥发油分析鉴定的速度和研究水平。

第三节　萜类和挥发油的应用实例

PPT

实例一　穿心莲中萜类化学成分的提取分离技术

穿心莲为爵床科植物穿心莲［*Andrographis paniculata*（Burm）Nees］的干燥地上部分，其味苦、性寒，具有清热解毒、凉血消肿的功效。

（一）穿心莲中主要有效成分的结构、理化性质

穿心莲叶中含有多种二萜内酯及其苷类成分，如穿心莲内酯、新穿心莲内酯、14-去氧穿心莲内酯、脱水穿心莲内酯等，主要活性成分为穿心莲内酯，且含量最高。《中国药典》以穿心莲内酯、新穿心莲内酯、14-去氧穿心莲内酯、脱水穿心莲内酯为指标成分对穿心莲进行含量测定，要求其总量不得少于1.5%。

穿心莲内酯又称穿心莲乙素，为无色方形或长方形结晶，味极苦，mp.230~232℃。易溶于丙酮、甲醇、乙醇，微溶于三氯甲烷、乙醚，难溶于水、石油醚、苯。穿心莲内酯遇碱加热开环成穿心莲酸盐，遇酸又恢复成内酯。对酸碱不稳定，在pH 10时，不但内酯开环，并可能产生双键移位或结构改变。内酯环具有活性亚甲基反应，可与Legal试剂、Kedde试剂等反应显紫红色。

| 穿心莲内酯 | 新穿心莲内酯 | 14-去氧穿心莲内酯 | 脱水穿心莲内酯 |

（二）穿心莲中穿心莲内酯类化学成分的提取分离

1. 工艺流程（图10-2）

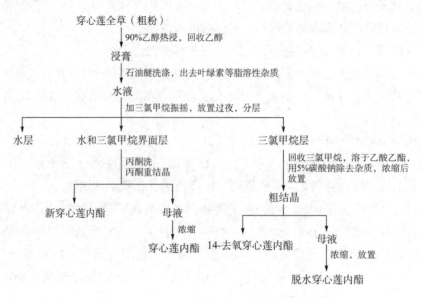

图10-2　穿心莲中萜类成分提取分离流程图

2. 流程说明　利用穿心莲内酯、新穿心莲内酯与14-去氧穿心莲内酯、脱水穿心莲内酯在三氯甲烷中溶解度不同进行粗分，再采用结晶法进行精制。

实例二　薄荷中挥发油的提取分离技术

薄荷为唇形科野薄荷（*Mentha haplocalyx* Briq.）干燥的地上部分，是辛凉、发汗解热药，用于治疗流行性感冒、头疼、目赤、身热、咽喉牙床肿痛等，外用可治疗神经痛、皮肤瘙痒、皮疹和湿疹等。

（一）薄荷中主要有效成分的结构、理化性质

薄荷油为无色或淡黄色油状液体，有强烈的薄荷香气，相对密度为0.895~0.910，比旋度为 -17°~-24°，折射率为1.458~1.471，mp. 204~210℃。可溶于乙醇、乙醚、三氯甲烷等。薄荷油的化学组成复杂，油中成分主要是单萜类及其含氧衍生物，其中薄荷醇含量占77%~78%，薄荷酮含量占8%~12%。《中国药典》以挥发油作为薄荷的质量控制指标之一，要求其含量不得少于0.80%。同时规定薄荷脑也作为其指标成分，采用气相色谱法测定，含量不得少于0.20%。

薄荷醇又称薄荷脑，为无色针状或棱柱状结晶，或白色结晶状粉末，mp. 42~44℃，$[\alpha]_D^{20}$ -49°~ -50°，相对密度为0.890，微溶于水，易溶于乙醇、三氯甲烷、乙醚及石油醚等有机溶剂。

薄荷醇　　　　　　　　薄荷酮

（二）薄荷中薄荷醇的提取分离

1. 工艺流程（图 10 - 3）

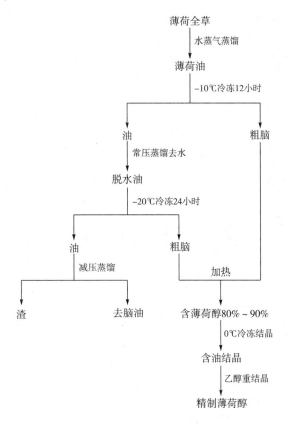

薄荷全草

↓ 水蒸气蒸馏

薄荷油

↓ -10℃冷冻12小时

油　　　　　　　　　　　粗脑

↓ 常压蒸馏去水

脱水油

↓ -20℃冷冻24小时

油　　　　　　　　　　　粗脑

↓ 减压蒸馏　　　　　　　↓ 加热

渣　　　　去脑油　　　含薄荷醇80%~90%

↓ 0℃冷冻结晶

含油结晶

↓ 乙醇重结晶

精制薄荷醇

图 10 - 3　薄荷醇提取分离流程图

2. 流程说明　薄荷油的提取方法有水蒸气蒸馏法、冷浸法、超声波法及 CO_2 超临界流体萃取法等。水蒸气蒸馏法提取操作相对简单，成本较低。用水蒸气蒸馏法提取出薄荷油，以冷冻法分离，再用结晶法进一步纯化得薄荷醇。

实例三　陈皮中挥发油的提取分离技术

陈皮为芸香科植物橘（*Citrus reticulata* Blanco）及其栽培变种的干燥成熟果皮，具有理气健脾、燥湿化痰等功效，常用于治疗脘腹胀满、嗳气泛酸、食少吐泻、咳嗽痰多等症状。药材分为"陈皮"和"广陈皮"，其中以"广陈皮"质量为优。

（一）陈皮中主要有效成分的结构、理化性质

陈皮挥发油主要由单萜烯、倍半萜烯、含氧化合物三类成分组成，如 2-甲氨基 - 苯甲酸甲酯、D-柠檬烯、β-月桂烯、α-蒎烯、β-蒎烯等，可形成其独特的香味。研究表明，2-甲氨基 - 苯甲酸甲酯是新会陈皮所含的独有成分。

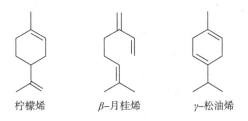

柠檬烯　　　　　　β-月桂烯　　　　　　γ-松油烯

（二）陈皮中挥发油成分测定

1. 气相色谱－质谱联用法（GC-MS）分析条件

GC：DB－5 石英毛细管，30m × 0.25mm；柱温 50℃（2min）→200℃，5℃/min，进样温度 240℃；分流比 40∶1；载气 He，速度 30cm/s，柱前压 10psi。

GC-MS-DS：电离方式 EI 源，电子能量 70eV，电子源温度 170℃，分辨率 1000，扫描速度 1 秒/全程，扫描范围（m/z）35～450amu。

2. 测定结果（表 10 - 3）

表 10 - 3　陈皮挥发油中各化学成分及含量

化合物	分子量	含量（%）	化合物	分子量	含量（%）
α-侧柏烯	136	0.4	α-松油醇（s）	154	0.3
α-蒎烯	136	1.3	癸醛	156	0.1
桧烯	136	0.1	香茅醇	156	0.1
β-蒎烯	136	0.9	4-叔丁基苯甲醛	164	
β-月桂烯	136	1.6	紫苏醛	150	0.03
辛醛	128	0.1	香芹酚	150	0.06
α-水芹烯	136	0.04	2-甲氨基苯甲酸甲酯	165	0.5
α-松油烯	136	0.2	乙酸香叶醇酯	196	0.04
对散花烃	134	0.6	α-金合欢烯	204	0.08
柠檬烯	136	81.2	2,6,10-三甲基-2,6,9,11-十二碳四烯醛	218	
α-罗勒烯	136		苯甲醇	108	
γ-松油烯	136	11.4	橙花醇	154	
异松油烯	136	0.5	辛醇	130	
蓝烯-4	136		麝香草酚	150	
芳樟醇	154	0.2	香草醛	154	
壬醛	142	0.04	水合桧烯	154	
3,7-二甲基-7-辛烯醛	154	0.05	橙花醛	152	
松油醇-4	154	0.2			

实训八　八角茴香中挥发油的提取分离及检识 ⓔ 微课10

【实训目的】

1. 掌握水蒸气蒸馏提取法提取挥发油的原理及操作方法。

2. 掌握挥发油的化学检识和色谱检识。

【实训原理】

八角茴香为木兰科植物八角茴香（*Iuicium verum* Hook. f.）干燥成熟的果实，含挥发油约 5%，主要成分是茴香脑（anethole）。茴香脑为白色结晶，溶于苯、乙酸乙酯、丙酮、二硫化碳及石油醚，几乎不溶于水，茴香脑占总挥发油的 80%～90%。此外，尚有少量甲基胡椒酚（methylchavicol）、茴香醛（anisaldehyde）、茴香酸（anisic acid）等。

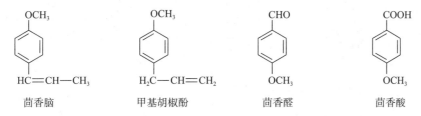

本实验采用提取挥发油的通法——水蒸气蒸馏法。

挥发油中各类成分的极性不相同，一般不含氧的萜烃类化合物极性小，在薄层板上可被石油醚较好地展开；而含氧的化合物极性较大，可被石油醚与乙酸乙酯混合溶剂较好地展开。为了使挥发油中各组分能在同一块薄层板上进行分离，可采用单向二次色谱法展开。

【实训仪器与试药】

1. 仪器 挥发油含量测定器、色谱缸、试管、蒸馏瓶、回流冷凝管、毛细管、硅胶 G 薄层板（8cm×14cm）。

2. 试药 八角茴香、石油醚（30～60℃）、乙酸乙酯、三氯化铁试液、2,4-二硝基苯肼试液、碱性高锰酸钾试液、香草醛-浓硫酸试液。

【实训操作】

1. 八角茴香中挥发油的提取 取八角茴香 50g 捣碎，置圆底烧瓶中，加 500ml 水与沸石，连接挥发油测定器与回流冷凝管。自冷凝管上端加水使充满挥发油测定器的刻度部分，并使溢流入烧瓶时为止，缓缓加热至沸，提取至测定器中油量不再增加，停止加热，放冷，分取油层，计算得率。也可将捣碎的八角茴香置烧杯中，加适量的水浸泡湿润，按一般水蒸气蒸馏法蒸馏提取。

2. 茴香脑的分离 将所得八角茴香油（留出少量做薄层检查）置冰箱中 0～-20℃ 放置 1 小时，可见白色结晶析出，低温滤过，得到茴香脑结晶，滤液为析出茴香脑后的八角茴香油。

3. 检识

（1）油斑试验 取八角茴香油 1 滴，滴于滤纸片上，常温（或加热）观察油斑是否消失。

（2）薄层点滴反应 取硅胶 G 薄层板（8cm×14cm）1 块，将八角茴香挥发油用 95% 乙醇稀释 5～10 倍，用毛细管分别滴在薄层板上，再将各种试剂用滴管分别点在相应的斑点上，根据选用的显色剂，通过观察颜色的变化，初步推测八角茴香油挥发抽中可能含有的化学成分。

（3）八角茴香挥发油的单向二次展开薄层色谱 取硅胶 G 薄层板（8cm×14cm）一块，在距底边 1.5cm、8cm 及 13cm 处分别用铅笔画出起始线、中线及前沿。将八角茴香挥发油点在起始线上，先在石油醚-乙酸乙酯（85∶15）展开剂中展开至薄板中线时取出，挥去展开剂，再以石油醚展开，至前沿时取出，挥去展开剂，用香草醛-浓硫酸显色剂显色，观察斑点的数量、位置及颜色，初步推测八角茴香挥发油中可能含有化学成分的数量。

【实训注意】

1. 提取完毕，须待油水完全分层后，再将挥发油放出。

2. 挥发油易挥发逸失，因此进行薄层点滴反应时，操作应及时，不易久放。

3. 喷洒香草醛-浓硫酸显色剂时，应于通风橱内进行。

【实训思考】

1. 用挥发油含量测定器提取挥发油应注意什么问题？

2. 挥发油的单向二次展开时，为什么先用石油醚与乙酸乙酯的混合溶剂进行第一次展开，再用石油醚进行第二次展开？

答案解析

目标检测

一、选择题

（一）单项选择题

1. 中草药地黄、玄参、栀子中的主要成分是（　　）

    A. 黄酮类　　　　　B. 生物碱　　　　　C. 皂苷　　　　　D. 香豆素　　　　　E. 环烯醚萜

2. 吉拉德（Girard）试剂可以使挥发油中含（　　）分离

    A. 羟基成分　　　　B. 碱性成分　　　　C. 羰基成分　　　　D. 酸性成分　　　　E. 酯基成分

3. 在青蒿素的结构中，具有抗疟作用的活性基团是（　　）

    A. 羰基　　　　　　B. 醚键　　　　　　C. 过氧基　　　　　D. 内脂环　　　　　E. 双键

4. 评价挥发油的质量，首选的物理指标是（　　）

    A. 折光率　　　　　B. 沸点　　　　　　C. 比重　　　　　　D. 密度　　　　　　E. 比旋度

5. 组成挥发油最主要的成分是（　　）

    A. 脂肪族化合物　　　　　　　　B. 芳香族化合物

    C. 二萜类　　　　　　　　　　　D. 单萜、倍半萜及其含氧衍生物

    E. 三萜

6. 挥发油经薄层展开后，常选用的显色剂（　　）

    A. 三氯化铁试剂　　　　　　　　B. 高锰酸钾溶液

    C. 香草醛－浓硫酸试剂　　　　　D. 异羟肟酸铁试剂

    E. 氢氧化钠溶液

7. 用溶剂提取法提取挥发油时，首选的溶剂（　　）

    A. 乙酸乙酯　　　　B. 正丁醇　　　　　C. 石油醚　　　　　D. 95% 乙醇　　　　E. 三氯甲烷

8. 提取某些含油量高，且新鲜药材中的挥发油，常选用的方法是（　　）

    A. 水蒸气蒸馏法　　B. 升华法　　　　　C. 沉淀法　　　　　D. 吸收法　　　　　E. 溶剂法

9. 下列有关环烯醚萜类成分结构特点和性质的论述，错误的是（　　）

    A. 具有半缩醛结构，C_1-OH 性质不稳定

    B. 具有环戊烷环结构，有时可裂环

    C. 具有环己烷环结构，有时可裂环

    D. 在植物体内多以苷的形式存在

    E. 骨架结构属于单萜类

10. 分馏法分离挥发油时，主要的分离依据是（　　）

    A. 溶解度的差异　　　　　　　　B. 沸点的差异

    C. 相对密度的差异　　　　　　　D. 酸碱性的差异

    E. 官能团化学性质的差异

（二）多项选择题

11. 挥发油的组成成分有（　　）

    A. 鞣质　　　　　　　　　　　　B. 脂肪族类化合物

    C. 芳香族类化合物　　　　　　　D. 萜类类化合物

　　　　E. 香豆素类化合物

12. 含有萜类化合物的中药是（　　）

　　A. 黄花蒿　　　　　B. 薄荷　　　　　　C. 穿心莲　　　　　D. 人参　　　　　E. 茜草

13. 挥发油易溶的溶剂有（　　）

　　A. 乙醚　　　　　　B. 酸水　　　　　　C. 水　　　　　　　D. 石油醚　　　　　E. 二硫化碳

14. 挥发油的分离方法有（　　）

　　A. 沉淀法　　　　　B. 色谱法　　　　　C. 冷冻析晶法　　　　D. 分馏法　　　　　E. 化学法

15. 挥发油的物理常数包括（　　）

　　A. 酸值　　　　　　B. 酯值　　　　　　C. 皂化值　　　　　D. 比旋度　　　　　E. 相对密度

二、名词解释

1. 挥发油

2. 萜类化合物

三、问答题

1. 萜类化合物的分类依据是什么？

2. 挥发油可由哪些化合物组成？

3. 挥发油如何保存？为什么？

（李　博）

书网融合……

　　📄 重点回顾　　　　📱 微课　　　　　📋 习题

第十一章 其他类化合物的提取分离技术

PPT

📖 **导学情景**

情景描述："五倍子，宋《开宝本草》收入草部，《嘉佑本草》移入木部。虽知生于肌木上，而不知其乃虫所造也"——明·李时珍

情景分析：中药五倍子为漆树科植物盐肤木、青麸杨或红麸杨叶上的干燥虫瘿，主要由五倍子蚜寄生而形成。其性寒，味酸、涩，具有敛肺降火、涩肠止泻、敛汗止血、收湿敛疮等功效。主治肺虚久咳、久泻久痢、便血痔血、痈肿疮毒、皮肤湿烂等症。

讨论：五倍子中止泻、止血、止汗的有效成分是什么？

学前导语：中药五倍子中主要有效成分为鞣质，《中国药典》收载的是五倍子鞣质。请问鞣质类成分结构是怎样的？除去鞣质有哪些方法？

中药中除了含有生物碱、黄酮、蒽醌、香豆素及皂苷类等有效成分外，还有一些其他类化学成分，如鞣质、有机酸、氨基酸、蛋白质等，这些成分在植物中普遍存在，通常在疾病治疗中不起主导作用，常被视为无效成分。随着现代科学技术的发展以及中药化学研究的不断深入，一些原本认为无效成分的鞣质、有机酸、蛋白质等，因发现它们具有生物活性而成为有效成分。如中药地榆中的鞣质用来治疗烧伤烫伤；半夏、天南星中的 γ-氨基丁酸有暂时降压的作用；天花粉蛋白有引产作用等。

第一节 鞣质类化合物的提取分离技术

鞣质又称鞣酸（tannic acid）或单宁（tannic），是植物界中一类结构复杂的多元酚类化合物。这类化合物能与蛋白质结合形成不溶于水的沉淀，可与兽皮中的蛋白质形成致密、柔韧、不易腐败又难以透水的皮革，故被称为鞣质。

鞣质在植物界广泛存在，约70%以上的中药都含有鞣质类化合物，以茜草科、蔷薇科、大戟科、蓼科等药用植物中最为常见，如地榆、大黄、虎杖、仙鹤草、四季青等。植物被昆虫叮咬后所形成的虫瘿常含有大量的鞣质，如中药五倍子含的鞣质高达70%以上。鞣质存在于植物的皮、茎、叶、根、果实等部位，树皮中尤为常见，如合欢树皮、儿茶树皮、石榴皮等，其大多数呈游离状态存在，部分

与其他物质（如生物碱类）结合而存在。

一、鞣质类化合物的结构与分类 📱微课11

鞣质按照其化学结构的特点可分为可水解鞣质、缩合鞣质和复合鞣质三种类型。

（一）可水解鞣质

可水解鞣质（hydrolysable tannins）分子中具有酯键和苷键，可被酸、碱或酶催化水解生成酚酸和多元醇或糖。根据其水解的主要产物不同，可分为没食子酸鞣质和逆没食子酸鞣质两类。

1. 没食子酸鞣质（gallotannins） 这类鞣质水解后可产生没食子酸（gallic acid）（或其缩合物）和糖（或多元醇）。

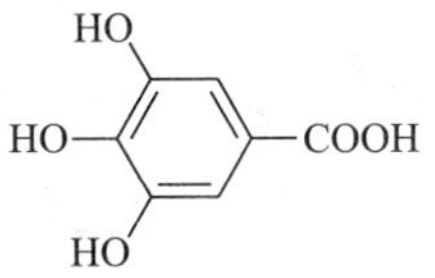

没食子酸 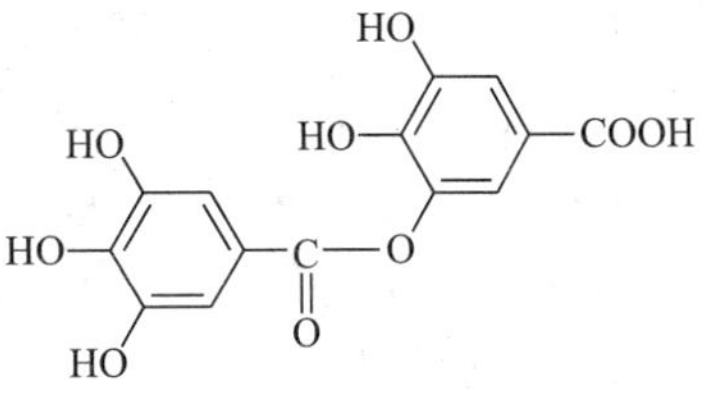　　　　　　　　　　　间–双没食子酸

没食子酸鞣质水解后产生的多元醇大多为葡萄糖。如五倍子鞣质是五倍子的主要成分，含量为60%~70%，是可水解鞣质的代表，医药上称为五倍子鞣酸（galletannins acid），国际上称为中国鞣质（chinese gallotannins）。五倍子鞣质是倍酰葡萄糖的混合物，即葡萄糖上的羟基与没食子酸所形成的酯类化合物的混合物。

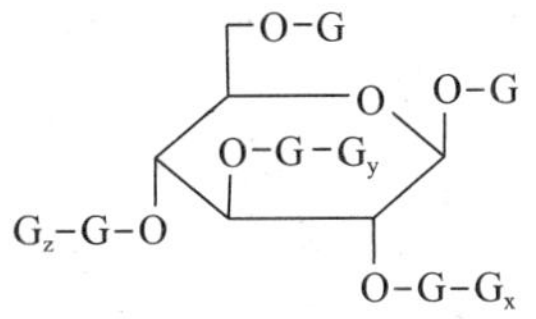

五倍子鞣质 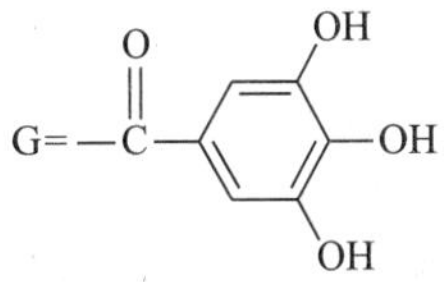　　　　　　　　　　没食子酰基

2. 逆没食子酸鞣质（ellagitannins） 此类鞣质水解后可产生逆没食子酸（鞣花酸）（ellagic acid）和糖或同时有其他酸生成。某些逆没食子酸鞣质的原始结构中并无逆没食子酸的组成，其没食子酸是由水解产物中的黄没食子酸或六羟基联苯二甲酸脱水转化而成的。

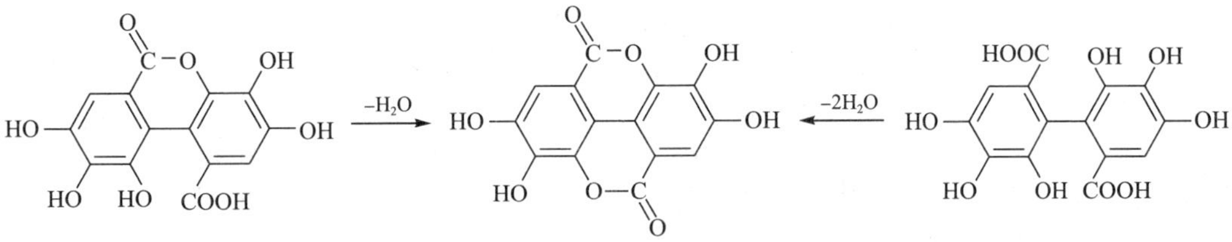

黄没食子酸　　　　　　逆没食子酸　　　　　　六羟基联苯二甲酸

如中药诃子中含有的混合鞣质主要成分为诃子鞣质（chebulagic acid）和诃子酸（chebulinic），诃子鞣质水解后可产生一分子黄没食子酸和两分子葡萄糖，前者脱水即生成逆没食子酸。

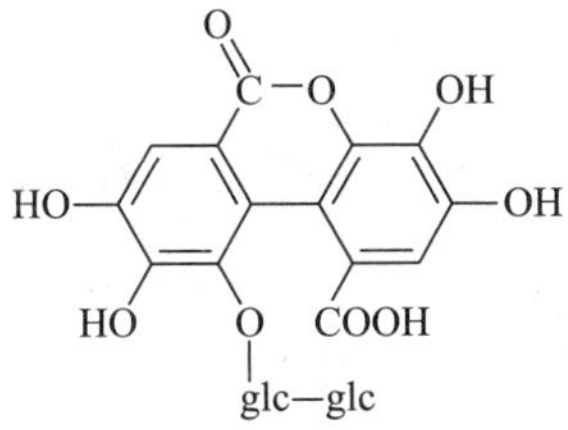

诃子鞣质

答案解析

练一练

没食子酸鞣质属于（　　）鞣质。

A. 可水解鞣质　　　　　　B. 缩合鞣质　　　　　　C. 逆没食子酸鞣质

D. 复合鞣质　　　　　　　E. 不可水解鞣质

（二）缩合鞣质

缩合鞣质（condensed tannins）用稀酸、碱、酶处理一般不能水解，但可缩合成高分子不溶于水的无定形暗棕色或棕红色沉淀，又称"鞣红"（亦称鞣酐）。缩合鞣质在植物界分布广泛，主要存在于植物的果实、种子及树皮中，如柿子、槟榔、麻黄、钩藤、大黄、肉桂等。

缩合鞣质的结构较为复杂，一般认为是（＋）儿茶素（catechin）、（－）表儿茶素（epicatechin）等黄烷-3-醇或黄烷-3,4-二醇类通过4,8-或4,6位以C—C缩合而成的，因此又称为黄烷类鞣质。儿茶素不是鞣质，当它们相互缩合成大分子多聚体后才具有鞣质的特性。目前从中药中分离得到的缩合鞣质主要有二聚体、三聚体和四聚体等。

（＋）儿茶素（2R,3S）　　　　　　　　　　（－）儿茶素（2S,3R）

（三）复合鞣质

复合鞣质（complex tannins）是由可水解鞣质中逆没食子鞣质部分与黄烷醇缩合而成的一类鞣质，具有可水解鞣质和缩合鞣质的特征。近年来从番石榴属中分离出的番石榴素A、C（guavin A、C）等均属于此类。

番石榴素A　R=H
番石榴素C　R=OH

看一看

鞣质的生物活性

1. 收敛作用　鞣质与皮肤、黏膜、溃疡接触后，其组织蛋白质即被凝固，形成一层薄膜而呈收敛作用，同时小血管也被压迫收缩，血液凝结而止血。

2. 抗菌作用　体外试验对金黄色葡萄链球菌、链球菌、肺炎球菌以及伤寒、副伤寒、痢疾、炭疽、白喉、铜绿假单胞菌等均有明显的抑菌或杀菌作用。

3. 解毒作用　鞣质能和很多重金属离子、生物碱及苷类形成不溶性的复合物，故可用作化学解毒剂。

4. 降压作用　从槟榔中分离得到的一种鞣质，口服或者静脉注射对高压大鼠均有降压作用，而对正常血压无影响。

5. 其他作用　鞣质还具有清除体内自由基、对神经系统的抑制作用及降低血清中尿素氮的含量和抗变态反应、抗炎作用等。

二、鞣质类化合物的理化性质

（一）性状

鞣质大多为灰白色无定形粉末，有苦涩味，具有收敛性，易吸潮。

（二）溶解性

鞣质具有较强的极性，可溶于水、甲醇、乙醇、丙酮等极性较大的溶剂，也可溶于乙酸乙酯，难溶于乙醚、苯、三氯甲烷等极性小的有机溶剂。

（三）还原反应

鞣质含有很多酚羟基，易被氧化，尤其是在碱性条件下氧化更快。另外鞣质还能还原斐林试剂，使高锰酸钾溶液褪色。

（四）沉淀反应

1. 与蛋白质反应　鞣质可与蛋白质结合生成不溶于水的复合物沉淀，使蛋白质变性，如工业上使用的鞣革。实验室一般使用明胶沉淀鞣质，可作为鉴别、提取和除去鞣质的常用方法。

2. 与重金属盐反应　鞣质的水溶液能与醋酸铅或碱土金属氢氧化物等重金属盐产生沉淀。可利用此性质进行提取分离及除去鞣质。

3. 与生物碱反应　鞣质的水溶液可与生物碱结合生成难溶或不溶性的复盐沉淀，故可作为生物碱的沉淀反应试剂。在提取分离及除去鞣质时亦可利用这一性质。

（五）显色反应

1. 与三氯化铁反应　鞣质中含有多个酚羟基，故可与三氯化铁反应显蓝黑色或绿黑色，通常可以作为鞣质的鉴别反应。蓝黑墨水的制造就是利用鞣质的这一性质。

2. 与铁氰化钾反应　鞣质的水溶液与铁氰化钾氨溶液反应呈深红色，并很快变成棕色。

三、鞣质类化合物的提取与分离

（一）提取

鞣质的结构中含有多个酚羟基，故极性较大。提取鞣质通常可选择水、乙醇、甲醇、水－丙酮等极性较大的溶剂。用于提取鞣质的中药材原料最好是新鲜的，且宜立即浸提。提取时注意控制温度和时间，避免鞣质在水分、日光、氧气和酶的作用下变质。如将原料药材适当粉碎后加溶剂在高速搅碎机内提取，称为组织破碎提取法，是目前提取鞣质类化合物最常用的方法。

（二）分离

分离纯化鞣质经典的方法有沉淀法、透析法及结晶法。色谱法是目前分离鞣质最主要的方法，常采用硅胶、纤维素、聚酰胺、Sephadex LH-20 为固定相进行分离。

（三）除去鞣质的方法

由于鞣质能与蛋白质结合成水不溶性沉淀，所以中药注射剂中若含有鞣质，在肌内注射后可出现局部硬结和疼痛。另外，鞣质的性质不稳定，致使中药制剂易于变色、浑浊或沉淀，从而影响制剂的质量，因此在很多中药中，鞣质被视为杂质除去。常用的除去鞣质的方法有以下几种。

1. 冷热处理法　鞣质在水溶液中是一种胶体状态，高温可破坏胶体的稳定性，低温可使之沉淀。因此可先将药液蒸煮，然后冷冻放置，滤过，即可除去大部分鞣质。

2. 石灰法　利用鞣质与钙离子结合生成水不溶性沉淀，故可在中药的水提取液中加入氢氧化钙，使鞣质沉淀析出；或在提取前药材原料中拌入石灰乳，使鞣质与钙离子结合生成水不溶物，使之与其他成分分离。

3. 铅盐沉淀法　在中药的水提取液中加入饱和的醋酸铅或碱式醋酸铅溶液，使鞣质沉淀完全，然后按常规方法除去滤液中过剩的铅盐。

4. 明胶沉淀法　中药的水提取液中，加入适量 4% 的明胶溶液，至沉淀完全，滤除沉淀，滤液减压浓缩至小体积，加入 3 ~ 5 倍量的乙醇，以沉淀过剩的明胶。

5. 聚酰胺吸附法　将中药的水提取液通过聚酰胺柱，鞣质因含有多个酚羟基而与聚酰胺以氢键结合而牢牢吸附在聚酰胺柱上，从而达到除去鞣质的目的。

6. 溶剂法　利用鞣质与碱成盐后难溶于醇的性质，在乙醇溶液中用 40% 氢氧化钠调至 pH 9 ~ 10，可使鞣质沉淀，再滤过除去。

？想一想

常用的除去鞣质的方法有哪些？

答案解析

四、鞣质类化合物的检识

（一）化学检识

1. 与蛋白质反应　鞣质可使明胶溶液变混浊或产生沉淀。

2. 与三氯化铁反应　鞣质中含有多个酚羟基故可与三氯化铁反应产生蓝黑色或绿黑色沉淀。

3. 与铁氰化钾反应　鞣质的水溶液与铁氰化钾氨溶液反应呈深红色，并很快变成棕色。

4. 与重金属盐及生物碱反应　鞣质可与重金属盐及生物碱作用生成不溶于水的沉淀。

（二）色谱检识

采用薄层色谱检识，常用硅胶 G 为固定相，展开剂为三氯甲烷 - 丙酮 - 水 - 甲酸不同比例的混合溶剂，显色剂为三氯化铁、茴香醛 - 硫酸或三氯化铁 - 铁氰化钾（1∶1）试剂。根据薄层色谱斑点的颜色可以初步判断鞣质的结构类型。

五、鞣质类化合物的应用实例

（一）五倍子中鞣质类化学成分的提取分离技术

五倍子为漆树科植物盐肤木（ *Rhus chinensis* Mill. ）、青麸杨（ *Rhus potaninii* Maxim. ）或红麸杨 [*Rhus punjabensis* Stew. var. sinica （Diels）Rehd. et Wils.] 叶上的虫瘿，主要由五倍子蚜 [*Melaphis* chinensis（Bell）Baker］寄生而形成。五倍子中主要有效成分为鞣质，《中国药典》上收载的五倍子鞣质，称为鞣酸，又叫单宁酸。因五倍子盛产于我国，国际上又将五倍子鞣质称为中国鞣质，是可水解鞣质类的代表。研究表明五倍子鞣质可以分成8个组分，并从中分离出8个单体化合物，见表11-1。

表 11-1　五倍子鞣质的组成

组分	相对含量（%）	组分的组成化合物
五-O-没食子酰葡萄糖	4	
六-O-没食子酰葡萄糖	12	
七-O-没食子酰葡萄糖	19	
八-O-没食子酰葡萄糖	25	含异构体 8 个以上
九-O-没食子酰葡萄糖	20	含异构体 9 个以上
十-O-没食子酰葡萄糖	13	含异构体 7 个以上
十一-O-没食子酰葡萄糖	6	
十二-O-没食子酰葡萄糖	2	

五倍子鞣质混合物由五至十二-O-没食子酰葡萄糖组成。组分最多的是七至九-O-没食子酰葡萄糖。

1. 工艺流程（图11-1）

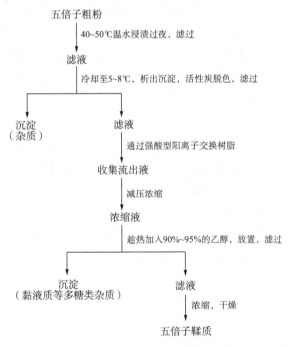

图 11-1　五倍子中鞣质类成分提取分离流程图

2. 流程说明　利用鞣质可溶于水的性质，用温水提取，提取液冷却至 5~8℃，一些水溶性较小的杂质沉淀，过滤，滤液通过阳离子交换树脂除去无机盐后浓缩，利用鞣质易溶于乙醇，而多糖等亲水性杂质难溶于乙醇的性质，采用乙醇沉淀除去，滤液浓缩即可得到较纯的五倍子鞣质。

（二）儿茶中鞣质类化学成分的提取分离技术

儿茶为豆科合欢属植物儿茶 [*Acacia catechu*（L. f.）Willd] 的去皮枝、干的干燥煎膏。主要含有没食子酸鞣质类成分，包括儿茶素、（-）表儿茶素、儿茶鞣酸、对苯二甲酸甲酯等化学成分。儿茶具有收湿敛疮等作用。

1. 工艺流程（图 11 −2）

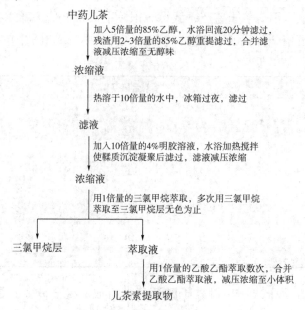

中药儿茶

加入5倍量的85%乙醇，水浴回流20分钟滤过，
残渣用2~3倍量的85%乙醇重提滤过，合并滤
液减压浓缩至无醇味

浓缩液

热溶于10倍量的水中，冰箱过夜，滤过

滤液

加入10倍量的4%明胶溶液，水浴加热搅拌
使鞣质沉淀凝聚后滤过，滤液减压浓缩

浓缩液

用1倍量的三氯甲烷萃取，多次用三氯甲烷
萃取至三氯甲烷层无色为止

三氯甲烷层   萃取液

用1倍量的乙酸乙酯萃取数次，合并
乙酸乙酯萃取液，减压浓缩至小体积

儿茶素提取物

图 11 −2　儿茶中鞣质类成分提取分离流程图

2. 流程说明　儿茶中的鞣质类成分多为白色结晶或粉末状，易溶于水、甲醇、冰乙酸等，微溶于冷水，几乎不溶于苯、三氯甲烷、石油醚等亲脂性有机溶剂。采用乙醇提取儿茶中鞣质，加入明胶形成沉淀除去杂质，三氯甲烷脱脂，再用乙酸乙酯萃取，即得儿茶中鞣质成分。

第二节　有机酸类化合物的提取分离技术

有机酸（organic acid）是分子结构中具有羧基（不包括氨基酸）的一类酸性有机化合物的总称。在植物界中分布广泛，普遍存在于植物的花、叶、茎、果、根等部位，如乌梅、五味子、覆盆子等。在植物体内除有少数以游离态存在外，多数与钾、钠、钙等金属离子或生物碱结合成盐的形式存在，也有结合成酯存在。

中药中含有的有机酸具有多种生物活性。如金银花中的绿原酸具有抗菌、利胆作用；土槿皮中的土槿皮酸具有抗真菌作用；鸦胆子中的油酸具有抗癌活性；地龙中的丁二酸具有止咳平喘的作用；巴豆中的巴豆油酸具有致泻作用等。

一、有机酸类化合物的结构与分类

有机酸根据结构的不同可分为脂肪族有机酸、芳香族有机酸和萜类有机酸。

（一）脂肪族有机酸

脂肪族有机酸为带有羧基的一类脂肪族化合物，分子中少于8个碳的有机酸被称为低级脂肪酸，含8个碳以上的有机酸称为高级脂肪酸。按碳氢链饱和程度的不同，可分为饱和脂肪酸、单不饱和脂肪酸和多不饱和脂肪酸；按结构中羧基的数目，可分为一元酸、二元酸和多元酸。中药中普遍存在脂肪族有机酸如柠檬酸（citric acid）、苹果酸（malic acid）、酒石酸（tartaric acid）、琥珀酸（succinic acid）等。

$$
\underset{\text{柠檬酸}}{
\begin{array}{c}
H_2C-COOH \\
| \\
HO-C-COOH \\
| \\
H_2C-COOH
\end{array}}
\qquad
\underset{\text{苹果酸}}{
\begin{array}{c}
H_2C-COOH \\
| \\
HO-CH-COOH
\end{array}}
\qquad
\underset{\text{酒石酸}}{
\begin{array}{c}
HO-CH-COOH \\
| \\
HO-CH-COOH
\end{array}}
\qquad
\underset{\text{琥珀酸}}{
\begin{array}{c}
H_2C-COOH \\
| \\
H_2C-COOH
\end{array}}
$$

（二）芳香族有机酸

芳香族有机酸多为桂皮酸的衍生物。桂皮酸类衍生物的结构特点是：基本结构为苯丙酸，取代基多为羟基、甲氧基等。常见的有对羟基桂皮酸（hydroxycinnamic acid）、咖啡酸（caffeic acid）、阿魏酸（ferulic acid）、异阿魏酸（isoferulic acid）和芥子酸（sinapic acid）等。

$$
\begin{array}{c}
R \\
R'-\!\!\!\!\!\bigcirc\!\!\!\!\!-CH=CH-COOH \\
R''
\end{array}
$$

对羟基桂皮酸	R=R''=H	R'=OH	
咖啡酸	R=R'=OH	R''=H	
阿魏酸	R=OCH₃	R'=OH	R''=H
异阿魏酸	R=OH	R'=OCH₃	R''=H
芥子酸	R=R''=OCH₃	R'=OH	

（三）萜类有机酸

属于萜类化合物，如甘草次酸、齐墩果酸等。

❤ **药爱生命**

　　马兜铃酸是芳香族类有机酸，有较强的肾毒性，易导致肾功能衰竭。含有马兜铃酸的中药有马兜铃、关木通、广防己、细辛、天仙藤、青木香、寻骨风等。目前国家药品监督管理局已经取消了关木通、广防己、青木香三味含马兜铃酸的中药药用标准。

　　临床上在使用含有马兜铃酸的中药时，应注意其中医药辩证用药规律和复方用药配伍关系等，严格控制用法用量，合理用药，保障人民生命健康安全。

二、有机酸类化合物的理化性质

（一）性状

低级脂肪酸和不饱和脂肪酸大多为液体，高级脂肪酸、脂肪二羧酸、脂肪三羧酸和芳香酸大多为固体。

（二）溶解性

低分子脂肪酸和含极性基团较多的脂肪酸易溶于水，难溶于亲脂性有机溶剂；高分子脂肪酸和芳香酸大多为亲脂性化合物，易溶于亲脂性有机溶剂，难溶于水。有机酸均能溶于碱水液中。

（四）酸性

有机酸分子中含有羧基而具有较强的酸性，能与碱反应生成盐。

（五）酸败

有机酸在空气中久置，会产生特殊败油味，这种变化称为酸败。

三、有机酸类化合物的提取与分离

（一）提取

1. 水或碱水提取　有机酸在中药中一般以盐的形式存在，故可用水或稀碱液提取，提取液经酸化后，得到游离的有机酸，若其水溶性较小即可析出。

2. 有机溶剂提取　大多数有机酸难溶于水，故可用乙醚、石油醚及环己烷等亲脂性有机溶剂提取。因为有机酸在植物体内多以盐的形式存在，故可先酸化使有机酸游离后提取，提取液碱化，有机酸成盐转入碱水层，分出碱水层后酸化，再用有机溶剂萃取，可得较纯的总有机酸。

（二）分离

由于有机酸在水或稀碱液中能解离出离子，故可采用离子交换树脂法，与非离子型化合物分离。若要得到较纯的单体有机酸，需要进一步结合分步结晶、色谱法等方法分离。

四、有机酸类化合物的检识

（一）化学检识

1. 溴酚蓝试验　将含有有机酸的提取液滴在滤纸上，滴加0.1%溴酚蓝试剂，在蓝色背景上显黄色斑点。

2. 芳香胺–还原糖试验　将试样滴在滤纸上，滴加苯胺和木质糖的乙醇溶液，加热，显棕色斑点。

（二）色谱检识

1. 薄层色谱　常用的固定相为聚酰胺或者硅胶，展开剂为95%乙醇或者三氯甲烷–甲醇（1：1），显色剂为0.05%溴酚蓝水溶液。

2. 纸色谱　常用的展开剂为正丁醇–醋酸–水（4：1：5上层，BAW）或者正丁醇–吡啶–二氧六烷–水（14：4：1：1），显色剂为0.05%溴酚蓝乙醇溶液。

五、有机酸类化合物的应用实例

（一）金银花中有机酸类化学成分的提取分离技术

金银花为忍冬科植物忍冬（*Lonicera japonica* Thunb.）的干燥花蕾或待初开的花。金银花有清热解毒、疏散风热的作用，为常用中药。开始普遍认为花和花蕾中含有的绿原酸（chlorogenic acid）和异绿原酸为主要抗菌有效成分，随着研究的深入，发现3,4-二咖啡酰奎宁酸、3,5-二咖啡酰奎宁酸和4,5-二咖啡酰奎宁酸的混合物亦为金银花的抗菌有效成分。《中国药典》规定金银花含木犀草苷不得少于0.050%，含绿原酸不得少于1.5%，含酚酸类的总量不得少于3.8%。

绿原酸为针状结晶（水），mp. 208℃，有较强的酸性，能使石蕊试纸变红，可与碳酸氢钠形成有机酸盐。能溶于水，易溶于热水、乙醇、丙酮等亲水性有机溶剂，微溶于乙酸乙酯，难溶于乙醚、三氯甲烷、苯等有机溶剂中。因为分子中含有酯键，在碱性水溶液中易被水解。在提取分离中应避免被碱分解。

绿原酸

1. 工艺流程（图 11 - 3）

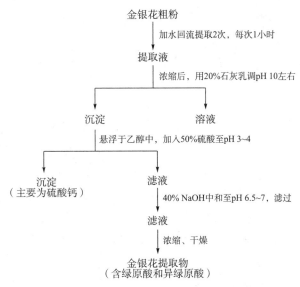

图 11 - 3　金银花中有机酸类成分提取分离流程图

2. 流程说明　根据绿原酸和异绿原酸在水中溶解度较大，易溶于乙醇和丙酮的性质，用水加热提取获得。浓缩后的水提取液加石灰乳使绿原酸及异绿原酸生成难溶于水的钙盐沉淀，与水溶性的杂质分离。沉淀加 50% 硫酸产生硫酸钙沉淀，而使绿原酸和异绿原酸游离溶于水中。

（二）青木香中有机酸类化学成分的提取分离技术

青木香为马兜铃科植物马兜铃（*Aristolochia debilis* Sieb. et Zucc.）的干燥根。青木香中主要含有尿囊素和多种硝基菲酸类成分，后者统称为马兜铃酸。马兜铃酸为有机酸，具有兴奋吞噬细胞的作用，可提高抗生素及化疗药物的治疗效果，且毒性低，治疗剂量仅为毒性剂量的 1%。

马兜铃酸类成分多为橙黄色结晶，味苦，一般不溶于水，难溶于甲醇、乙醇、三氯甲烷、乙酸乙酯、石油醚等亲脂性有机溶剂，易溶于丙酮及碱水溶液。

1. 工艺流程（图 11 - 4）

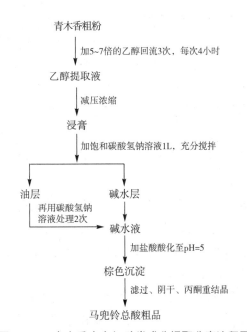

图 11 - 4　青木香中有机酸类成分提取分离流程图

2. 流程说明　采用溶剂提取法得到乙醇提取物，加碳酸氢钠使有机酸成盐溶于碱水中，加酸酸化，马兜铃总酸粗品析出，再采用丙酮重结晶，除去杂质。

第三节　氨基酸和蛋白质的提取分离技术

一、氨基酸的提取分离技术

氨基酸（amino acid）是一类分子中既含有氨基又含有羧基的化合物。广泛存在于动植物体内。目前发现的氨基酸有两类：一类是组成蛋白质分子的单位，是人体必不可少又不能自身合成的氨基酸，称为必需氨基酸。必需氨基酸有 20 余种，且均为 α-氨基酸。这类氨基酸大部分已经应用于医药领域，如精氨酸用于抢救肝昏迷，组氨酸用于治疗胃、十二指肠溃疡及肝炎。另一类是中药中存在的非蛋白组成的氨基酸，具有特殊的生物活性，称天然游离氨基酸，如使君子中使君子氨酸（quisqualic acid）有驱蛔的作用，南瓜子中的南瓜子氨酸（cucurbitine）有抑制血吸虫幼虫生长发育的作用，天冬、玄参、棉根中的天门冬素（天门冬酰胺，asparagine）具有止咳平喘作用，三七中的三七氨酸（dencichine）具有止血的作用。

使君子氨酸　　　南瓜子氨酸　　　天门冬素　　　三七氨酸

（一）氨基酸的结构与分类

根据氨基和羧基的相对位置不同，分为 α-氨基酸、β-氨基酸、γ-氨基酸等，其中大多数为 α-氨基酸；根据氨基酸分子中氨基和羧基的数目不同分为中性氨基酸、碱性氨基酸、酸性氨基酸。

（二）氨基酸的理化性质

1. 性状　氨基酸一般为无色结晶，熔点通常较高。

2. 溶解性　多数氨基酸易溶于水，难溶于丙酮、乙醚、三氯甲烷等有机溶剂。

3. 等电点　当将氨基酸溶液调至某一特定 pH 值时，氨基酸分子中羧基电离和氨基电离的趋势正好相等，这时溶液的 pH 值称为氨基酸的等电点。不同的氨基酸具有不同的等电点，当氨基酸在等电点时，分子以内盐形式存在，因其溶解度最小，可以沉淀析出。故可利用这一特性进行氨基酸的分离和精制。

4. 茚三酮反应　α-氨基酸与水合茚三酮加热反应，显紫色或蓝紫色。可用于氨基酸的鉴别及薄层色谱的显色。

（三）氨基酸的提取与分离

多数氨基酸易溶于水，属于强极性化合物，故可用水或稀乙醇提取。中药粗粉用水或稀乙醇冷浸或回流提取，减压回收乙醇，适当处理提取液，通过阳离子交换树脂，用稀氢氧化钠或稀氨水洗脱，收集茚三酮反应呈阳性的部分即为总氨基酸。

若要获得氨基酸单体，总氨基酸需要进一步分离纯化，一般先通过色谱法检查含有几种氨基酸，然后再选择合适的分离方法，常用的分离方法有：离子交换色谱法、溶剂法、成盐法和电泳法等。

（四）氨基酸的检识

1. 化学检识　游离态氨基酸可直接用显色试剂检识，结合态氨基酸则需要水解后再用显色剂检识。用于氨基酸的显色剂很多，最常用的显色剂有茚三酮、吲哚醌等。

（1）Ninhydrin 反应　供试液中加入茚三酮试剂，α-氨基酸与水合茚三酮加热反应，显紫色或蓝紫色。氨气亦有反应，故用茚三酮试剂检识氨基酸时，应避免实验室中氨气的干扰。

（2）Isatin 反应　供试液中加入吲哚醌试剂，不同的氨基酸与吲哚醌试剂产生不同的颜色，且不受氨气的影响，但其灵敏度不及茚三酮试剂。

2. 色谱检识　纸色谱或薄层色谱是鉴别和分析氨基酸的常用方法。

（1）薄层色谱　常用的展开剂为正丁醇－醋酸－水（4∶1∶5 上层，BAW）；三氯甲烷－甲醇－17% 氨水（2∶2∶1），显色剂可用茚三酮试剂。

（2）纸色谱　常用的展开剂为正丁醇－醋酸－乙醇－水（4∶1∶1∶2）、甲醇－水－吡啶（20∶20∶4），显色剂可用茚三酮试剂。

二、蛋白质的提取分离技术

蛋白质（protein）是一种由氨基酸通过肽键聚合而成的高分子化合物，分子量可达数百万甚至上千万，属于高分子化合物。蛋白质是生物体最基本的生命物质，广泛存在于中药中，近几十年来，随着对中药中化学成分的深入研究，陆续发现有些蛋白质具有较强的生物活性。如天花粉蛋白有引产作用和抗病毒作用，对艾滋病病毒也具有抑制作用；半夏鲜汁中的半夏蛋白具有抑制早期妊娠作用。

👁 **看一看**

酶是活性蛋白质中重要的一类，具有催化能力，它的催化作用具有专一性，通常一种酶只能催化某一种特定的反应，如蛋白酶只能催化蛋白质分解成氨基酸，脂肪酶只能催化脂肪水解成脂肪酸和甘油。酶广泛存在于生命体中，具有多种生物活性，如番木瓜中的木瓜酶可驱除肠内寄生虫；麦芽中的淀粉酶用于食积不消；苦杏仁中的苦杏仁酶具有止咳平喘的作用；蚯蚓中的蚓激酶能降解纤维蛋白；毒蛇中的蛇毒蛋白酶、蛇毒酶等可用于血栓治疗；哺乳动物尿液中的尿激酶、激肽释放酶临床用于治疗心血管疾病。

（一）蛋白质的理化性质

1. 溶解性　蛋白质多数可溶于水，形成胶体溶液，振摇蛋白质水溶液能产生类似肥皂的泡沫，加热煮沸则变性凝结而自水中析出。不溶于甲醇、乙醇、丙酮等有机溶剂，因此中药制剂生产中常用水提醇沉法除去蛋白质。

2. 等电点　蛋白质由氨基酸组成，故具有等电点。当调节溶液的 pH 值达到等电点时，蛋白质的溶解度最小，可以沉淀析出。当溶液的 pH 值高于或低于等电点时，蛋白质所带的电荷种类不同，在电场中，朝着与电极相反的方向移动，利用不同蛋白质移动速度的不同，可进行蛋白质的分离和精制。

3. 变性　蛋白质在高温、高压、紫外线等物理因素或强酸、强碱、乙醇、丙酮、重金属盐等化学因素的作用下，因结构和性质的改变而产生凝聚，溶解度降低，从水中沉淀析出，这种现象称为蛋白质的变性。可以利用此性质除去中药的蛋白质类成分。

4. 盐析　在蛋白质的水溶液中加入大量电解质，如氯化钠、硫酸铵、硫酸钠等可使蛋白质沉淀析出。此类盐析得到的蛋白质加水后又可重新溶于水中，常用此法提纯有活性的蛋白质。

5. 水解性　蛋白质在酸、碱、酶的作用下可逐步水解，最终产物为 α-氨基酸。

（二）蛋白质的提取与分离

蛋白质易溶于水且对热不稳定，故可用采用冷水浸提。提取液中一些水溶性的杂质可以加入不同浓度的乙醇或丙酮使蛋白质沉淀而分离。操作时注意在较低温度下迅速进行，并加以搅拌。如需进一步分离纯化可以用透析法、色谱法、电泳法等。

（三）蛋白质的检识

蛋白质中存在大量的肽键，将其溶于碱性水溶液中，加入少量硫酸铜溶液，即显紫色或深紫红色，这种显色反应称为双缩脲反应，是检识蛋白质的常用方法。此外加入重金属盐、乙醇、酸性沉淀试剂可使蛋白质产生沉淀，也可用于蛋白质的检识。此外，酸性蒽醌紫反应、酚试剂（磷钼酸－磷钨酸）反应和茚三酮反应也可用于蛋白质的检识。

色谱检识可采用吸附薄层色谱，常用的吸附剂为硅胶 G，展开剂为三氯甲烷－甲醇（或丙酮）（9：1），显色剂为 2% 茚三酮溶液。

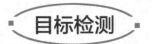

答案解析

一、选择题

（一）单项选择题

1. 从化学结构分析，鞣质是植物中广泛存在的一类（　　）
   - A. 甾体化合物
   - B. 多元酚类化合物
   - C. 苷类化合物
   - D. 有机酸类化合物
   - E. 苯丙素类化合物

2. 下列化合物不属于鞣质的是（　　）
   - A. 没食子酸
   - B. 儿茶素
   - C. 逆没食子酸
   - D. 苹果酸
   - E. 番石榴素

3. 五倍子鞣质属于（　　）
   - A. 可水解鞣质
   - B. 缩合鞣质
   - C. 逆没食子酸鞣质
   - D. 复合鞣质
   - E. 不可水解鞣质

4. 下列哪项不是除去中药中鞣质的方法（　　）
   - A. 水蒸气蒸馏法
   - B. 明胶沉淀法
   - C. 聚酰胺吸附法
   - D. 冷热处理法
   - E. 醋酸铅沉淀法

5. 水解后主要产生没食子酸和葡萄糖（或多元醇）的鞣质属于（　　）
   - A. 没食子酸鞣质
   - B. 逆没食子酸鞣质
   - C. 咖啡鞣质
   - D. 缩合鞣质类
   - E. 含有没食子酰基的缩合鞣质

6. 金银花中有效化学成分绿原酸属于（　　）
   - A. 鞣质类
   - B. 多糖类
   - C. 有机酸类
   - D. 蛋白质类
   - E. 氨基酸类

7. 有机酸是一类结构中含有（　　）基团的化合物。
   - A. 氨基
   - B. 羧基
   - C. 酚羟基
   - D. 醛基
   - E. 羰基

8. 氨基酸的结构特点是分子中同时具有（　　）
   - A. 氨基和羟基
   - B. 羟基和羧基
   - C. 羟基和羰基

　　D. 羰基和氨基　　　　　　　E. 羧基和氨基

9. 蛋白质在高温、高压、紫外线、强酸、强碱、重金属盐等作用下会沉淀析出，这称为蛋白质的（　　）

　　A. 等电点　　　　　　　B. 酸碱两性　　　　　　C. 水解性

　　D. 变性　　　　　　　　E. 盐析

10. 鉴别氨基酸和蛋白质常用的方法为（　　）

　　A. 氢氧化钠反应　　　　B. 三氯化铁反应　　　　C. 五氯化锑反应

　　D. 双缩脲反应　　　　　E. 三氯化锑反应

（二）多项选择题

11. 沉淀法是除去鞣质常用的分离方法，下列能与鞣质反应产生沉淀的有（　　）

　　A. 蛋白质　　　　　　　B. 生物碱　　　　　　　C. 重金属盐

　　D. 葡萄糖　　　　　　　E. 石灰乳

12. 属于鞣质的主要结构类型有（　　）

　　A. 可水解鞣质　　　　　B. 儿茶素　　　　　　　C. 黄烷醇

　　D. 缩合鞣质　　　　　　E. 复合鞣质

13. 马兜铃酸因具有肾毒性而备受关注，下列含有马兜铃酸的中药有（　　）

　　A. 马兜铃　　　　　　　B. 青木香　　　　　　　C. 寻骨风

　　D. 广防己　　　　　　　E. 关木通

14. 鉴别鞣质可采用的试剂有（　　）

　　A. 三氯化锑试剂　　　　B. 三氯化铁试剂　　　　C. 铁氰化钾试剂

　　D. 茚三酮试剂　　　　　E. 吲哚醌试剂

15. 下列哪些类型化学成分能溶于水（　　）

　　A. 鞣质　　　　　　　　B. 氨基酸　　　　　　　C. 蛋白质

　　D. 小分子有机酸　　　　E. 大分子有机酸

二、名词解释

1. 蛋白质的变性

2. 酶

三、问答题

1. 简述为什么要除去中药注射剂中的鞣质，除去鞣质的方法有哪些？

2. 蛋白质有哪些特殊的性质？

（祖文宇）

书网融合……

重点回顾

微课

习题

第十二章 中药活性成分的研究途径和方法

PPT

> **学习目标**
>
> **知识目标：**
> 1. **掌握** 中药活性成分研究的途径和方法。
> 2. **了解** 中药活性成分预试验的方法；化合物结构测定的步骤及方法。
>
> **技能目标：**
> 能熟练运用中药活性成分的性质初步判断化学成分的结构类型。
>
> **素质目标：**
> 具备科学严谨的作风；独立思考的能力；树立药品质量安全意识及开拓创新的精神。

导学情景

情景描述：紫杉醇来源于红豆杉科红豆杉属常绿针叶植物红豆杉（*Taxus chinensis*，又名紫杉）的树皮。红豆杉是第四纪冰川遗留下来的世界珍稀濒危物种，民间用于治疗胃病、高血压、糖尿病等。经过对红豆杉进一步研究发现，红豆杉中紫杉醇是人类生命的第一杀手——"癌症"的克星。

情景分析：紫杉醇能够破坏真核中微管和微管蛋白二聚体之间动态平衡，导致细胞在进行有丝分裂时不能形成纺锤体和纺锤丝，抑制细胞分裂和增值，从而发挥抗肿瘤作用。

讨论：红豆杉是我国一级保护树木，药用资源匮乏，那么，目前采用何种方式扩大紫杉醇的来源以满足患者的用药需求？

学前导语：从红豆杉中提取分离得到紫杉醇，经过对其分析确定结构，进一步进行活性等研究。那么从中药中提取分离的生物活性成分是通过怎样的途径研究开发成为创新药物的？

中药是在中医理论指导下应用的药物，有着独特的理论内涵和实践基础，包括性味归经、升降沉浮、君臣佐使、加工炮制、制剂工艺、配伍禁忌、剂量、服法等内容。无论是单味药物还是复方药，都有着与中医药学理论相适应的特征，并在中医理论指导下应用。中药和草药统称为"中草药"。中草药（包括民间药、民族药）在我国已有数千年的历史，而且资源非常丰富。这些丰富的动植物资源，结合长期积累的临床用药经验，使得从中研制新药具有成功率高、投资少、周期短等特点。因此从中药着手研发新药是我国创新药物研究的主要途径之一。

创新药物的研制与开发关系到人类的健康与生存，其意义重大而深远。从天然产物中寻找生物活性成分，通过与毒理学、药理学、制剂学、临床医学等学科的密切配合，研制出疗效高、毒副作用小、使用安全方便的新药，是国内外新药研制开发常采用的方法。从经过数千年临床实践证明其临床疗效可靠的传统中药中寻找有效成分并研制开发成为新药，是一条事半功倍的研制新药的途径，其成功率要比从一般天然产物开始高的多。通过中药有效成分研制出的许多药物目前仍是临床常用基本药物，如麻黄碱、黄连素、阿托品、利血平、洋地黄毒苷等。从中药及天然药物中开发新药有以下几种方式： 微课12

1. 原生药（动植物、矿物药）的开发 经文献资料和民间用药的调研或通过现代药理活性筛选

（含体内、体外等筛选），发现某植物、动物或微生物具有药用价值，进一步将其开发成为新药。

2. 提取物或有效部位的开发　指采用现代科学技术，对中药材进行提取分离而得到的具有相对明确的药效物质基础、特定的药理活性以及严格质量标准的中药产品，其质量有一定保证，可作为中药制剂的原料药。如目前在临床上广泛使用的地奥心血康、银杏叶制剂等。

3. 有效成分的开发　通过对中药中有效成分或活性成分的研究，从中发现有药用价值的活性单体或潜在药用价值的活性单体，即先导化合物。通过对先导化合物的结构改造与构效关系的研究，进一步发现有潜在药用价值的化合物，然后经过一系列研究将其开发成新药。如麻黄碱、小檗碱、长春碱、长春新碱、紫杉醇等均是从中药中开发出来的新药。蒿甲醚、普鲁卡因、β-甲基地高辛等均是通过先导化合物构效关系的研究开发出来的新药。

4. 亲缘动植物药的开发　已知某种成分或某类成分具有一定药用价值或已成为新药，根据动植物的亲缘关系，寻找含这种或这类成分的动植物，进而进行新药的开发。如人参根中的人参皂苷具有多方面的生物活性，通过对其茎叶进行研究发现也含有大量的皂苷，且与人参根中的皂苷结构类似，进而将人参茎叶中的皂苷开发成新药，广泛用于保健药物及某些中药复方。

5. 复方中药的开发　在不明确有效成分的基础上，将临床疗效明确的经典方、经验方或经药效学研究具有开发价值的复方开发成新药，或改变药物剂型，如由口服液改为片剂、注射剂等。

我国地域辽阔，各地气候地形差异悬殊，中草药资源多达上万种，种类繁多，进而为新药的研究开发提供了得天独厚的资源。国际上常用的植物药如秋水仙碱、甘草酸二铵、阿托品、芦丁等，已经先后由我国科研工作者利用国内的植物资源分离得到，成功的投入生产并应用于临床。由我国科学家自行研究开发的抗疟药物青蒿素及其衍生物、治疗早老性痴呆病的石斛碱甲、治疗肠道感染性疾病的黄连素（小檗碱）、治疗急慢性肝炎的水飞蓟素等，均已得到广泛应用。

👁**看一看**

先导化合物

通过对天然药物或中药中的有效成分或生物活性成分的研究，从中发现有药用价值的活性单体或潜在药用价值的活性单体，这些单体往往具有一定的生物活性，但因其活性不够显著或毒副作用较大，无法将其开发成新药，但它们具有潜在药用价值，被称为先导化合物。如吗啡、可卡因等药物，自身虽然有很强的成瘾性，但通过结构改造得到的哌替啶和普鲁卡因，成瘾性很低或几乎没有，具有很高的药用价值。

第一节　中药活性成分的研究途径

生物活性成分是指从植物、动物、矿物以及微生物等中分离得到的经过药效试验和生物活性实验，证明对机体有一定生理活性的成分。中药中化学成分复杂，各成分具有不同结构和理化性质，其中大多为无效成分，所以要弄清其中具有生物活性的化学成分，必须进行活性成分研究。研究途径因具体目标成分不同需做具体分析。通常可利用文献查阅、用药调研，然后通过现代药理学筛选等，建立多种药物筛选模型，再结合计算机辅助等技术。此外，各种色谱技术、光谱技术的引入，尤其是液－质联用（LC-MS）、气－质联用（GC-MS）以及液相色谱与核磁共振联用（LC-NMR）等技术，为从天然资源中快速发现先导化合物提供了便利。

从中药中开发新药的方法多种多样，应根据具体研究对象的特点采用不同的途径。中药新药研究路线为：中药单方或复方→临床应用→药学研究（工艺、质量标准研究）→药效、毒理实验→临床试验。一般新药开发大致需要经过临床前研究、临床研究、药品上市后再评价三个阶段。其中Ⅰ、Ⅱ、Ⅲ期临床试验为药品上市之前的临床研究，Ⅳ期临床试验主要考查其安全性，通常是研发企业为了验证药品的安全性、有效性及扩大药品适应证进行的多中心临床试验，为药品上市之后的研究。国际上开发新药的大致过程如下（图12-1）。

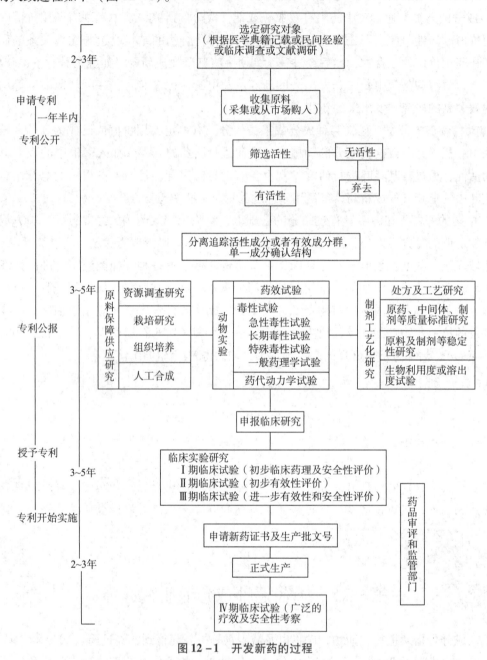

图 12 -1　开发新药的过程

第二节　中药活性成分的研究方法

从中药或天然药物中开发创新药物的关键是能否从中分离得到有药用价值或具有潜在药用价值的活性成分。中药有数千年的用药历史，对于某些疾病具有独特疗效，临床基础雄厚，其中的化学成分种类繁多，结构新颖，是创新药物及其先导化合物的重要来源。中药中原生生物活性成分的研究过程通常为选定目标、确定有效部位、分离活性成分、确定化学结构、进行结构修饰等。

一、选定目标

通过文献调研及活性筛选等选定需要研究的中药，然后采用体内试验的方法对该药进行药效学评价，以便再次确认该药的开发价值，寻找有效部位或活性部位，建立活性测试模型或指标。现代药理模型指导下的活性追踪思路和方法是在合适的体内外药理模型的指导下，对中药进行系统的提取、分离和结构研究，以寻找其中有效成分。

二、确定有效部位

在明确筛选模型后，活性追踪下的提取分离一般方法是根据原药材中化学成分性质将其粗分为几个部位，对各部位进行预试验及活性试验，确定有效部位。

（一）预试验

中药化学成分预试验是通过简单的提取分离和定性反应初步确定中药中可能含有的化学成分类型，再根据预试验获得信息，筛选和建立合理的提取、分离及检查方法，以活性成分追踪作向导。预试验方法分为两类，一类是单项预试验，即根据工作需要有重点的检查某一类成分。另一类是系统预试验，即用简单、快速的方法，对中药中存在的各类化学成分进行全面定性检查。

预试验往往只能提供初步线索，其准确性受多种因素影响，包括共存成分相互干扰；提取方案不够合理；提取液中杂质多，颜色深，影响了定性反应的观察；定性检出试剂不够专一；有效成分含量低；与检出试剂反应不够灵敏等。如具有较强生物活性的美登木碱在原植物中仅含千万分之二，运用一般预试验方法很难发现。预试验的结果只能提供药材中可能含有某些类型的化学成分，要完全确定某类化学成分的存在，还需进一步检识。

各类化学成分的检识反应一般在试管、滤纸或薄层板上进行。根据中药活性成分的特征反应，选择专属性强的试剂对相应成分进行检测。如糖苷类成分可用 Molisch 反应；黄酮类成分可用盐酸－镁粉反应；蒽醌类成分可用碱液显色反应；香豆素类成分可以观察其荧光等方法进行检测。

（二）筛选有效部位

最常用的粗分方法是根据中药中所含的化学成分极性大小不同分成几个部分。如将原药材依次用石油醚、二氯甲烷、丙酮、水等提取，获得不同的粗分部位。或先采用水或一定浓度的乙醇提取，然后将浓缩液依次用石油醚、二氯甲烷/三氯甲烷、乙酸乙酯、正丁醇萃取后分成不同的部位做活性筛选。如果各部分都有活性，但活性均不强时，则需要重新设计粗分方法，直到找到其中某一部分或某几个部位活性强，而剩余部位无活性或活性很弱为止。由于这部分往往量比较大，加之某些天然成分属于前体药物（即本身并无活性，在体内代谢后其代谢产物具有活性），故在活性测试时最好采用体内方法。

三、分离活性成分

采用各种色谱技术或其他分离方法对活性部位进行分离，每次分离所得组分均需做活性测试，对具有活性的组分进一步分离，直到追踪得到活性成分。此方法可避免分离工作的盲目性和在分离过程中由于化合物本身的原因或选择方法不合适造成活性成分的丢失，特别是微量活性成分的丢失。目前大多采用此法进行活性成分的研究。

四、确定化学结构

根据化合物的理化性质及波谱数据对分离得到的单体成分进行化学结构确定。明确化学结构后对其进行活性评价，其原因主要是确定化学结构消耗样品量极少，而活性试验则需消耗较多样品，故应先确定结构，后测试活性。

五、结构修饰

对于有开发价值的化合物进一步进行结构修饰和构效关系的研究，进行成药性评价，进而将其开发成创新药物。

六、应用实例

青蒿为菊科植物黄花蒿（*Artemisia annua* L.）的干燥地上部分。秋季花盛开时采割，除去老茎，阴干。别名蒿子、臭蒿、香蒿、苦蒿等，性苦、辛，寒，归肝、胆经。具有清热解暑、除蒸、截疟作用。用于暑邪发热、阴虚发热、夜热早凉、骨蒸劳热、疟疾寒热、湿热黄疸等症。经动物实验筛选和临床观察研究证明，青蒿对恶性疟疾具有较好的抑制作用，由花蕾和叶提取物中分离出对间日疟原虫有较强杀灭作用的成分，起效快、不良反应亦小。其研究过程如下：

（一）有效部位的确定

将青蒿粗粉依次用石油醚、苯（或三氯甲烷）、丙酮等溶剂浸提，得到不同极性的提取液后进行活性测试，结果显示苯（或三氯甲烷）和丙酮提取部位具有显著抗疟活性，见图 12 - 2。

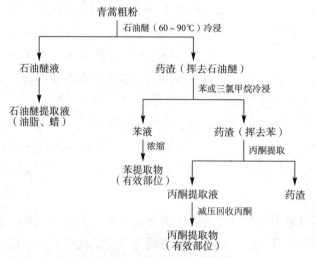

图 12 - 2　青蒿有效部位系统提取流程图

（二）青蒿素的分离

青蒿丙酮提取物，经减压回收丙酮后，再经硅胶柱色谱分离，以石油醚、石油醚 - 乙酸乙酯（95：5）等洗脱进行，收集洗脱液，经薄层色谱鉴定，合并相同组分的流出液，适当回收溶剂，放置后即可析出白色或无色针状结晶——青蒿素（arteannuin，artemisinin），见图 12 - 3。

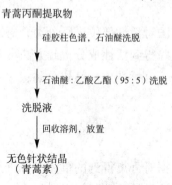

图 12 - 3　青蒿素分离流程图

（三）青蒿素的结构改造

青蒿素经过鉴定，确定其过氧基团为活性基团，过氧桥键一旦破坏，抗疟活性立即消失。青蒿素在临床应用中发现一些不足之处，包括口服吸收差，水和油均不溶，难以制成合适的制剂，临床复发率高达48%。为了克服不足，需进一步研究其在体内代谢过程、构效关系，进行结构修饰，以提高疗效。

青蒿素经接触催化氢化后得到失去过氧基的氢化青蒿素（图12-4），无抗疟活性，进一步证明过氧基团是抗疟活性基团。

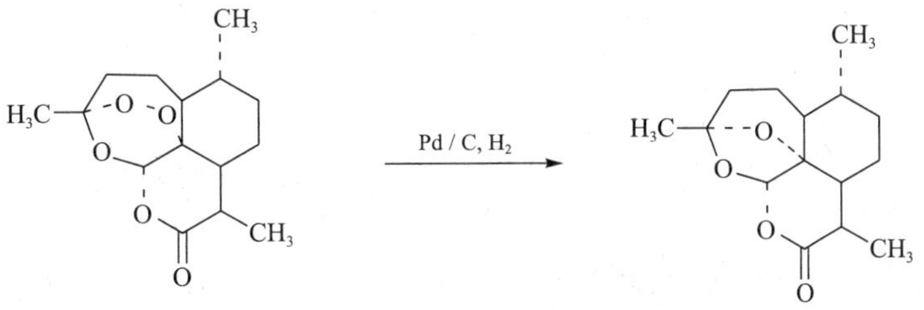

图 12-4　青蒿素催化氢化

✎ 练一练

青蒿素抗疟活性中心是（　　）

A. 酯基　　　　　　　B. 过氧桥　　　　　　　C. 甲基

D. 醚键　　　　　　　E. 羧基

答案解析

青蒿素在甲醇中用硼氢化钠还原得到双氢青蒿素（dihydroartemisinin）（图12-5），抗疟效价比青蒿素高一倍，原虫转阴快、速效、低毒等。在盐酸催化下得到油溶性的蒿甲醚（artemether），抗疟活性更为显著，其复发率为7%。

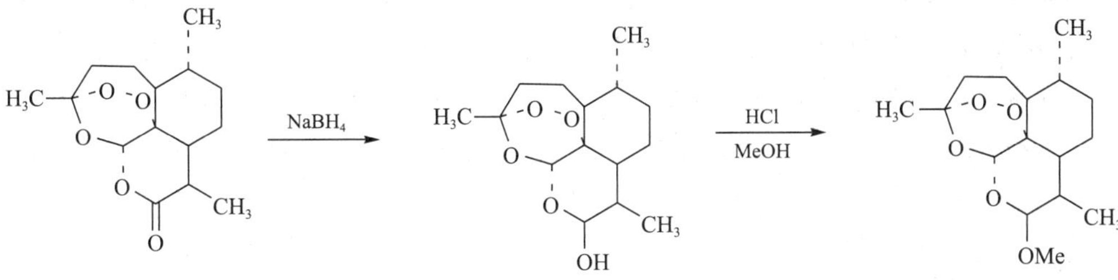

图 12-5　制备蒿甲醚反应路线

亦可酰化成为水溶性的青蒿琥珀酸单酯（artesunate），药理作用进一步增加，同时更易做成制剂，临床应用更为方便。

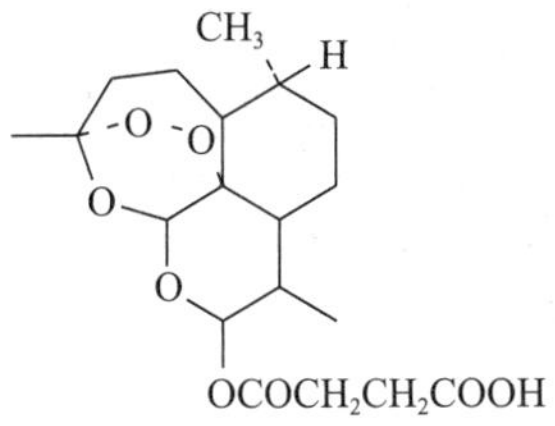

青蒿琥珀酸单酯

❤ **药爱生命**

青蒿在中国已有数千年的药用历史，公元340年东晋的《肘后备急方》有青蒿治疗疟疾的记载。青蒿现今被视为救治非洲数百万疟疾患者的灵丹妙药，其主要成分有倍半萜类、黄酮类、香豆素类等。

我国科学家屠呦呦因从青蒿中成功提取青蒿素用于疟疾的治疗而获得2015年诺贝尔生理学或医学奖。

屠呦呦教授回忆，当年在选定青蒿作为研制抗疟特效药之前，曾试验了200多种中草药，提取方法达380多种。选定青蒿后，选择最佳部位又经历了数不清的试验，最终发现青蒿素对鼠疟、猴疟原虫的抑制率达到100%。研究团队经过不懈的努力，最终发现了用乙醚提取青蒿中抗疟有效成分的方法。以青蒿素为基础的复方药物，如今已是世界疟疾治疗的首选药物，"在全球特别是发展中国家挽救了数百万人的生命"。作为青蒿素研发成果的代表性人物，屠呦呦获得国际科学界的赞誉，既是中国科学家得到的国际认可，也是中医药对人类健康做出巨大贡献的具体体现。

第三节　中药活性成分的结构测定

中药经过提取分离、精制得到单体化合物后，必须经过鉴定，确定其化学结构，才有可能深入探讨有效成分的生物活性、构效关系等，为人工合成、结构改造和药物设计等奠定扎实的基础。

一、化合物纯度检查

在结构研究前必须首先确定化合物的纯度。若纯度不合格，结构测定则有很大难度。判断一个化合物纯度通常有多种手段，一般需要综合多种方法检查，如固体物质可检查色泽、晶型是否一致，有无明确、敏锐的熔点，薄层色谱或纸色谱、气相色谱或高效液相色谱也是判断纯度最常用最重要的方法。

二、物理常数确定

测定的物理常数包括熔点、沸点、比旋度、折光率和比重等。固体纯物质的熔点，其熔距应在0.5~1.0℃范围内，如熔距过大，则可能存在杂质。液体物质可测定沸点。液体纯物质应有恒定的沸点，除高沸点物质外，其沸程不应超过±5℃。此外液体还应有恒定的折光率及比重。比旋度也是常见的物理常数，中药有效成分多为光学活性物质，故无论是已知还是未知物，在鉴定化学结构前应测其比旋度。少数化合物还需测定其旋光谱和圆二色谱。

三、分子式确定

确定一个化合物的分子式，经典的方法是先进行元素的定性分析，即元素分析法，确定含有的元素，再测定各元素在化合物中的百分含量，从而求出化合物的实验式，然后根据测出的分子量，计算该化合物的分子式。该方法试样用量大，准确性差，因而只在试样较多或某些特殊情况下使用。

目前测定分子量最常用也是最精确的方法是质谱法（MS），尤其是高分辨质谱（HR-MS）不仅可以精确地给出化合物的分子量，而且可以直接给出分子式，除此之外也可以根据质谱图中出现的同位素峰强度推测化合物含有的特定元素，如氯、溴等。

四、化合物官能团及骨架确定

化合物的分子式被确定后，需进一步进行官能团和分子骨架的确定。首先计算该化合物的不饱和度，准确计算出结构中可能含有的双键数或环数，再根据所测得的物理常数、化学定性试验、降解反应及紫外光谱、红外光谱、质谱、核磁共振光谱等综合分析，以确定化合物所含官能团、母核类型等。

👁 看一看

不饱和度

不饱和度（Ω）表示分子中存在的双键或环的数目，是解析化合物的一个重要参数。计算不饱和度的方法如下：

$$\Omega = \frac{2n_4 + n_3 + 2 - n_1}{2}$$

式中，n_4 为四价原子数目；n_3 为三价原子数目；n_1 为一价原子数目。

例如：苯乙酮的分子式为 C_8H_8O，它的不饱和度为：

$$\Omega = \frac{2 \times 8 + 2 - 8}{2} = 5$$

$\Omega = 5$ 说明分子中具有一个苯环（三个双键，一个环）和一个羰基。

五、化合物结构鉴定

中药化学成分的结构鉴定是一项综合性很强、非常复杂的工作，往往是波谱解析、理化常数分析、仪器分析及文献查阅等多方面工作的相互结合、综合分析而得出的结果。

在化合物结构分析中，光谱技术具有用量少、可回收、省时省力等优点，克服了经典结构研究中耗时长、准确性差、消耗样品量大及不可回收等缺点。通过波谱解析，或与已知化合物的谱学数据对照，把各官能团或结构片段连接起来形成整体结构，再进一步通过 X-Ray 单晶衍射、旋光谱、圆二色谱或 2D-NMR 等方法进一步确定其立体结构。常用于结构鉴定的光谱技术有紫外 - 可见吸收光谱（ultraviolet-visible absorption spectrum，UV-vis）、红外吸收光谱（infrared absorption spectrum，IR）、核磁共振光谱（nuclear magnetic resonance，NMR）和质谱（mass spectrum，MS）。

❓ 想一想

中药化学成分结构测定的四大光谱是什么？分别提供何种信息？

答案解析

（一）紫外 - 可见吸收光谱法

分子吸收波长范围在 200~800nm 区间的电磁波产生的吸收光谱为紫外 - 可见吸收光谱，为电子跃迁光谱。含有共轭双键、发色团及具有共轭体系的助色团分子在紫外及可见光区域产生的吸收，即由相应的 $\pi \rightarrow \pi^*$ 及 $n \rightarrow \pi^*$ 跃迁所引起，因此紫外光谱主要用于鉴定结构中共轭体系的有或无。

紫外吸收光谱根据吸收波长及吸收强度，可提供有关化合物共轭体系或某些羰基等存在的信息。①化合物在 220~800nm 内无紫外吸收，提示该化合物是脂肪烃、脂环烃或其简单衍生物（氯化物、醇、醚、羧酸等）；②220~250nm 内显示强吸收（$\varepsilon \geqslant 10000$ 或更大），提示该化合物具有共轭二烯或 α、β-不饱和醛和酮结构；③250~290nm 内为中等强度吸收，且常有精细结构，提示该化合物有苯环或某些芳杂环；④250~350nm 内有弱吸收，提示该化合物中有羰基或共轭羰基存在；⑤300nm 以上的高强度吸收，提示该化合物结构有较大的共轭体系。

因此，紫外吸收光谱对于分子中含有共轭双键、不饱和羰基以及芳香化合物的鉴定是一种重要的手段。在天然产物结构中，如黄酮类、蒽醌类、香豆素类等结构的紫外光谱特征规律比较清楚，尤其是黄酮，在加入某种诊断试剂后，其紫外光谱因分子结构中取代基的类型、数目及取代基位置不同而发生不同改变，故可用于该化合物精细结构的测定。除此以外，紫外光谱在解决双键顺反异构、空间位阻等立体化学问题上也有重要应用。

（二）红外吸收光谱法

分子中价键的伸缩及弯曲振动将在光的红外区域产生吸收，其中 $2.5 \sim 25 \mu m$ 的中红外区即 $4000 \sim 400 cm^{-1}$ 波数处为多数官能团的基频振动吸收峰区，故用于判断结构中某些官能团的有或无。化合物中的每一个化学键振动都能吸收与其频率相同的红外光，在红外光谱图对应的位置上出现一个吸收峰，振动频率用波数（ν，波长的倒数）来表示。

按吸收峰的来源，可以将红外光谱图大体上分为特征频率区（$4000 \sim 1500 cm^{-1}$）和指纹区（$1500 \sim 600 cm^{-1}$）两个区域。其中特征频率区中的吸收峰基本是由基团的伸缩振动产生，数目不是很多，但具有很强的特征性，能够为某些官能团的鉴定提供重要信息。如羰基的吸收，大部分羰基化合物集中于 $1900 \sim 1650 cm^{-1}$。除去羧酸盐等少数情况外，羰基峰的吸收强度都较大，常为最强峰或次强峰。指纹区的情况不同，该区峰多而复杂，没有强的特征性，主要是由一些单键 C—O、C—N 和 C—X（卤素原子）等的伸缩振动，C—H、O—H 等含氢基团的弯曲振动以及 C—C 骨架振动产生。当分子结构稍有不同时，该区的吸收就有细微的差异，恰如人们各自具有独特的指纹一样，因而称为指纹区。指纹区对于区别结构类似的化合物很有帮助。测定区域及官能团关系见表 12 - 1。

表 12 - 1　红外光谱吸收峰与官能团的关系

吸收峰范围 ν（cm^{-1}）	官能团振动区域
$4000 \sim 2500$	X—H（X 包括 C、N、O、S）等伸缩振动区
$2500 \sim 2000$	三键和连烯类双键（等）的伸缩振动区
$2000 \sim 1500$	C＝C、C＝O、C＝N 等双键的伸缩振动区
$1500 \sim 1300$	主要 C—H 弯曲振动区
$1300 \sim 910$	单键的伸缩振动频率、分子骨架振动频率
910 以下	苯环因取代而产生的吸收（$900 \sim 650 cm^{-1}$）

红外光谱在立体化学研究中也有重要应用，包括环己酮结构上的取代基取向、苷键构型的确定（有适用范围）、双键顺反异构的确定。

（三）核磁共振谱法

核磁共振谱是利用能量很低的电磁波照射暴露在强磁场中的分子，电磁波能与分子中的磁性核（^{1}H、^{13}C）相互作用，引起磁性核发生磁能级的共振跃迁而产生吸收信号，记录吸收信号的强度，对应其吸收频率所得的波谱即为核磁共振谱。核磁共振氢谱（^{1}H-NMR）和核磁共振碳谱（^{13}C-NMR）对于化合物的结构测定具有非常重要的作用。目前，二维核磁共振技术（2D-NMR）已经得到了广泛应用，在结构测定中发挥更为重要的作用。

1. ^{1}H-NMR　氢的同位素中，^{1}H 的丰度比最大，信号灵敏度也高，故 ^{1}H-NMR 测定比较容易，为结构研究提供化学位移（δ）、谱线的积分面积（氢的数目）以及偶合常数 J（峰裂分情况）等信息，对有机化合物的结构测定具有十分重要的意义。

（1）化学位移（δ）　氢的化学位移在 $0 \sim 20$ 范围内，常用的为 $0 \sim 13$。由于 ^{1}H 核周围环境不同，外围电子密度以及电子绕核旋转时产生的磁屏蔽效应不同，不同类型的 ^{1}H 核发生共振跃迁所需能量不同，共振信号将出现在不同区域（见表 12 - 2），据此可推断 H 所处的化学环境。

表 12 - 2　不同类型氢核化学位移大致范围（单位：ppm）

	类型	化学位移（δ）
CH	—C—CH₃—	0.9 ~ 1.2
	—C—CH₂—	1 ~ 1.5
	—C—CH—	1.2 ~ 1.8
	R—CH（α）—CH（β） （R=—OH、—COCOR、—OR、—NO₂、—X）	在上列数值基础上 α-H：+2 ~ 4 β-H：+0.5 ~ 1
	R—CH（α）—CH（β） （R=—C=O、—C≡C、Ar—）	在上列数值基础上 α-H：+1 ~ 2 β-H：+0.5 ~ 1
≡CH		2 ~ 3
=CH		5 ~ 8
芳环及芳杂环		6 ~ 9
—CHO₃		9 ~ 10
活泼氢（—OH、—SH、—NH）		不确定，加入 D₂O 后消失

（2）峰面积　氢信号的积分面积与分子中的总质子数相当，故如果分子式已知，可据此推算出每个积分信号相当的 ^1H 数，但要注意活泼质子如—OH、—NH、—SH，包括酚、羧酸、酰胺上的活泼质子在一些测试溶剂中（或含水时）常不出现信号，在推测结构时要结合质谱、碳谱等。

（3）偶合常数（J）　已知磁不等同的两个或两组 ^1H 核在一定距离内会有偶合裂分。若为低级偶合，峰的裂分符合 $n+1$ 规律，其中 n 为干扰核的数目，可对应有 s（单峰）、d（二重峰）、t（三重峰）、q（四重峰）、m（多重峰）等。如若为 s 峰，表示周围 C 上无 H；若为 t，表示周围可能存在一个—CH₂—的基团，通过研究裂峰数可获知邻位 H 质子信息；高级偶合则有 dd、dt、td、m 峰等多种裂分形式。

裂分间的距离称为偶合常数（J，Hz），用以表示相互干扰的强度，偶合常数的大小取决于相互作用的氢核之间间隔键的距离。间隔的键数越少，则 J 的绝对值越大，反之，则越小。如苯环中邻位 H 的 J 一般在 6 ~ 8Hz，间位 H 的 J 一般在 1 ~ 3Hz，对位 H 的 J 一般在 0 ~ 1Hz。通常，超过三个键以上的偶合可以忽略不计。但在 π 系统中，如烯丙基及芳环，因电子流动性较大，即使间隔超过三个键，仍可发生偶合，但作用较弱。

解析核磁共振氢谱的步骤一般如下：①观察有几组峰，根据每组峰的化学位移推断可能的 H 质子类型。②观察峰面积，确定每组峰所含 H 质子数。③计算偶合常数，找出自旋偶合裂分的吸收峰，分析相互偶合的 H 质子数目和结构关系。④观察峰形，确定基团与基团的关系，推测其化学结构。

2. ^{13}C-NMR　天然化合物结构几乎都是碳结构，因此在确定化合物结构时，^{13}C-NMR 在某种程度上起着更为重要的作用。^{13}C-NMR 的原理与 ^1H-NMR 基本相同，但 ^{13}C 的丰度比低，只有 1.1%，故 ^{13}C-NMR 测定的灵敏度只有 ^1H 的 1/6000，检测所需样品量大且耗时较长。但随着科技的发展，尤其是傅立叶变换核磁共振技术的出现，上述问题得到了解决。

（1）^{13}C 的信号裂分　因 ^{13}C 的自然丰度小，两个 ^{13}C 相连的几率很小，故 ^{13}C-^{13}C 之间的同核偶合一般不予考虑；相反，^1H 的偶合影响（异核偶合）却十分突出。因 ^1H 核自旋偶合干扰产生的峰裂分数目仍遵循 $n+1$ 规律，以直接相连的 ^1H 为例，CH₃ 为 q 峰、CH₂ 为 t 峰、CH 为 d 峰、C 为 s 峰。$^1J_{CH}$ 为 120 ~ 250Hz，而两根键（$^2J_{CH}$）及三根键（$^3J_{CH}$）范围内的远程偶合影响也存在，故 ^{13}C 信号裂分十分复杂。为了消除干扰，采用多种技术处理，得到不同形式的图谱。目前最常用的碳谱是全 H 去偶方法来测定的，即为噪声去偶谱或质子宽带去偶谱，同时与 DEPT 谱的综合使用可判断分子中所有磁不等同碳核的类型和数目，目前已成为获得^{13}C-NMR信息的常规手段。

（2）化学位移 常用范围0~250。因信号之间很少重叠，故识别起来比较容易。与氢化学位移一样，碳原子的化学位移成为推断化合物骨架结构的有力工具。常见基团的碳信号化学位移δ值见表12-3。

表12-3 常见不同类型碳核化学位移大致范围（单位：ppm）

类型	化学位移（δ）
脂肪碳	<50
连杂原子碳（C—O、C—N、C—S）	50~100
甲氧基碳（—OCH$_3$）	55左右
糖端基碳	95~105
芳香碳、烯碳	98~106
连氧芳碳	140~165
醛（—CHO）	190~205
酮（—C＝O）	195~220
羧基（—COOH）	170~185
酯及内酯（—COO—）	165~180
酰胺及内酰胺（—CONH$_2$—）	165~180

一维核磁共振谱中，如果信号过于复杂或者堆积在一起难以分辨时，结合二维核磁共振技术则信号会收到良好的效果。常用的二维核磁共振谱多为化学位移相关谱，包括同核相关谱^{1}H-^{1}H COSY、NOESY，以及异核间的相关谱HMQC（或HSQC）、HMBC等。

（四）质谱

质谱是有机化合物样品在质谱仪中经高温（300℃）气化，在离子源受一定能量冲击产生阳离子，而后在稳定磁场中按质量和电荷之比（简称质荷比，m/z）顺序进行分离并通过检测器表达的图谱。在质谱图中，主要可以观察到分子离子峰和碎片离子峰。一般强度最高的峰定为基峰，质荷比最高的峰通常为分子离子峰，表示为M^+，分子离子峰的质荷比即为化合物的相对分子质量。但是一些对热敏感度高的化合物，如醇类，最高的质荷比峰不一定就是分子离子峰。

质谱在化合物结构测定中有非常重要的作用，包括：①确定化合物相对分子质量。②高分辨质谱（HR-MS）能检测出相对分子质量的精确数字，可直接提供分子式。③化合物在一定条件下开裂有一定规律，分析开裂碎片，可提供部分结构信息，如M-15峰提示结构中含有—CH$_3$，M-17峰提示结构中含有—OH，M-18峰提示结构中含有脱水峰，M-28峰提示结构中含有—CO；在苷类结构测定中，通常M-162峰提示结构中含有葡萄糖或半乳糖等六碳醛糖，M-146峰提示结构中含有鼠李糖等去氧糖。在中药中化合物母核的结构测定中，黄酮母核发生RDA开裂，可特征性的得到m/z 120和m/z 102的碎片峰，齐墩果烷类化合物发生RDA开裂，可特征性的得到m/z 208和m/z 248的碎片峰等。

质谱最初的离子源是电子轰击源，即利用低能量（70eV）的慢电子轰击样品的气体分子使之成为阳离子，这种质谱称为电子轰击质谱（EI-MS）。由于EI-MS需要将样品分子加热气化，故一些容易发生热分解的化合物，如醇、糖苷等，只能检测到碎片峰而无法得到分子离子峰，另外一些大分子物质如多糖、肽类等常因难以气化而无法测定。近年来，质谱技术得到快速发展，开发了许多样品不必加热气化即可直接电离的新方法，并得到了推广应用，如快速原子轰击电离（FAB）、电喷雾电离（ESI）及基质辅助激光解吸电离（MALDI）等。此外质谱仪也常与液相色谱或气相色谱联用，如：LC-MS、GC-MS、LC-MS-MS、LC-ESI等。

综上所述，紫外吸收光谱、红外吸收光谱、质谱和核磁共振光谱统称为四大光谱，是目前中药化学成分结构测定的重要手段。随着新的技术出现，如单晶 X 射线衍射技术、旋光光谱（ORD）、圆二色光谱（CD）法等在结构测定中的应用，使得化学成分的结构测定更为快速、准确，从而进一步加速创新药物研究的步伐。

👁 看一看

X 射线单晶衍射法

X 射线单晶衍射法（X-ray single crystal diffraction，XRD）简称 X 射线衍射法，是通过测定化合物晶体对 X 射线的衍射谱，再经过计算机用数学方法解析、还原为分子中各原子的排列关系，最后获得每个原子在某一坐标系中的分布从而给出化合物化学结构。X 射线单晶衍射法不仅能测定化合物的一般结构，还能测定化合物结构中的键长、键角、构象、绝对构型等结构信息。X 射线最常用的阳极靶是铜靶和钼靶，常规 X 射线（钼靶）一般只能确定相对构型，而铜靶的 X 射线可以确定绝对构型。

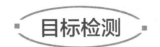

答案解析

一、选择题

（一）单项选择题

1. 下列物质为中药中活性成分的是（　　）

   A. 芦丁　　　　　　　　　B. 纤维素　　　　　　　　C. 淀粉

   D. 色素　　　　　　　　　E. 黏液质

2. 合成青蒿素衍生物，主要是为了解决在（　　）中的溶解度问题

   A. 水和油　　　　　　　　B. 乙醇　　　　　　　　　C. 乙醚

   D. 三氯甲烷　　　　　　　E. 酸

3. 进行中药活性研究首先应该（　　）

   A. 确定有效部位　　　　　B. 提取分离有效成分　　　C. 选定目标

   D. 结构鉴定　　　　　　　E. 结构改造

4. 黄酮类成分一般的检识方法为（　　）

   A. 氢氧化钠　　　　　　　B. 三氯化铁　　　　　　　C. 三氯化铝

   D. 醋酸镁　　　　　　　　E. 盐酸－镁粉

5. 核磁共振氢谱能够提供（　　）

   A. 碳的信息　　　　　　　B. 氢的信息　　　　　　　C. 分子量

   D. 分子式　　　　　　　　E. 基团信息

6. 下列化合物为水溶性的（　　）

   A. 青蒿素　　　　　　　　B. 双氢青蒿素　　　　　　C. 蒿甲醚

   D. 青蒿琥珀酸单酯　　　　E. 以上都不是

7. 分子式 C_8H_8O，它的不饱和度为（　　）

   A. 2　　　　　　　　　　　B. 3　　　　　　　　　　C. 4

   D. 5　　　　　　　　　　　E. 6

8. 可提供有关化合物共轭体系或某些羰基等存在信息的光谱是（　　）

   A. 紫外光谱　　　　　　　B. 红外光谱　　　　　　　C. 质谱

   D. 核磁共振氢谱　　　　　E. 核磁共振碳谱

9. 可提供有关化合物分子量的光谱是（　　）

    A. 紫外光谱　　　　　　　　B. 红外光谱　　　　　　　　C. 质谱

    D. 核磁共振氢谱　　　　　　E. 核磁共振碳谱

10. 红外光谱中，在 1500cm^{-1} 左右出现一个强吸收峰，这可能是（　　）

    A. 羟基　　　　　　　　　　B. 氨基　　　　　　　　　　C. 双键

    D. 羰基　　　　　　　　　　E. 苯基

（二）多项选择题

11. 一般新药开发大致需要经过（　　）三个阶段

    A. 临床前研究　　　　　　　B. 临床研究　　　　　　　　C. 质谱

    D. 核磁共振谱　　　　　　　E. 药品上市后再评价

12. 按吸收峰的来源，可以将红外光谱图大体上分为哪两个区域（　　）

    A. 吸收区　　　　　　　　　B. 特征区　　　　　　　　　C. 指纹区

    D. 耦合区　　　　　　　　　E. 电子跃迁区

13. 质谱可以提供信息有（　　）

    A. 确定相对分子量　　　　　B. 计算分子式　　　　　　　C. 提供氢的信息

    D. 提供碳的信息　　　　　　E. 根据裂解的碎片推测结构式

14. 检查化合物纯度的方法有（　　）

    A. 根据结晶形状判断　　　　B. 紫外光谱法　　　　　　　C. 熔点测定法

    D. TLC 检查　　　　　　　　E. HPLC 检查

15. 天然药物化学预试验，一般（　　）

    A. 测定各类化学成分的理化常数　　　　B. 利用各类成分的检识反应

    C. 利用高效液相色谱　　　　　　　　　D. 可采用试管反应及色谱试验

    E. 可采 HPLC

二、名词解释

1. 预试验

2. 生物活性成分

三、简答题

1. 简述从中药中开发新药的五种主要形式。

2. 简述中药开发新药大体的三个阶段。

（张现涛）

书网融合……

    重点回顾　　　　　　　　　　微课　　　　　　　　　　习题

参考文献

［1］裴月湖，娄鲜红．天然药物化学［M］．7 版．北京：人民卫生出版社，2016.

［2］匡海学．中药化学［M］．3 版．北京：中国中医药出版社，2017.

［3］张雷红，谢仲德．天然药物化学［M］．北京：中国医药科技出版社，2021.

［4］国家药品监督管理局执业药师资格认证中心．中药学专业知识（一）［M］．8 版．北京：中国医药科技出版社，2020.

［5］杨红，郭素华．中药化学实用技术［M］．3 版．北京：人民卫生出版社，2018.

［6］刘颖新，罗兰．天然药物化学技术［M］．2 版．北京：人民卫生出版社，2020.

［7］孔令义．天然药物化学［M］．2 版．北京：中国医药科技出版社，2015.

［8］裴月湖．天然药物化学学习指导与习题集［M］．北京：人民卫生出版社，2017.

［9］杨世林．天然药物化学［M］．2 版．北京：科学出版社，2017.

［10］罗鸿．黄柏中黄柏碱的提取纯化工艺研究［D］．成都：西南交通大学，2014：32 - 54.

［11］肖崇厚．中药化学［M］．上海：上海科学技术出版社，2014.

［12］吴立军．天然药物化学［M］．6 版．北京：人民卫生出版社，2015.